一体化PET/MR成像

病例图谱

◎ 主审　赵国光

◎ 主编　卢　洁

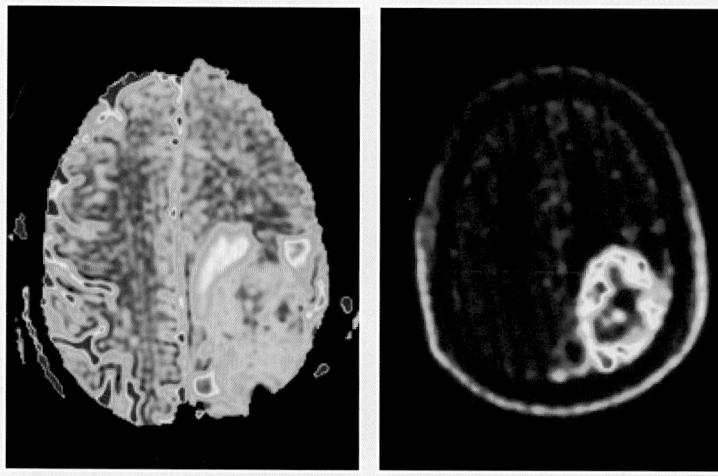
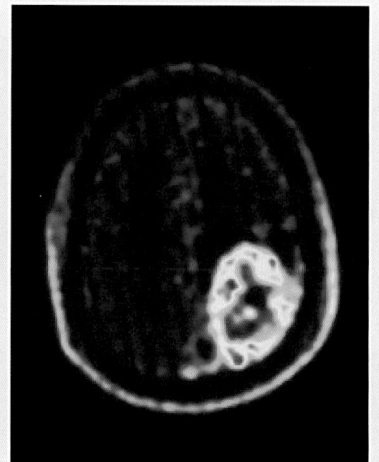
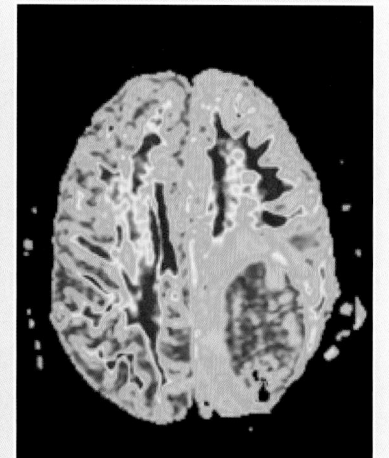

科学技术文献出版社

SCIENTIFIC AND TECHNICAL DOCUMENTATION PRESS

·北京·

图书在版编目（CIP）数据

一体化PET/MR成像病例图谱／卢洁主编. —北京：科学技术文献出版社，2020.5
ISBN 978-7-5189-6432-1

Ⅰ. ①一… Ⅱ. ①卢… Ⅲ. ①计算机X线扫描体层摄影—影象诊断—病案 ②核磁共振成象—影象诊断—病案 Ⅳ. ① R814.42 ② R445.2

中国版本图书馆CIP数据核字（2020）第028162号

一体化PET/MR成像病例图谱

策划编辑：孔荣华 郑 鹏 责任编辑：张 蓉 郑 鹏 责任校对：王瑞瑞 责任出版：张志平

出　版　者	科学技术文献出版社
地　　　址	北京市复兴路15号　邮编　100038
编　务　部	(010) 58882938，58882087（传真）
发　行　部	(010) 58882868，58882870（传真）
邮　购　部	(010) 58882873
官 方 网 址	www.stdp.com.cn
发　行　者	科学技术文献出版社发行　全国各地新华书店经销
印　刷　者	北京地大彩印有限公司
版　　　次	2020 年 5 月第 1 版　2020 年 5 月第 1 次印刷
开　　　本	787×1092　1/16
字　　　数	212千
印　　　张	11.25
书　　　号	ISBN 978-7-5189-6432-1
定　　　价	108.00元

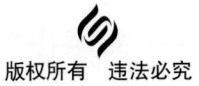

编委会

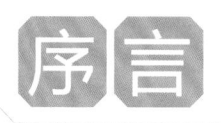

序言

  PET/MR 成像作为目前世界上最先进的分子影像学技术，将功能信息和解剖数据有机融合，对于神经系统疾病、心血管疾病和恶性肿瘤的诊断与研究具有独特优势，一体化 PET/MR 成像真正实现了 PET 和 MRI 同步扫描，更凸显了其巨大的临床和科研价值。

  首都医科大学宣武医院在国内最早应用一体化 TOF PET/MR 成像进行临床和基础研究，在全身各系统疾病的 PET/MR 成像诊断方面积累了宝贵经验。为使更多医务人员了解一体化 PET/MR 成像这个精准的影像利器，发挥其在疾病诊断和治疗方面的优势，该书将典型病例进行整理编撰，其中收集的每个病例均包括简要病史、PET/MR 图像描述、病理结果，并结合国内外相关文献报道，讨论病例诊断的心得体会和经验，既具有临床实用性，又具有前瞻性，适合影像及临床医师快速掌握各系统疾病的 PET/MR 成像诊断，并对开展相关科研工作具有指导意义。

  病例分析是临床学习的基本组成部分，相信该书的出版有助于影像和临床医师熟悉一体化 PET/MR 成像，为其临床应用起到积极的推动作用。

赵国光 院长

首都医科大学宣武医院

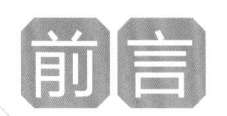

前言

　　一体化 PET/MR 成像是功能与分子影像学发展的最新前沿技术之一，将飞速发展的 PET 特异性分子探针与 MRI 的多参数显像相结合，并应用在疾病诊断、分期和指导治疗中，发挥着越来越重要的作用，特别是在中枢神经系统，PET/MR 成像的优势得以充分体现，为实现精准医疗提供影像学依据。

　　首都医科大学宣武医院自 2015 年装机至今，已完成 4000 余例病例采集，我们前期出版的《一体化 PET/MR 操作规范和临床应用》《一体化 PET/MR 实操手册》主要为临床扫描流程和初步临床应用经验。目前，国内一体化 PET/MR 成像虽然已逐渐进入临床应用，但仍处于起步阶段，病例资料积累不足，亟须一本病例分析手册加强对疾病影像征象的认识。本书将临床典型病例进行归纳总结，按照各个系统分为 10 章，将疾病的临床特点、PET/MR 成像表现和病理学特征进行详细分析和对照，重点突出 PET/MR 成像对于疾病精准诊断的价值。结合宣武医院神经科的传统优势，本书包含丰富的神经系统病例，体现了 PET/MR 成像与 PET/CT 相比在脑疾病临床和科研的重要价值。合理使用一体化 PET/MR 成像这一高端影像设备，以便更好为患者服务，从而促进分子影像学的快速发展。希望本书能帮助广大医务工作者了解一体化 PET/MR 成像的价值。

　　本书编写人员由首都医科大学宣武医院核医学科和放射科医生、研究生共同完成，他们在繁忙的医疗、教学和科研工作之余参与撰写，尽最大努力使每个病例精彩翔实，配图美观，并且查阅了最新相关文献进展，对书稿进行了反复的修改和校对，但由于水平和经验有限，书中难免存在错误和不足，敬请同道批评指正。在此，感谢首都医科大学宣武医院核医学科、放射科及相关科室人员给予的帮助和支持！

卢　洁

首都医科大学宣武医院

目录

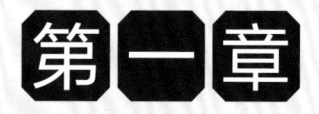

第一章

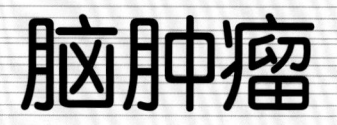

脑肿瘤

第一节　胶质瘤

病 例 一

【简要病史】患者，女，73 岁，头晕、呕吐，发作性抽搐 1 周。

【体格检查】神志嗜睡，精神状态一般表现良好，语言正常；脑膜刺激征（−），双侧眼底正常，角膜反射灵敏，伸舌居中，双侧上下肢肌力正常，肌张力正常，深浅反射正常。

【临床诊断】颅内占位性病变，考虑胶质瘤。

【影像表现】^{18}F-FDG PET/MR 成像表现（图 1-1-1）：右侧颞叶内侧可见团块状异常信号，横轴位 T_2WI 病变呈稍高信号（图 1-1-1A），T_1WI 病变呈低信号，后内侧可见小片状稍高信号（图 1-1-1B），FLAIR 病变呈高信号（图 1-1-1C），DWI 病变呈等信号（图 1-1-1D），ADC 值为 0.874×10^{-3} mm^2/s（图 1-1-1E），病变内另可见点状异常信号，T_1WI/FLAIR/DWI 呈低信号，T_2WI 呈高信号，病灶大小（左右径 × 前后径 × 上下径）约 3.56 cm × 5.73 cm × 3.48 cm，边界尚清，周围结构受压推移，病灶周围水肿不明显。动脉自旋标记（arterial spin labeling，ASL）显示病变脑血流量（cerebral blood flow，CBF）明显升高（图 1-1-1F），最高值为 76 ml/（min·100 g），平均值 43 ml/（min·100 g），对侧正常脑实质 CBF 平均值 29 ml/（min·100 g），rCBF（病变 CBF 最大值 / 对侧正常脑实质 CBF 平均值 ×100%）值为 2.62。^{1}H-MRS 显示右侧颞叶病灶区较对侧相应部位 N- 乙酰天门冬氨酸（NAA）减少，胆碱（Cho）增加（图 1-1-1G），Cho/NAA 值为 2.30。扩散张量成像（diffusion tensor imaging, DTI）显示右侧颞叶白质纤维束呈受压推移改变（图 1-1-1H），病灶区各向异性分数（fractional anisotropy，FA）较对侧减低（图 1-1-1I）。^{18}F-FDG PET 右侧颞叶放射性摄取较对侧明显减低（图 1-1-1J）。^{18}F-FDG PET/MR 融合图显示右侧颞叶内侧病灶区域 ^{18}F-FDG 放射性摄取较对侧明显减低，邻近颞叶皮层区域放射性摄取亦较对侧降低（图 1-1-1K、图 1-1-1L）。

【影像诊断】右侧颞叶占位，考虑胶质瘤。

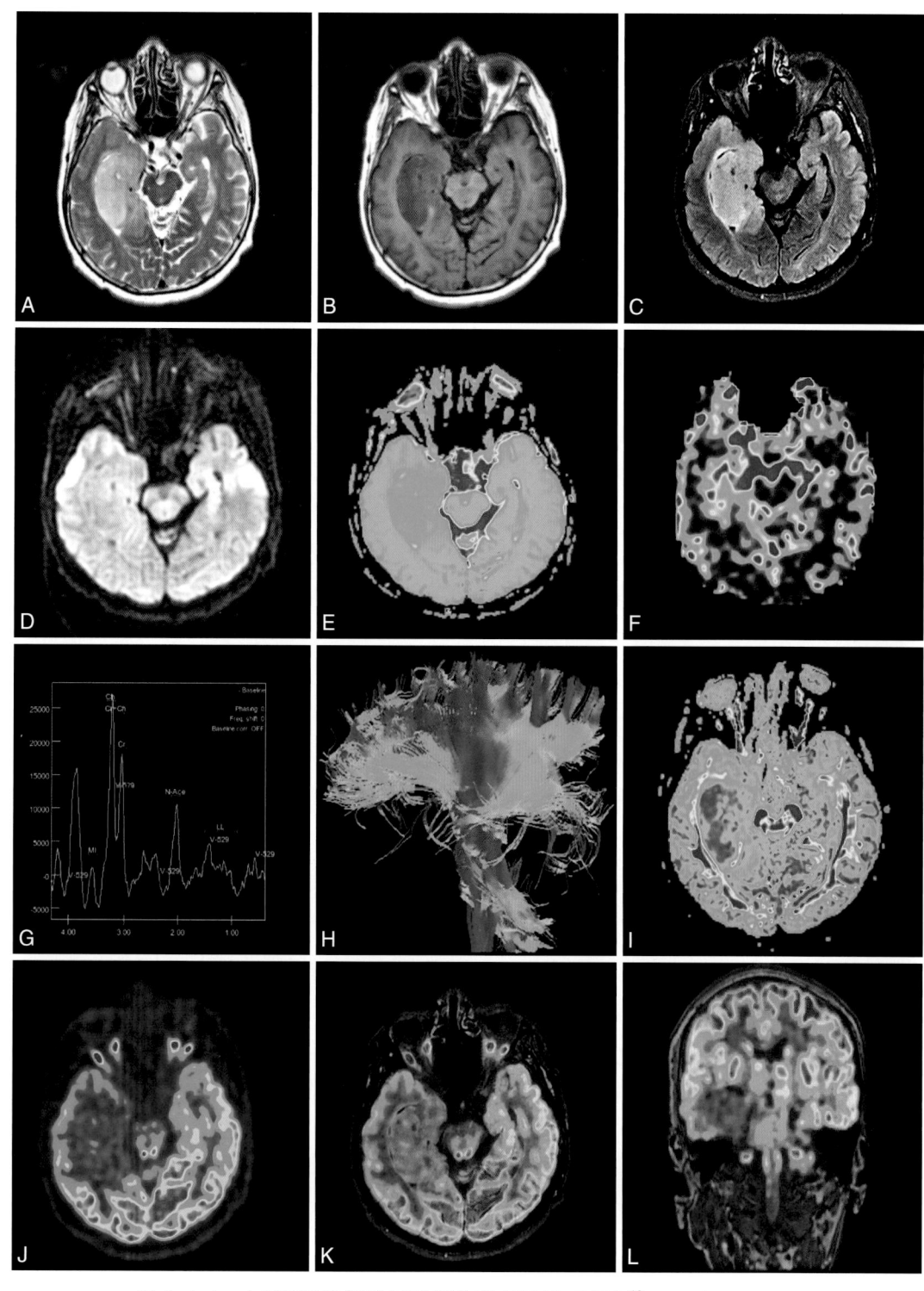

图 1-1-1　右侧颞叶弥漫性星形细胞瘤（WHO Ⅱ级）^{18}F-FDG PET/MR

====== 病 例 二 ======

【简要病史】患者，女，49岁，睡眠增多1个月余，头痛伴食欲增加1周，偶伴头晕。

【体格检查】神志嗜睡，精神状态一般表现良好，语言正常；脑膜刺激征（－），双侧眼底正常，角膜反射灵敏，伸舌居中，双侧上下肢肌力正常，肌张力正常，共济运动试验不配合，深浅反射正常。

【临床诊断】颅内占位性病变。

【影像表现】^{18}F-FDG PET/MR 成像表现（图1-1-2）：左侧额叶底部可见类圆形异常信号，近中线实性部分横轴位 T_2WI 显示稍高信号伴点状高信号（图1-1-2A），T_1WI 显示稍低信号伴点状更低信号（图1-1-2B），FLAIR 显示稍高信号（图1-1-2C），DWI 显示稍高信号（图1-1-2D），ADC 值为 0.787×10^{-3} mm^2/s（图1-1-2E），病灶大小约 3.31 cm × 3.78 cm × 3.59 cm，病灶偏后外部分呈小片状 T_1WI 低 T_2WI 高信号，FLAIR、DWI 呈低信号，病灶周围见大片水肿区，邻近结构受压移位，双侧侧脑室后角扩大，中线结构略向右侧移位。ASL 显示病灶区 CBF 明显升高（图1-1-2F），最高值为 107 ml/（min·100 g），平均值 59 ml/（min·100 g），对侧正常脑实质 CBF 平均值 28 ml/（min·100 g），rCBF 值为 3.82。DTI 显示病灶区 FA 值减低（图1-1-2G）。病灶内实性部分 ^{18}F-FDG 放射性摄取明显增高，SUV$_{max}$ 约为 14，病灶周围区域 ^{18}F-FDG 放射性摄取较对侧降低（图1-1-2H）。^{18}F-FDG PET/MRI 融合图显示病灶内实性部分 ^{18}F-FDG 摄取明显增高，SUV$_{max}$ 约为 14，病灶内囊性部分未见 ^{18}F-FDG 摄取，病灶周围区域代谢较对侧降低（图1-1-2I 至图1-1-2K）。^{18}F-FET PET 见左侧额叶底部病灶 ^{18}F-FET 放射性摄取明显增高，SUV$_{max}$ 约为 9.4（图1-1-2L）。^{18}F-FET PET/MR 融合图见左侧额叶底部病灶内实性部分 ^{18}F-FET 放射性摄取明显增高，病灶内囊性部分未见 ^{18}F-FET 放射性摄取（图1-1-2M 至图1-1-2O）。

【影像诊断】左侧额叶底部占位，考虑胶质瘤。

【病理诊断】镜下见肿瘤细胞呈弥漫性浸润性生长，肿瘤细胞异型性明显，散在多量瘤巨细胞，伴有坏死及血管内皮细胞增生。免疫组化结果：GFAP（＋），Olig-2（＋），Ki-67（30%＋），IDH-1R132H（－），P53（过表达），ATRX（＋），EGFR（部分＋），EGFRvⅢ（－），CD68（－），BRAFV600E（－），CD34（血管＋）。特殊染色结果：网织纤维（丰富）。结合免疫组化结果，诊断：多形性胶质母细胞瘤，WHO Ⅳ级。

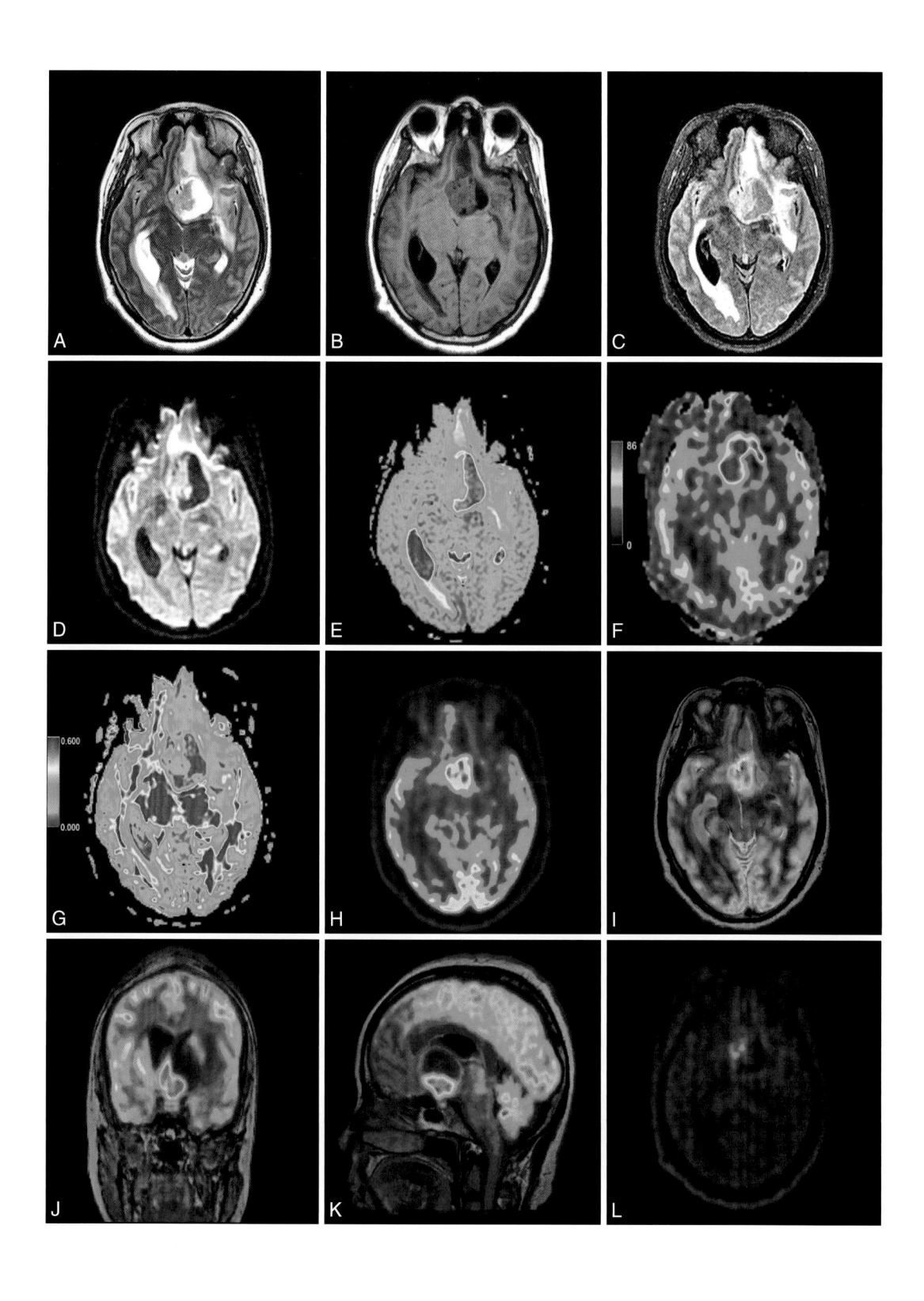

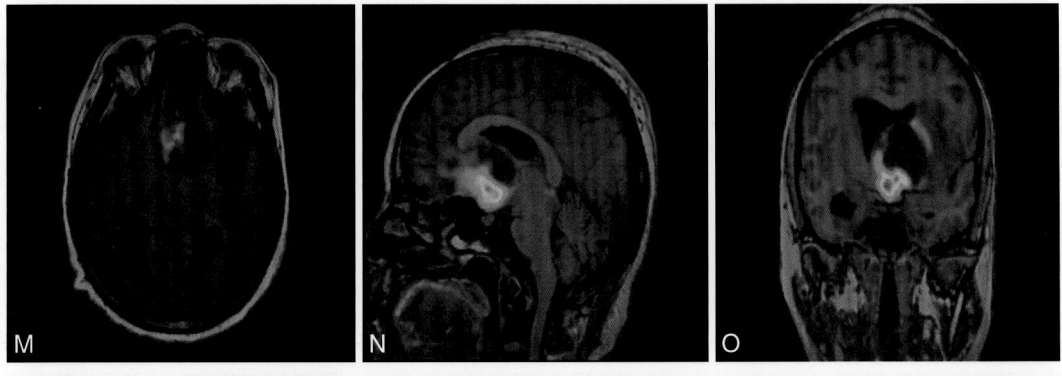

图 1-1-2　左侧额叶底部多形性胶质母细胞瘤（WHO Ⅳ级）^{18}F-FDG 和 ^{18}F-FET PET/MR

病 例 三

【简要病史】患者，男，41 岁，右臂麻木 1 个月余。

【体格检查】神志清醒，精神状态一般表现良好，理解力异常；脑膜刺激征（－），双侧眼底正常，角膜反射灵敏，伸舌居中，双侧上下肢肌力正常，肌张力正常，共济运动试验（－），深浅反射正常。

【临床诊断】颅内占位性病变。

【影像表现】^{18}F-FET PET/MR 成像表现（图 1-1-3）：左侧顶叶见团块状异常信号，横轴位 T_2WI 显示病变呈等、稍高信号，其内信号不均匀，并可见点状低信号（图 1-1-3A），T_1WI 病变呈不均匀低信号伴点条状稍高信号（图 1-1-3B），FLAIR 病变呈稍高信号，其内信号不均匀，病灶周围见片状水肿信号（图 1-1-3C），DWI 显示病灶呈不均匀高信号（图 1-1-3D），ADC 值为 0.576×10^{-3} mm^2/s（图 1-1-3E），病灶边界较清，大小约 3.89 cm×5.34 cm×4.14 cm，增强扫描病变明显不均匀强化，病变邻近的脑膜可见强化（图 1-1-3F）。左侧侧脑室受压变形，中线结构略向右侧移位。ASL 显示病灶区 CBF 较对侧明显升高（图 1-1-3G），最高值为 213 ml/（min·100 g），平均值 130 ml/（min·100 g），对侧正常脑实质 CBF 平均值 52 ml/（min·100 g），病变 rCBF 值为 4.10。^{1}H-MRS 示病灶区较对侧相应部位 NAA 浓度减少，Cho 浓度增加，Cho/NAA 值为 8.37（图 1-1-3H）。DTI 显示通过病灶区纤维束破坏（图 1-1-3I），病灶区 FA 值减低，病灶周围纤维束呈浸润性改变，FA 值较对侧减低（图 1-1-3J）。^{18}F-FET PET 显像显示左顶叶 ^{18}F-FET 放射性摄取明显不均匀增高，SUV$_{max}$ 为 5.09，肿瘤－本底比值（tumor-to-background ratio，TBR）最大值为 5.85（图 1-1-3K、图 1-1-3L）。^{18}F-FET PET/MR 融合图显示左侧顶叶病灶 ^{18}F-FET 放射性摄取增高，增高区域与 ASL 显示的血流增高区域一致（图 1-1-3M 至图 1-1-3O）。

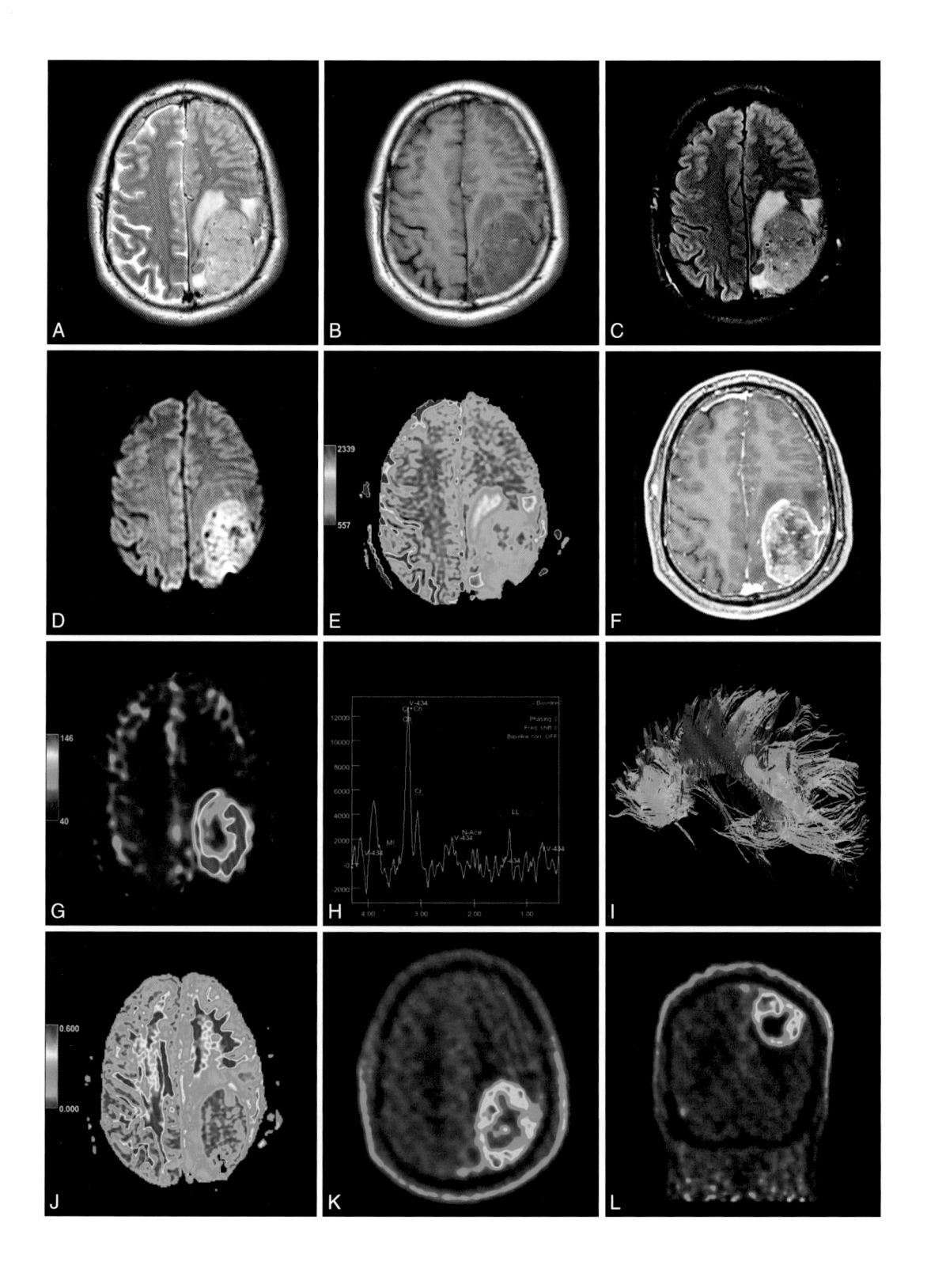

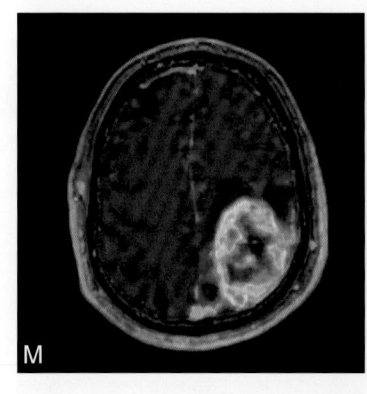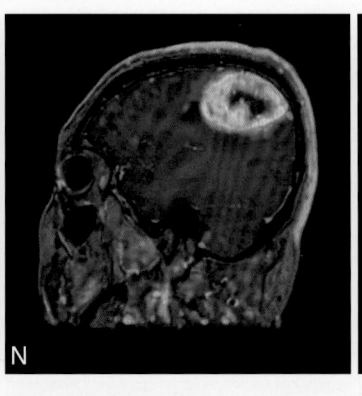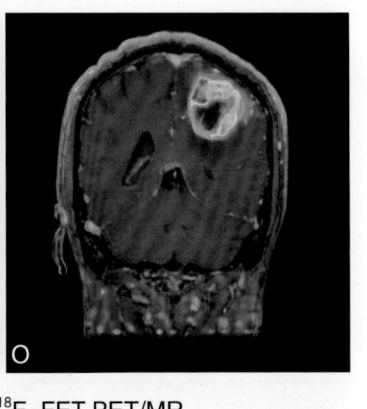

图 1-1-3　左侧顶叶胶质母细胞瘤（WHO Ⅳ级）^{18}F-FET PET/MR

【影像诊断】左侧顶叶占位性病变，考虑胶质瘤。

【病理诊断】镜下肿瘤细胞呈弥漫性浸润性生长，细胞异型性明显，血管内皮细胞显著增生，伴栅栏样坏死。免疫组化结果：GFAP 部分（＋），Olig-2（＋），Ki-67（局部 90%+），IDH-1R132H（－），P53（＋），ATRX 未缺失，H3K27M（－），MGMT（＋），Vimentin（＋），EGFR（＋），EGFR v Ⅲ（＋）。诊断：胶质母细胞瘤，WHO Ⅳ级。

病 例 四

【简要病史】患者，男，42 岁，脑胶质母细胞瘤术后 1 年余，末次化疗后 23 天，本次入院行第二周期替莫唑胺化疗。

【体格检查】左侧顶部可见术后瘢痕，愈合良好。神志清楚，言语缓慢，反应迟钝，右侧肢体肌力 4 级，左侧肢体肌力 5 级。

【临床诊断】胶质瘤术后、治疗后复发。

【影像表现】^{18}F-FDG PET/MR 成像表现（图 1-1-4）：左侧顶骨局限性缺损，左侧脑室后角旁 - 胼胝体压部见团块状异常信号，横轴位 T_2WI 病变呈等、稍高信号，其内信号不均匀，并可见点状低信号（图 1-1-4A），T_1WI 病变呈低信号（图 1-1-4B、图 1-1-4C），FLAIR 病变呈等、稍高信号，其内信号不均匀，并可见点状低信号，累及胼胝体压部，病灶周围见大片指状水肿信号，延伸至左侧颞叶及右侧侧脑室后角周围（图 1-1-4D），DWI 病灶呈不均匀高信号，由左侧侧脑室后角周围延伸至胼胝体压部（图 1-1-4E），左侧侧脑室受压变窄。^{18}F-FDG PET 显示左侧侧脑室后角周围及胼胝体压部呈不规则条形摄取增高，病灶周围放射性摄取减低（图 1-1-4F）。^{18}F-FDG PET/MR 融合图显示左侧侧脑室后角周围及胼胝体压部 DWI 高信号区域病灶呈不规则条形放射性摄取增高，病灶内 T_2WI 稍高信号区域无明显放射性摄取，周围颞顶枕叶皮层及皮层下区域放射性摄取减低（图 1-1-4G、图 1-1-4H）。^{18}F-FMISO PET 显示左侧侧脑室后角周围及胼胝体压部病灶呈不规则条形放射性摄取增高（图 1-1-4I）。^{18}F-FMISO PET/MR 融合图显示左侧侧脑室后角周围及胼胝体压部 DWI 高信号区域呈不规则条形放射性摄取增高，病灶内 T_2WI 上稍高信号区域无明显放射性摄取（图 1-1-4J 至图 1-1-4L）。

【影像诊断】胶质母细胞瘤术后复发（初发病理诊断：胶质母细胞瘤，WHO Ⅳ级）。

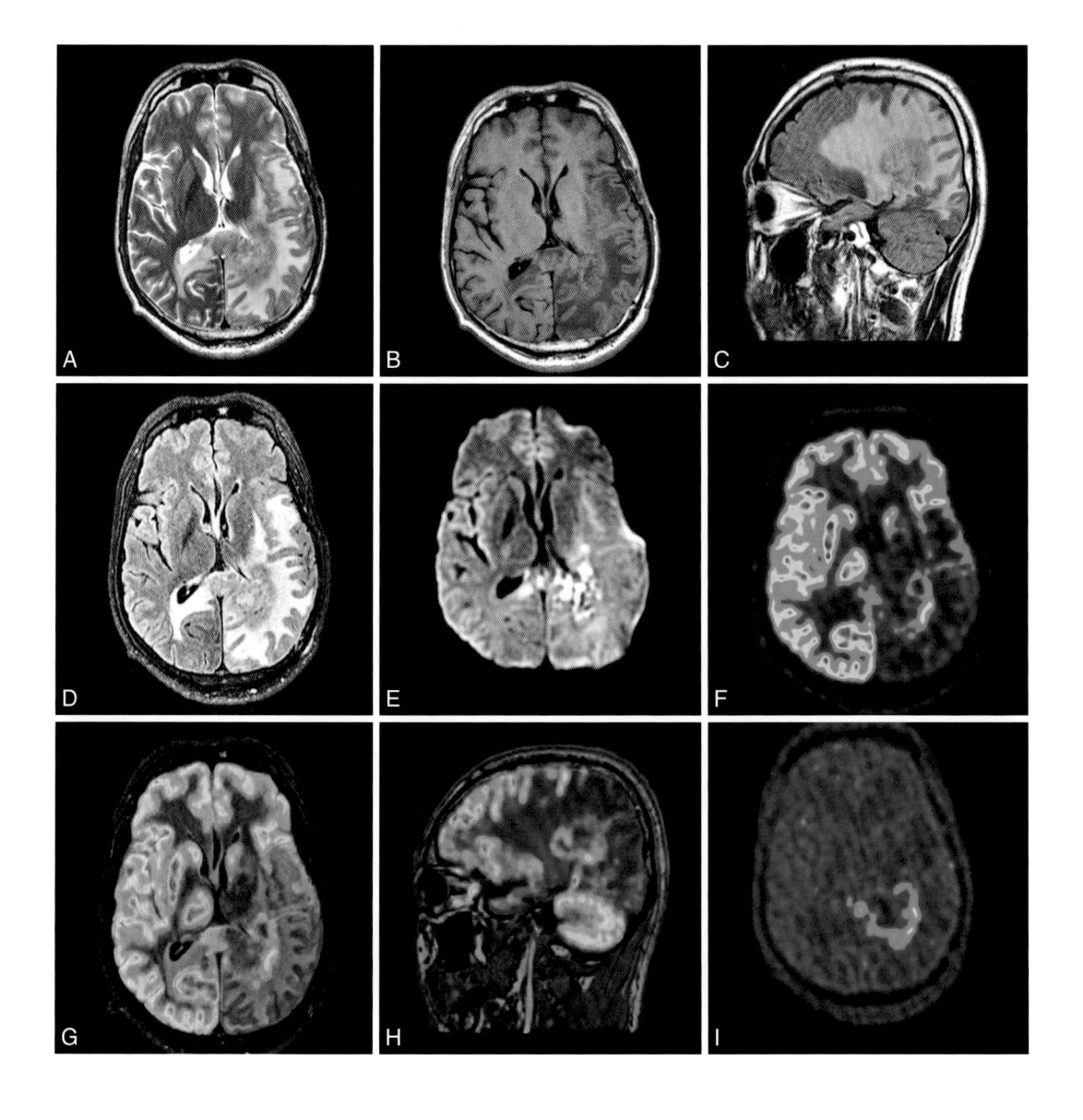

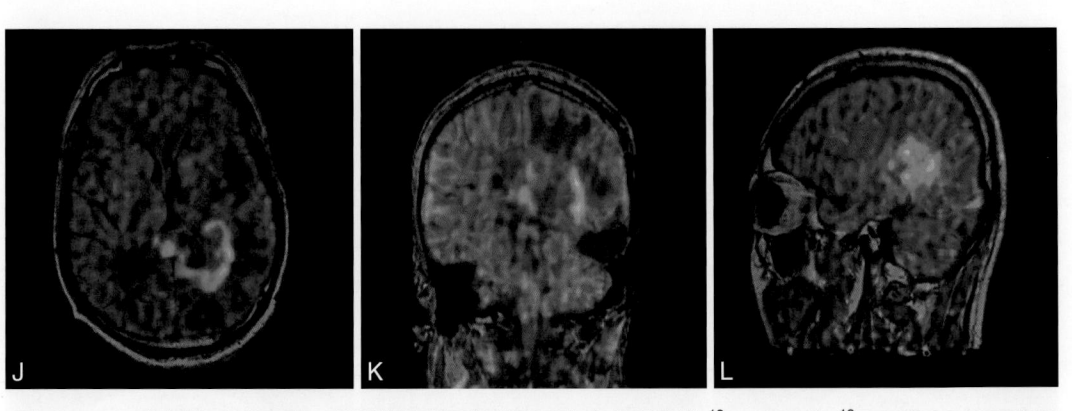

图 1-1-4　左侧脑室后角旁 – 胼胝体压部胶质母细胞瘤术后复发 ¹⁸F–FDG 和 ¹⁸F–FMISO PET/MR

【讨论】脑胶质瘤起源于神经外胚层，发病率约占所有原发性脑恶性肿瘤的 70%[1]，是脑内最常见的原发性恶性肿瘤，各年龄段均可发病，临床常表现为精神异常、癫痫发作、偏瘫及头晕、头痛等。胶质瘤预后较差，其治疗方案制定、生存期等与级别高低和组织病理学类型密切相关。因此，术前行肿瘤分级和判断组织学类型至关重要。

MRI 平扫及增强扫描可显示肿瘤部位、形态、大小、血供、与邻近组织关系、水肿程度、有无囊变坏死出血及有无脑内播散等情况，并与其他非肿瘤及肿瘤性病变鉴别诊断。DWI 和 DTI 可反映活体组织水分子扩散受限程度、方向与组织细胞密度等。利用 DWI 测量脑肿瘤组织的 ADC 值可获得间接的细胞构成信息，反映胶质瘤细胞增生情况，提高脑胶质瘤分级的准确性[2]。研究表明，ADC 值与肿瘤级别、细胞密度及核浆比等因素呈负相关，能够区分正常脑白质、水肿区及强化的肿瘤边缘，可作为反映胶质瘤恶性程度、侵袭性程度的指标，胶质母细胞瘤等高级别胶质瘤 ADC 值低于星形细胞瘤等低级别胶质瘤[3-5]。本节病例一为低级别胶质瘤，病例二、病例三为高级别胶质瘤，本节病例一 ADC 值（0.874×10^{-3} mm²/s）高于病例二、病例三（ADC 值分别为 0.787×10^{-3} mm²/s、0.576×10^{-3} mm²/s），与文献结果一致。DTI 是观察和追踪脑白质纤维束的非侵入性检查方法，有助于术前制订手术计划[6, 7]。FA 值是 DTI 常用参数，主要与组织细胞密度、细胞核分裂方式、白质纤维束排列、髓鞘形成等因素有关，本节病例一、病例二、病例三均显示病灶侧 FA 值较对侧减低，说明由于肿瘤浸润，正常脑白质纤维束受到不同程度的损伤，术前将常规 MRI 扫描与 DWI、DTI 序列结合更有利于对肿瘤性质及特征的评估[8, 9]。3D-ASL 可以定量研究高、低级别脑胶质瘤的血流灌注，反映肿瘤的新生血管生成，从而有助于准确评价脑胶质瘤的级别[10, 11]。一项纳入 305 例胶质瘤的 Meta 分析显示，高级别与低级别胶质瘤的 3D-ASL 灌注结果存在显著差异，高级别组的 CBF 平均值、最大值及 rCBF 值显著高于低级别胶质瘤组[12]。本组病例肿瘤实质区 CBF 最大值、平均值均明显高于对侧正常脑实质区，本节病例二、病例三的肿瘤实质 CBF 平均值、最大值及 rCBF 值均明显高于病例一。MRS 能无创测定肿瘤及正常脑组织的代谢情况，从而提高肿瘤分级准确性[13]。Cho 参与细胞生物膜的构成及转运，其水平反映肿瘤的增生情况及细胞膜的转运情况，由于胶质瘤细胞快速分裂增生，因此 Cho 较正常脑组织含量明显增高，且 Cho 峰越高提示细胞增生速度越快；NAA 主要存在于神经元内，是正常神经元的标志物，神经元破坏会引起 NAA 值降低[14]；MRS 分析鉴别高级别胶质瘤的敏感性、特异性、阳性预测值和阴性预测值分别为 89.85%、88.2%、95.3%、79.7%[15]。本节病例一、病例三的肿瘤区域MRS 均显示病灶较对侧相应部位 NAA 值减少，Cho 值增加，所不同的是高度恶性胶质瘤的 NAA 峰较低度恶性胶质瘤的 NAA 峰明显降低，提示高度恶性肿瘤对神经元的破坏更加明显，而且在 1.33ppm 处可见代表组织坏死的 Lip 峰。

PET 成像通过使用不同的示踪剂从分子水平准确反映肿瘤的代谢信息，从而更直观、全面地体现肿瘤的生物学特征。目前最常用的示踪剂是葡萄糖类示踪剂 ^{18}F-FDG[16]，肿瘤摄取 ^{18}F-FDG 的高低反映恶性程度，摄取增高则提示恶性程度高。回顾性研究[17]分析病理确诊的脑胶质瘤患者的 ^{18}F-FDG PET 图像，将 FDG 摄取程度分为 4 个等级：0 级，代表示踪剂无摄取；1 级，代表摄取程度较正常脑白质减低或相等；2 级，代表示踪剂摄取程度介于脑白质与脑灰质之间；3 级，代表示踪剂摄取程度高于或等于脑灰质。0 级和 1 级定义为低摄取，2 级和 3 级定义为高摄取，结果发现 166 例表现为低摄取的病例中，143 例（86%）经病理证实为低级别胶质瘤，165 例表现为 FDG 高摄取的病例中，有 154 例（94%）经病理确诊为高级别胶质瘤。本节病例一为低级别胶质瘤，^{18}F-FDG PET 显像显示肿瘤实质区放射性摄取低于对侧正常脑灰质；本节病例二为高级别胶质瘤，^{18}F-FDG PET 显像可见病变的放射性摄取高于正常脑灰质，与文献报道结果相近。^{18}F-FDG 并非肿瘤特异性显像剂，炎性病变或者放、化疗后反应等在影像上均可表现为 ^{18}F-FDG 放射性摄取增加，使其在病变良恶性鉴别、监测肿瘤疗效等方面有一定局限性，更多类型示踪剂投入应用，可以通过不同途径显示肿瘤的代谢情况，提高 PET 显像在脑胶质瘤的临床应用价值。

^{18}F-FET 是一种酪氨酸类似物，通过 L 型氨基酸转运载体 1 介导，以主动运输方式由细胞表面转运系统进入肿瘤细胞后不再参与进一步代谢，而在细胞内积累。^{18}F-FET PET在脑胶质瘤显像方面具有明显优势，在肿瘤组织摄取量较高而在正常脑组织摄取量相对较低，由此形成了肿瘤与本底之间的高对比度，可用于分割肿瘤组织范围，进一步辅助制订合适的治疗计划。研究表明，^{18}F-FET 有助于确定术后残余的肿瘤体积，可作为优化放射治疗计划的有效辅助工具[18]。TBR 是由肿瘤实质 SUV_{max} 或 SUV_{mean} 比对侧正常脑实质 SUV平均值所得，根据文献报道，TBR_{mean} 以 1.6 作为阈值区分肿瘤和非肿瘤病变的敏感性为92%，特异性为 81%[19]；TBR_{max}>2.1 可排除非肿瘤性病变[20]；TBR_{max}>2.5 鉴别高低级别胶质

瘤有一定参考价值，其灵敏性、特异性、准确率分别为 80%、65%、72%[21]。18F-FET PET 显像还可用于胶质瘤治疗后随访、区别复发与治疗相关的反应[22~25]，15%~30% 恶性胶质瘤患者在放疗后 12 周内出现假性进展，而假性进展或放射性坏死与肿瘤真性复发在 MRI 增强检查均可出现强化，18F-FET PET 显像鉴别二者有明显优势，准确率约 90%[20]。

　　18F-FMISO 为硝基咪唑类肿瘤乏氧显像剂，在乏氧组织中特异性浓聚，具有"肿瘤靶向性"，其摄取机制为经静脉注射进入人体后，通过毛细血管壁被动转运进入组织，在黄嘌呤氧化酶的作用下，其硝基基团还原形成自由基阴离子，氧分压正常时该离子很快再氧合，并运送至细胞外；但氧分压低于正常时，该离子不能再氧合，反而进一步还原，结合细胞内大分子物质，从而浓聚于乏氧细胞内，可进行乏氧显像。胶质瘤术后复发局部乏氧因子增多，18F-FMISO PET 成像呈现放射性高摄取，能够鉴别治疗后坏死和复发[26]。本节病例四所示 18F-FMISO PET 成像显示，左侧侧脑室后角周围及胼胝体压部 DWI 高信号区域呈不规则条形放射性摄取增高，提示肿瘤复发。

　　一体化 PET/MR 的多模态成像不仅能够清晰显示胶质瘤的形态、大小等结构特征，还能发挥 DWI、DTI、ASL、MRS 等多模态 MR 成像技术的优势，结合 PET 显像尤其是 18F-FET PET 成像，评估肿瘤的恶性程度及复发与否，对胶质瘤诊断、治疗及随访、预后判断等有重要意义。

（宋双双　齐志刚　卢　洁）

—— 参考文献 ——

[1] CHEN W Q, ZHENG R S, BAADE P D, et al. Cancer statistics in China, 2015[J]. Ca J Clin, 2016, 66(2):115-132.

[2] SHAN W, WANG X. Clinical application value of 3.0T MR diffusion tensor imaging in grade diagnosis of gliomas[J]. Oncol Lett, 2017, 14(2):2009-2014.

[3] GUO A C, CU MMINGS T J, Dash R C, et al. Lymphomas and high-grade astrocytomas: comparison of water diffusibility and histologic characteristics[J]. Radiology, 2002, 224(1):177-183.

[4] LAM W, POON W S, METREWELI C. Diffusion MR imaging in glioma: does it have any role in the pre-operation determination of grading of glioma?[J]. Clin Radiol, 2002, 57(3):219-225.

[5] THUST S C, HASSANEIN S, BISDAS S, et al. Apparent diffusion coefficient for molecular sub-

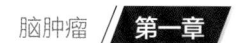

typing of nongadolinium–enhancing WHO grade Ⅱ / Ⅲ glioma: volumetric segmentation versus–two–dimensional region of interest analysis[J]. Eur Radiol, 2018, 28(9):3779–3788.

[6] YANG G, JONES T L, BARRICK T R, et al. Discrimination between glioblastoma multiforme andsolitary metastasis using morphological features derived from the tensor decomposition of diffusion tensor imaging[J]. NMR Biomed, 2014, 27(9):1103–1111.

[7] ABDULLAH K G, LUBELSKI D, NUCIFORA P G, et al. Use of diffusion tensor imaging in glioma resection[J]. Neurosurg Focus, 2013, 34(4):1105–1112.

[8] CONTI NIBALI M, ROSSI M, SCIORTINO T, et al. Preoperative surgical planning of glioma: limitations and reliability of fMRI and DTI tractography[J]. J Neurosurg Sci, 2019,63(2):127–134.

[9] HOEFNAGELS F W, HAMER P D W, SANZ–ARIGITA E, et al. Differentiation of edema and glioma infiltration: proposal of a DTI–based probability map[J]. J Neuro–Oncol, 2014, 120(1):187–198.

[10] JIANG J J, ZHAO L Y, ZHANG Y, et al. Comparative analysis of arterial spin labeling and dynamic susceptibility contrast perfusion imaging for quantitative perfusion measurements of brain tumors[J]. Int J Clin Exp Patho, 2014, 7(6):2790–2799.

[11] WARMUTH C, GUNTHER M, ZI MMER C. Quantification of blood flow in brain tumors: comparison of arterial spin labeling and dynamic susceptibility–weighted contrast–enhanced MR imaging[J]. Radiology, 2003, 228(2):523–532.

[12] KONG L, CHEN H, YANG Y, et al. A meta–analysis of arterial spin labelling perfusion values for the prediction of glioma grade[J]. Clin Radiol, 2017, 72(3):255–261.

[13] BULIK M, JANCALEK R, VANICEK J, et al. Potential of MR spectroscopy for assessment of glioma grading[J]. Clin Neurol Neurosur, 2013, 115(2):146–153.

[14] GUPTA R K, CLOUGHESY T F, SINHA U, et al. Relationships between choline magnetic resonance spectroscopy, apparent diffusion coefficient and quantitative histopathology in human glioma[J]. J Neuro–Oncol, 2000, 50(3):215–226.

[15] GONZALEZ–BONET L G. Stereotactic biopsy versus spectroscopy in cases of gliomas with a high degree of malignancy. A review of the literature[J]. Rev Neurologia, 2008, 47(6):310–314.

[16] LAW I, ALBERT N L, ARBIZU J, et al. Joint EANM/EANO/RANO practice guidelines/SNMMI procedure standards for imaging of gliomas using PET with radiolabelled amino acids and ^{18}F FDG: version 1.0[J]. Eur J Nucl Med Mol Imaging, 2018, 46(3):540–557.

[17] PADMA M V, SAID S, JACOBS M, et al. Prediction of pathology and survival by FDG PET in

gliomas[J]. J Neuro-Oncol, 2003, 64(3):227-237.

[18] MUNCKAFROSENSCHOLD P, COSTA J, ENGELHOLM S A, et al. Impact of ^{18}F-fluoro-ethyl-tyrosine PET imaging on target definition for radiation therapy of high-grade glioma[J]. Neuro-Oncology, 2015, 17(5):757-763.

[19] PAULEIT D. O-(2-^{18}F-fluoroethyl)-L-tyrosine PET combined with MRI improves the diagnostic assessment of cerebral gliomas[J]. Brain, 2005, 128(3):678-687.

[20] LANGEN K, STOFFELS G, FILSS C, et al. Imaging of amino acid transport in brain tumours: positron emission tomography with O-(2-^{18}F-fluoroethyl)- L -tyrosine (FET)[J]. Methods, 2017, 130:124-134.

[21] RAPP M, HEINZEL A, GALLDIKS N, et al. Diagnostic performance of F-18-FET PET in newly diagnosed cerebral lesions suggestive of glioma[J]. J Nucl Med, 2013, 54(2):229-235.

[22] GALLDIKS N, DUNKL V, STOFFELS G, et al. Diagnosis of pseudoprogression in patients with glioblastoma using O-(2-^{18}F-fluoroethyl)-l-tyrosine PET[J]. Eur J Nucl Med Mol Imaging, 2015, 42(5): 685-695.

[23] PIROTH M D, PINKAWA M, HOLY R, et al. Prognostic value of early ^{18}F-Fluoroethyl tyrosinepositron emission tomography after radiochemotherapy in glioblastoma multiforme[J]. Int J RadiatOncol Biol Phys, 2011, 80(1):176-184.

[24] GALLDIKS N, LANGEN K J, HOLY R, et al. Assessment of treatment response in patients with glioblastoma using O-(2-^{18}F-fluoroethyl)-L-tyrosine PET in comparison to MRI[J]. J Nucl Med, 2012, 53(7):1048-1057.

[25] ALBERT N L, WELLER M, SUCHORSKA B, et al. Response assessment in neuro-oncology working group and european association for neuro-oncology reco mmendations for the clinical use of PET imaging in gliomas[J]. Neuro-Oncology, 2016, 18(9):1199-1208.

[26] BEKAERT L, VALABLE S, LECHAPT-ZAL CMAN E, et al. ^{18}F-FMISO PET study of hypoxia in gliomas before surgery: correlation with molecular markers of hypoxia and angiogenesis[J]. Eur J Nucl Med Mol Imaging, 2017, 44(8):1383-1392.

第二节 淋巴瘤

【简要病史】患者，女，50岁，言语减少伴右侧肢体乏力1个月。

【体格检查】神志清楚，精神不佳，反应迟钝，右侧肢体肌力3级。

【相关检查】脑脊液细胞涂片：镜下见多量淋巴细胞，个别单核细胞。

【临床诊断】脑内多发占位，考虑淋巴瘤。

【影像表现】^{18}F-FDG PET/MR 成像表现（图1-2-1）：双侧额叶、侧脑室旁、丘脑、基底节、胼胝体可见多发斑片状异常信号，横轴位 T_2WI 显示病变呈稍高信号（图1-2-1A），T_1WI 显示病灶呈稍低信号（图1-2-1B），FLAIR 显示稍高信号（图1-2-1C 至图1-2-1E），另外，FLAIR 双侧小脑半球可见小斑片状高信号（图1-2-1E），DWI 病灶显示病变扩散受限改变（图1-2-1F），病灶边界不清，增强扫描显示脑内多发异常结节状强化灶（图1-2-1G、图1-2-1H），小脑半球病灶未见明显强化（图1-2-1I）。^{18}F-FDG PET 示双侧额叶、侧脑室旁、丘脑、基底节及胼胝体异常信号区域可见灶性放射性摄取明显增高，SUV_{max} 约为39，部分脑皮层区域亦可见局灶性放射性摄取增高（图1-2-1J 至图1-2-1L）。^{18}F-FDG PET/MR 融合图显示双侧额叶、双侧侧脑室旁、双侧丘脑基底节、胼胝体异常信号区域多发灶性放射性摄取明显增高（图1-2-1M、图1-2-1N），小脑半球病变及其周围皮层放射性摄取减低（图1-2-1O）。

【影像诊断】颅内多发占位，考虑淋巴瘤。

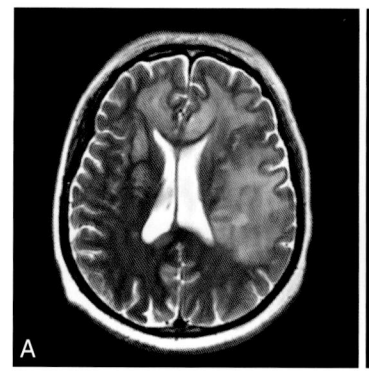
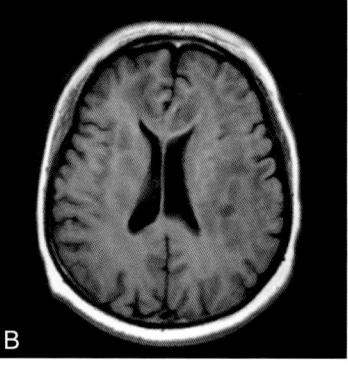
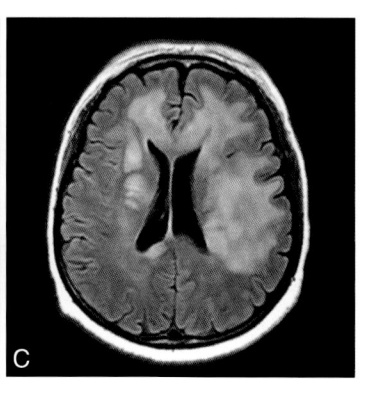

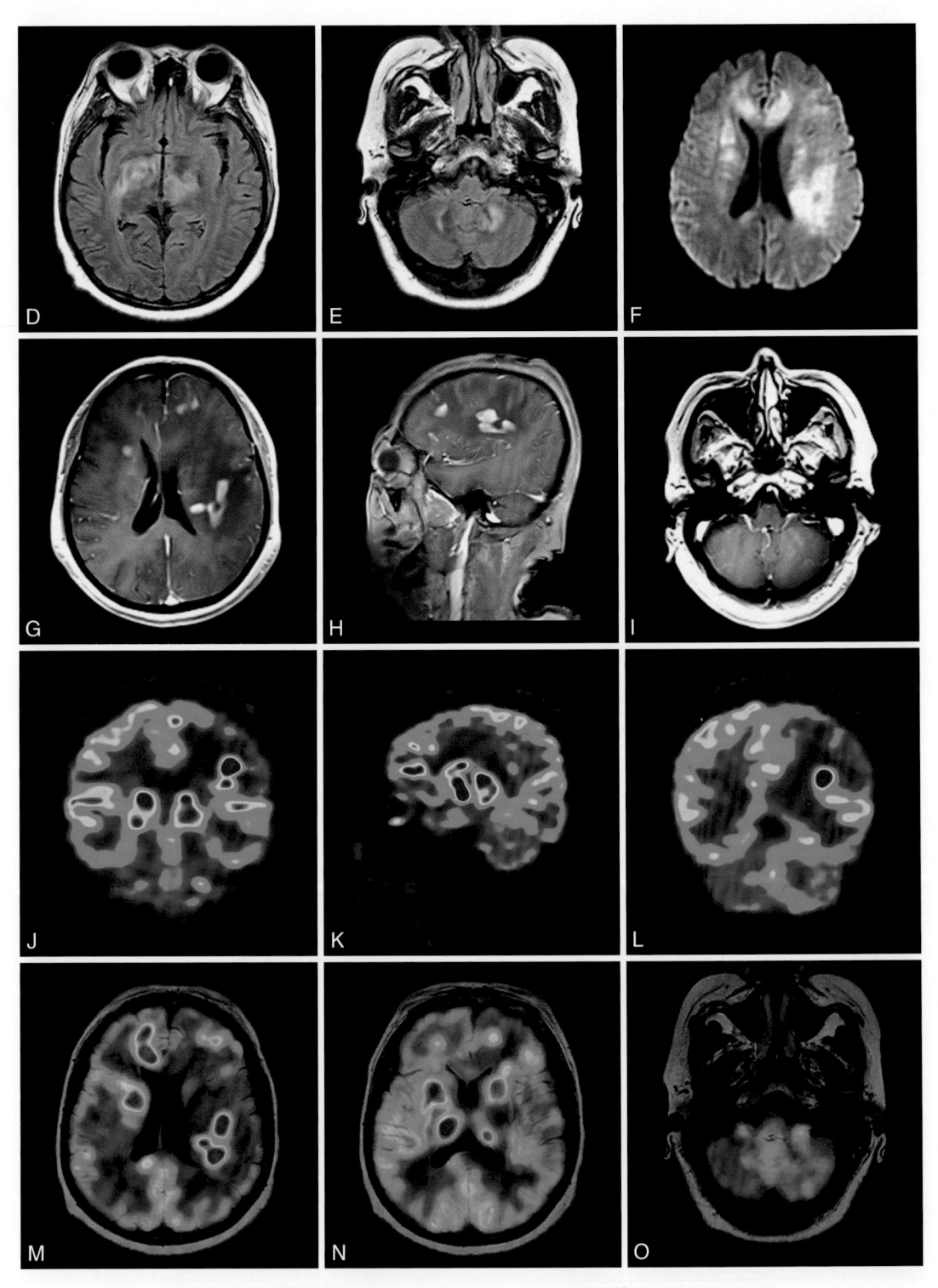

图 1-2-1　脑内多发原发性中枢神经系统淋巴瘤 ^{18}F-FDG PET/MR

【病理诊断】镜下见脑皮质及白质结构，其内可见多量淋巴细胞及吞噬细胞浸润；部分细胞围绕血管生长，形成淋巴套袖结构，其中散在有体积较大、异型性及核仁明显的淋巴细胞。免疫组化及特殊染色结果示肿瘤性大细胞：CD20（+），CD79a（部分+），PAX-5（+），CD3（-），CD5（-），CD30（少量），CD10（-），MUM-1（+），Bcl-6（+），Bcl-2（+），CyclinD1（-），P53（散在弱+），c-myc（散在+），Ki-67（80%+），CD68（-），GFAP（胶质细胞+），NF（轴索+），EBV（原位杂交-）；LFB+HE（髓鞘+）。结合免疫组化，考虑B细胞来源的非霍奇金淋巴瘤，形态符合富于组织细胞/T细胞的大B细胞淋巴瘤。

【讨论】原发性中枢神经系统淋巴瘤（primary central nervous system lymphoma，PCNSL）是一种少见的原发于中枢神经系统的非霍奇金淋巴瘤，占颅内肿瘤的2%~4%，占结外淋巴瘤的4%~6%[1]。PCNSL多为非霍奇金弥漫性大B细胞淋巴瘤，有较大的侵袭性，预后较差，好发于中老年人，近年来发病有年轻化趋势，男性较女性多见，可发生于中枢神经系统的任何部位，由于肿瘤起源于血管周围未分化多能间叶细胞，因此好发于深部脑白质，如幕上额叶、颞叶及基底节区，可累及胼胝体跨中线生长，肿瘤较少位于幕下[2]。

免疫力正常的PCNSL患者，单发病灶约占65%，约35%位于大脑半球，约11.2%位于脑室周围，较少累及硬脑膜。PCNSL肿瘤细胞密集及细胞内以胶原蛋白为主要成分的网状纤维较多，使得细胞内含水较少，MRI表现为T_1WI呈等、低信号，T_2WI呈等、高或略高信号。病变钙化及出血相对较少，周围水肿常较严重。由于病灶破坏血脑屏障，MRI增强扫描病灶多明显均匀强化，且强化程度与免疫功能相关。免疫正常的病灶囊变、坏死较少见，强化多呈典型的"马蹄征""蝴蝶征"或"握雪团状"；而免疫缺陷者肿瘤囊变坏死较常见，病灶强化多呈"环状"[3]。PCNSL的肿瘤细胞过度增生，构成肿瘤的大部分细胞为体积较大的异型淋巴细胞，肿瘤组织内水分子扩散受限，DWI呈较高信号，ADC值降低[4]，约90%PCNSL出现扩散受限。

PET采用^{18}F-FDG SUV和肿瘤组织/非肿瘤组织的摄取比值（T/N）2种方式进行半定量分析，Yamaguchi等研究表明SUV_{max}阈值为12.3及T/N比值阈值为2.0时，^{18}F-FDG PET对病变判断具有较高的准确性、灵敏度及特异性，分别为91.1%、94.7%、87.3%[5]。研究显示，75%~83%PCNSL行^{18}F-FDG PET扫描表现摄取升高，可能与病灶大小及形态有关[6,7]。本例病灶多发，分布于幕上白质及幕下的双侧小脑半球，病变呈斑片状，占位征象不明显，边界显示欠清，DWI显示部分脑区的皮层下弓状纤维受累，难以准确辨别肿瘤的边界；PET图像提供的肿瘤代谢，可以准确地判断肿瘤本身及肿瘤周围受累的白质区域；本例MRI平扫可见小脑半球异常信号，虽然增强扫描该异常信号区域未见强化，但PET扫描显示小脑放射性摄取增高，提示淋巴瘤累及，从而与MRI提供的信息相互补充。

（宋双双　齐志刚　卢　洁）

<h1 style="text-align:center">—— 参考文献 ——</h1>

[1] PATRICK L B, MOHILE N A. Advances in primary central nervous system lymphoma[J]. Curr Oncol Rep, 2015, 17(12):60.

[2] GRO MMES C, RUBENSTEIN J L, DEANGELIS L M, et al. Comprehensive approach to diagnosis and treatment of newly diagnosed primary CNS lymphoma[J]. Neuro-Oncology, 2019, 21(3):296-305.

[3] ZHANG D, HU L B, HENNING T D, et al. MRI findings of primary CNS lymphoma in 26 i mmunocompetent patients[J]. Korean J Radiol, 2010,11(3):269-277.

[4] KUKER W, NAGELE T, KORFEL A, et al. Primary central nervous system lymphomas (PCNSL): MRI features at presentation in 100 patients[J]. J Neuro-Oncol, 2005, 72(2):169-177.

[5] YAMAGUCHI S, HIRATA K, KOBAYASHI H, et al. The diagnostic role of F-18-FDG PET for primary central nervous system lymphoma[J]. Ann Nucl Med, 2014, 28(7):603-609.

[6] DE-BONILLA-DAMIA A, FERNANDEZ-LOPEZ R, CAPOTE-HUELVA F J, et al. Role of F-18-FDG PET/CT in primary brain lymphoma[J]. Rev Esp Med Nucl Ima, 2017, 36(5):298-303.

[7] ALBANO D, BOSIO G, BERTOLI M, et al. ^{18}F-FDG PET/CT in primary brain lymphoma[J]. J Neuro-Oncol, 2018, 136(3):577-583.

<h1 style="text-align:center">第三节　生殖细胞瘤</h1>

【简要病史】患者，女，29 岁，右侧肢体活动笨拙 20 月余，记忆力、理解力下降、性格改变 1 年余。

【体格检查】记忆力降低，理解力异常；脑膜刺激征（-），双侧眼底正常，角膜反射灵敏，伸舌居中，双侧上下肢肌力正常，肌张力正常，共济运动试验（-），深浅反射正常。

【相关检查】蒙特利尔认知评估基础量表（Montreal Cognitive Assessment，MoCA）评分 18 分，简易智力状态检查量表（Mini-mental State Examination，MMSE）评分 24 分，肌电图（-）。

【临床诊断】左侧基底节占位。

【影像表现】^{18}F-FDG PET/MR 成像表现（图 1-3-1）：左侧基底节可见类圆形异常信号，横轴位 T_2WI 病变呈等信号伴团片状高信号（图 1-3-1A），T_1WI 稍低信号伴少许等信号（图 1-3-1B），FLAIR 呈等信号伴团片状高信号（图 1-3-1C），DWI 病变实性部分扩散受限改变（图 1-3-1D），T_2WI 高信号部分在 DWI 上呈低信号，ADC 值为 0.432×10^{-3} mm^2/s，病变大小约 2.22 cm × 2.22 cm × 1.58 cm，病变的边界尚清，周围结构呈受压推移改变，未见明显水肿；增强可见病变明显不均匀强化，邻近脑沟脑池及脑室内未见异常强化（图 1-3-1E、图 1-3-1F）。ASL 显示病变 CBF 较对侧明显升高（图 1-3-1G）。^{18}F-FDG PET 显示左侧基底节病变 T_2WI/FLAIR 等信号区呈放射性高摄取，SUV$_{max}$ 约为 8.35，其内 T_2WI/FLAIR 高信号区放射性摄取降低，周围的左侧基底节、丘脑及颞叶皮层葡萄糖摄取较对侧降低（图 1-3-1H），右侧小脑半球的葡萄糖摄取较对侧降低（图 1-3-1I）。^{18}F-FDG PET/MR 融合图显示病变局部呈高摄取（图 1-3-1J、图 1-3-1K），右侧小脑半球的 ^{18}F-FDG 摄取较对侧降低（图 1-3-1L）。

【影像诊断】左侧基底节占位，生殖细胞瘤可能大；右侧小脑半球代谢减低，符合交叉性小脑失联络（crossed cerebellar diaschisis，CCD）改变。

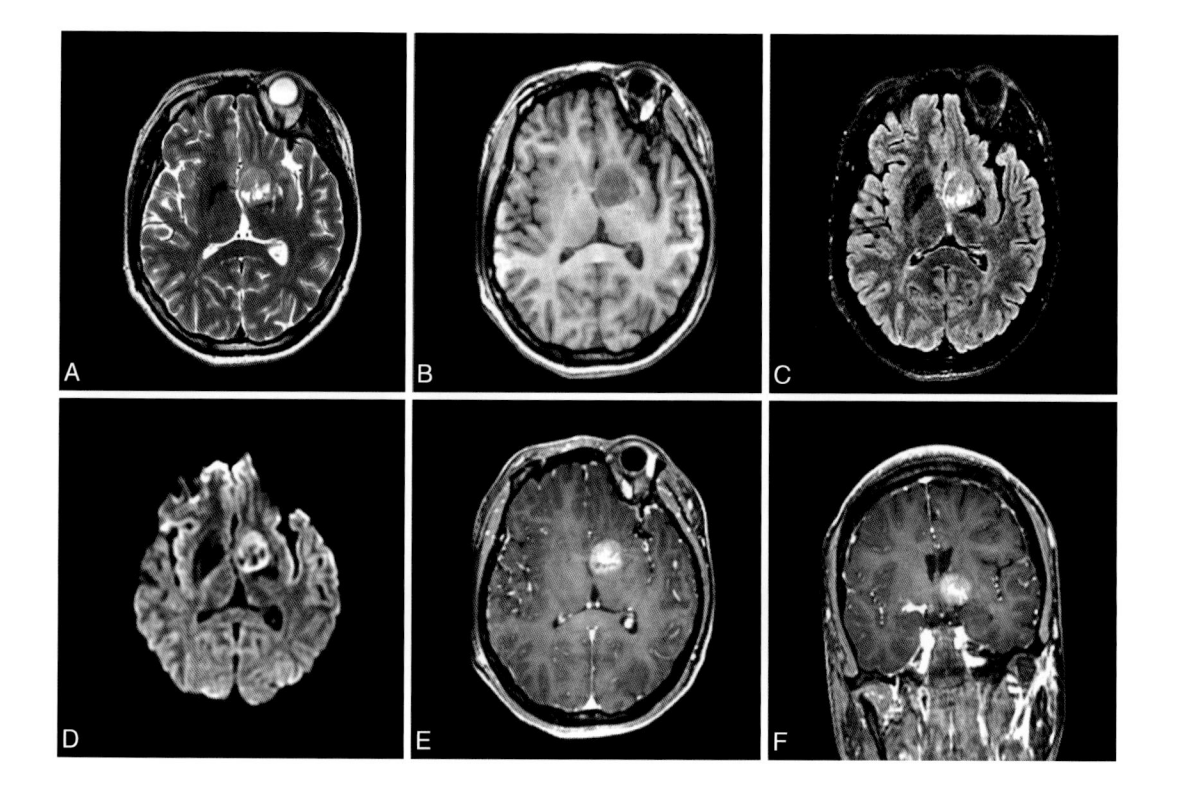

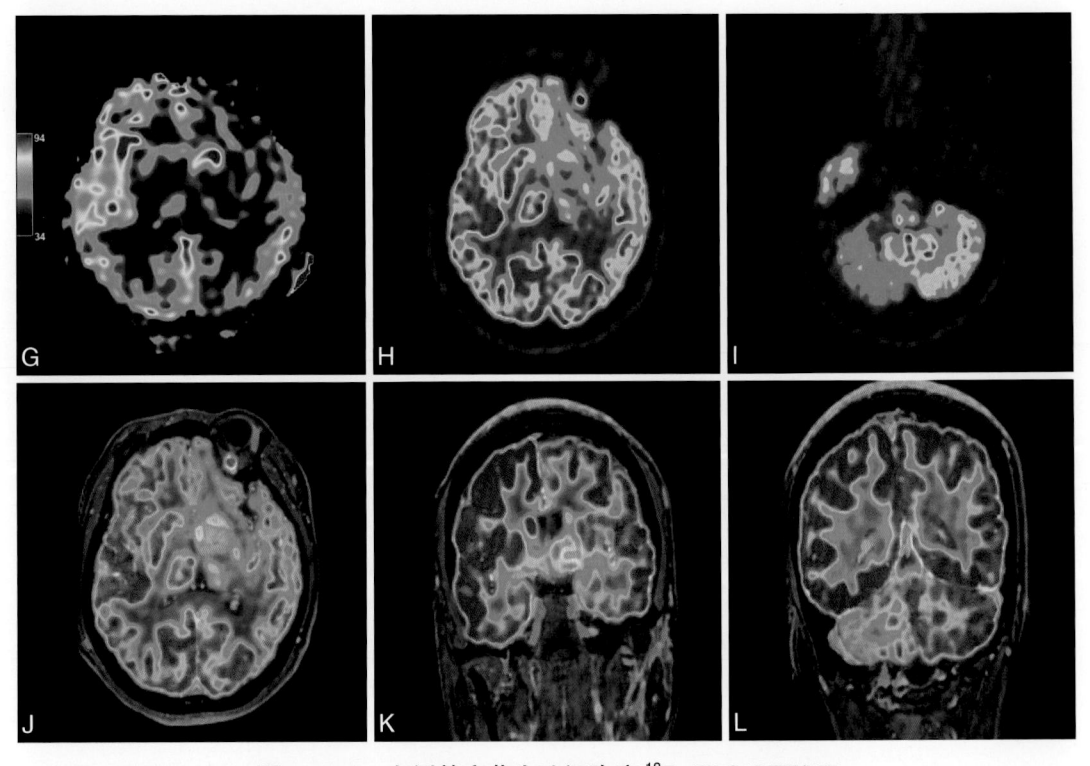

图 1-3-1　左侧基底节生殖细胞瘤 ^{18}F-FDG PET/MR

【病理诊断】肿瘤细胞实片状生长，肿瘤细胞核大，可见核仁，散在淋巴细胞浸润，伴新鲜出血，结合免疫组化结果 [CD117（+），PAP（+），OCT3-4（+），HCG（部分+），CD3（散在+），CD20（散在+），CD30（−），Ki-67（+，约 95%），CK（−），CK7（−），CK20（−）]，符合诊断：生殖细胞瘤。

【讨论】颅内生殖细胞瘤是一种少见的恶性肿瘤，仅占颅内肿瘤的 0.5%～2.0%，好发于儿童和青少年，发病高峰年龄在 10～14 岁[1]。脑内生殖细胞瘤最好发部位是鞍上及松果体区，基底节生殖细胞瘤相对少见，占颅内生殖细胞瘤的 5%～10%，可表现为肿瘤内囊变、出血，由于肿瘤浸润性生长，破坏周围脑实质组织，内囊受累会出现一侧中脑大脑脚萎缩等 Wallerian 变性改变，DWI 病变呈高信号是基底节生殖细胞瘤的重要特征[2]。基底节生殖细胞瘤早期临床症状不明显，随病程进展主要表现为一侧肢体进行性偏瘫、认知减退和精神异常，也可表现为少见不典型症状，如青春期性早熟、中枢性尿崩症、语言障碍、动眼神经麻痹和偏盲等，后期可出现头痛、呕吐等颅内压增高的症状。生殖细胞瘤的 MRI 表现多种多样，Phi 等[3]将其分为 4 型：I 型为 T_2WI 和 FLAIR 序列可见小片状病变，微弱强化或无强化；II 型为病灶 <3 cm，伴有结节状强化；III 型为病灶 <3 cm，伴有室管膜

下种植转移，明显强化；Ⅳ型病灶 >3 cm，明显强化且有占位效应。根据影像特征，本病例为Ⅱ型，实质成分 DWI 扩散受限而呈高信号，与肿瘤实质部分细胞密度高、细胞外间隙小有关；肿瘤囊变部分在 T_2WI、T_1WI 呈脑脊液信号，扩散无受限。

一体化 PET/MR 成像可反映肿瘤浸润导致的邻近脑区甚至远隔小脑半球区域的继发性代谢改变。本病例 PET 显像发现病灶对侧小脑半球出现 CCD 的特征。CCD 指幕上脑组织损伤引起对侧小脑出现血流量减少和代谢活性降低的现象。目前其确切发生机制尚不明确，多数研究认为可能与皮质 – 脑桥 – 小脑通路的中断有关 [3]。由于其临床表现不典型，在临床上容易被忽略，多由影像学早期发现，其中较为常用的为 SPECT 和 PET[4, 5]。颅内肿瘤性病变可导致 CCD 的发生，但其对肿瘤的影响尚不明确，有待进一步研究 [6]。

由于基底节生殖细胞瘤早期 MRI 表现及临床体征容易与脑血管病混淆，^{18}F–FDG PET 代谢检查结合患者发病年龄、实验室检查等有助于诊断。

（宋双双 齐志刚 卢 洁）

参考文献

[1] LIAN X, HOU X R, YAN J F, et al. Treatment outcomes of intracranial germinoma: a retrospective analysis of 170 patients from a single institution[J]. J Cancer Res Clin, 2019, 145(3):709–715.

[2] WU C C, GUO W Y, CHANG F C, et al. MRI features of pediatric intracranial germ cell tumor subtypes[J]. J Neuro–Oncol, 2017, 134(1):221–230.

[3] PHI J H, CHO B, KIM S, et al. Germinomas in the basal ganglia: magnetic resonance imaging classification and the prognosis[J]. J Neuro–Oncol, 2010,99(2):227–236.

[4] AGARWAL K K, TRIPATHI M, KARUNANITHI S, et al. Crossed cerebellar diaschisis in cerebral toxoplasmosis demonstrated on F–18–FDG PET/CT[J]. Rev Esp Med Nucl Ima, 2014, 33(6):397–398.

[5] WANG X, CHENG J L, ZHANG Y, et al. Relevant studies and latest developments in crossed cerebellar diaschisis[J]. Int J Clin Exp Med, 2017, 10(3):5684–5694.

[6] TIANYE L, YUELEI L, JIANXUN Q, et al. Crossed cerebellar diaschisis in post–treatment glioma patients: A comparative study of arterial spin labelling and dynamic susceptibility contrast[J]. Eur J Radiol, 2018, 107(6):70–75.

第四节　　非典型脑膜瘤

【简要病史】患者，女，71 岁，无明显诱因出现左眼球突出 2 个月。

【体格检查】左眼球突出，颞侧眶壁突出。

【相关检查】实验室检查：细胞角蛋白 19 片段抗原（CYFRA 211）升高。

【临床诊断】左侧颞下窝占位。

【影像表现】^{18}F–FDG PET/MR 成像表现（图 1–4–1）：左侧眼球后肌锥外、颞下窝及颞极处可见不规则软组织肿块影，大小约 4.9 cm×4.6 cm×5.7 cm，横轴位 T_1WI（图 1–4–1A）呈等信号，颞极处病变内可见低信号；横轴位 T_2WI（图 1–4–1B）、冠状位 T_2WI（图 1–4–1C）左侧眼眶及颞下窝病变呈稍高信号，颞极病变内可见更高信号，DWI（图 1–4–1D）左侧颞下窝病变信号稍高，ADC 值约 0.926×10^{-3} mm^2/s。左侧眼球受压突出。^{18}F–FDG PET（图 1–4–1E）和 ^{18}F–FDG PET/MR 融合图（图 1–4–1F）显示左眶病变放射性摄取明显增高，SUV_{max} 为 8.99，左侧颞极处病变放射性摄取缺损。

【影像诊断】左侧颞下窝、眼眶及颞极占位，脑膜瘤可能。

【病理诊断】非典型脑膜瘤（WHO Ⅱ级），免疫组化结果：Vimentin（＋），S100（部分＋），SOX-10（－），α–actin（少量＋），Desmin（横纹肌＋），Ki-67（局灶 30%＋），Bcl-2（＋），Myogenin（－），EMA（＋），PR（少许＋），STAT-6（＋），CD34（血管＋）。

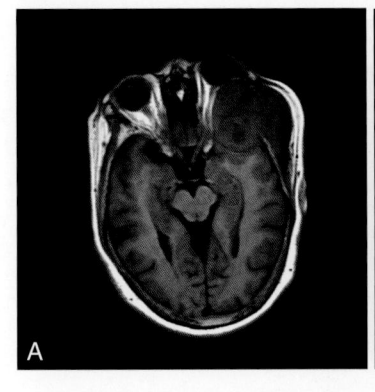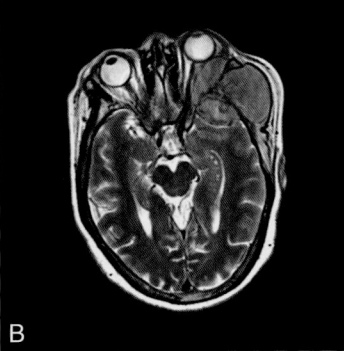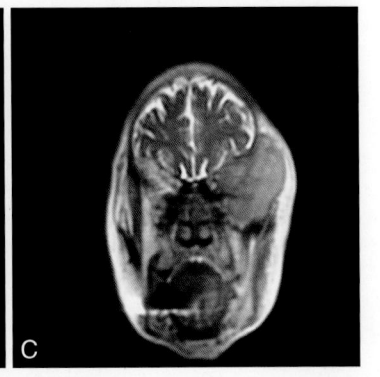

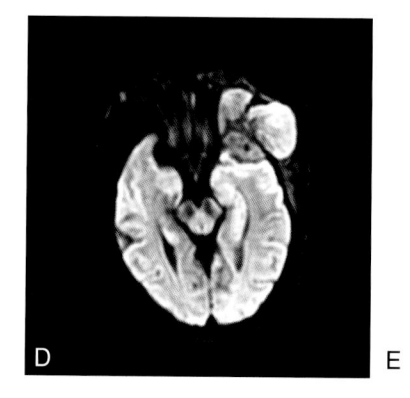
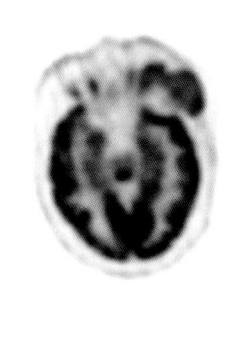
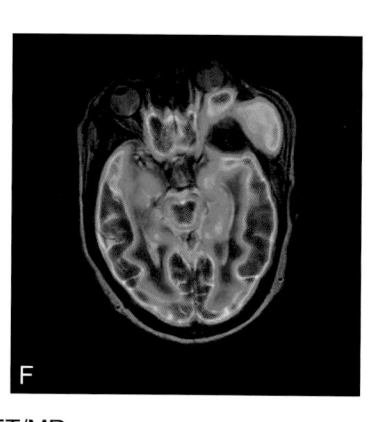

图 1-4-1 非典型脑膜瘤 ^{18}F-FDG PET/MR

【讨论】非典型脑膜瘤是较少见的一种低度恶性脑膜瘤，属于 WHO Ⅱ级，占脑膜瘤的 5%~7%[1, 2]，常发生在颅底以外部位[3, 4]，发病高峰年龄在 50 岁左右，无明显性别差异[5]。非典型脑膜瘤临床表现虽与良性脑膜瘤相似，但其预后较差，术后复发率约 1/3，远处转移约 0.1%[6]。绝大多数脑膜瘤起源于蛛网膜颗粒的特殊细胞即蛛网膜帽细胞，少数来源于硬脑膜的成纤维细胞或附于颅神经、脉络丛的蛛网膜组织。脑膜瘤与硬脑膜附着处常为宽基底，通常肿瘤血供丰富，多来自脑膜动脉分支，与相邻脑组织有明确分界，瘤周硬脑膜常有反应性增厚。

非典型脑膜瘤 MRI 表现为肿块形态不规则，呈分叶状，信号不均匀，肿瘤内易出现囊变和坏死，肿瘤周围水肿多见且程度较重，邻近骨质易发生不同程度的破坏。肿瘤体积一般与非典型脑膜瘤组织病理学分级呈正相关，高级别肿瘤具有相对较高的增生潜力，体积较大[7]。增强扫描肿瘤不均匀强化，与肿瘤内缺血坏死、钙化、出血或囊变等有关[8]。本例患者病变位于左侧颞下窝及颞极，体积较大，形态不规则，并侵犯左侧眼眶，提示恶性可能，符合非典型脑膜瘤特点。在典型、非典型及间变性脑膜瘤的 ADC 值中的研究发现，典型脑膜瘤的平均 ADC 值为（1.03 ± 0.10）× 10^{-3} mm^2/s，非典型及间变性脑膜瘤为（0.63 ± 0.05）× 10^{-3} mm^2/s[9]，本例非典型脑膜瘤的 ADC 值为 0.926 × 10^{-3} mm^2/s，介于二者之间。^{18}F-FDG PET 可以检测到肿瘤早期的代谢变化，这种功能改变先于 CT 和 MRI 显示的形态结构变化，能够评估脑膜瘤的恶性程度、疗效，监测进展，区分复发和坏死，并评估预后[10~12]。本例脑膜瘤 ^{18}F-FDG PET 显示肿瘤内 ^{18}F-FDG 不均匀摄取增高，呈明显高代谢，提示该部位肿瘤细胞增殖活跃，病变内的代谢缺损提示坏死。一体化 ^{18}F-FDG PET/MR 成像可全面评估非典型脑膜瘤的形态结构、信号特征、对周围结构的侵犯程度和范围及肿瘤的代谢情况，有助于临床选择治疗方案。

（宋天彬 张 苗 卢 洁）

—— 参考文献 ——

[1] KO K W, NAM D H, KONG D S, et al. Relationship between malignant subtypes of meningioma and clinical outcome[J]. J ClinNeurosci, 2007, 14(8):747-753.

[2] SADE B, CHAHLAVI A, KRISHNANEY A, et al. World Health Organization grades II and III meningiomas are rare in the cranial base and spine[J]. Neuresurgery, 2007, 61(6):1194-1198.

[3] KANE A J, SUGHRUE M E, RUTKOWSKI M J, et al. Anatomic location is a risk factor for atypical and malignant meningiomas[J]. Cancer, 2011, 117(6):1272-1278.

[4] LIANG R F, XIU Y J, WANG X, et al. The potential risk factors for atypical and anaplastic meningiomas: clinical series of 1, 239 cases[J]. Int J Clin Exp Med, 2014, 7(12):5696-5700.

[5] JO K, PARK H J, NAM D H, et al. Treatment of atypical meningioma[J]. J Clin Neurosi, 2010, 17(11): 1362-1366.

[6] KESSLER R A, GARZON-MUVDI T, YANG W, et al. Metastatic atypical and anaplastic meningioma: a case series and review of the literature[J]. World Neurosurg, 2017, 101(4):47-56.

[7] HWANG W L, MARCISCANO A E, NIEMIERKO A, et al. Imaging and extent of surgical resection predict risk of meningioma recurrence better than WHO histopathological grade[J]. Neuro Oncol, 2016, 18(6):863-872.

[8] KAWAHARA Y, NAKADA M, HAYASHI Y, et al. Prediction of high-grade meningioma by preoperative MRI assessment[J]. J Neurooncol, 2012, 108(1):147-152.

[9] AZEEMUDDIN M, NIZAMANI W M, TARIQ M U, et al. Role of ADC values and ratios of MRI scan in differentiating typical from atypical/anaplastic meningiomas[J]. J Pak Med Assoc, 2018, 68(9): 1403-1406.

[10] VALOTASSIOU V, LEONDI A, ANGELIDIS G, et al. SPECT and PET imaging of meningiomas[J]. The Scientific World Journal, 2012, 12(5):412-418.

[11] OKUCHI S, OKADA T, YAMAMOTO A, et al. Grading meningioma: a comparative study of thallium-SPECT and FDG-PET[J]. Medicine (Baltimore), 2015, 94(6):549.

[12] LEE J W, KANG K W, PARK S H, et al. ^{18}F-FDG PET in the assessment of tumor grade and prediction of tumor recurrence in intracranial meningioma[J]. Eur J Nucl Med Mol Imaging, 2009, 36(10):1574-1582.

找回被偷走的答案

第二章

病 例

【简要病史】患者，男，51 岁，口角右偏、左侧肢体无力 2 月余。

【体格检查】记忆力、理解力正常，脑膜刺激征（－），双侧眼底正常，角膜反射灵敏，伸舌偏左，左侧上肢肌力 3 级，左侧下肢肌力 4 级，右侧上下肢肌力 5 级，肌张力正常，左侧对指精细动作受损，浅反射正常，深反射（++），左侧 Hoffmann（+++）、Babinski（+++），右侧 Hoffmann（++）、Babinski（++）。

【相关检查】入院时改良 RANKIN 量表（Modified Rankin Scale，MRS）：2 分。美国国立卫生研究院卒中量表（National Institute of Health Stroke Scale，NIHSS）：4 分。

【临床诊断】脑梗死。

【影像表现】^{18}F-FDG PET/MR 成像表现（图 2-1-1）：右侧额叶片状异常信号，横轴位 T_2WI 显示为高信号（图 2-1-1A），T_1WI 为低信号（图 2-1-1B），FLAIR 为边缘高信号、中央低信号（图 2-1-1C），DWI 显示为边缘稍高信号、中央低信号（图 2-1-1D），ADC 图为高信号（图 2-1-1E），MRA 显示右侧颈内动脉闭塞（图 2-1-1F），ASL 图像（图 2-1-1G）和 ASL-MR 融合图像（图 2-1-1H）显示右侧额顶叶 CBF 减低，CBF 平均值约为 30.30 ml/（min·100 g），较对侧减低约 33%，^{18}F-FDG PET（图 2-1-1I）和 ^{18}F-FDG PET/MR 融合图像（图 2-1-1J）显示右侧额顶叶放射性摄取减低，SUV_{mean} 约为 3.99，SUV_{max} 约为 8.16，较对侧减低 28%。

【影像诊断】右侧颈内动脉闭塞，右侧额叶脑梗死，右侧额顶叶脑血流减低，脑葡萄糖代谢减低。

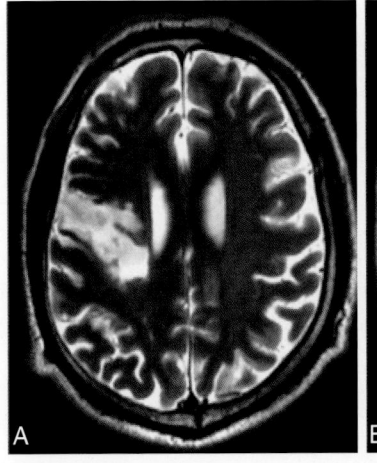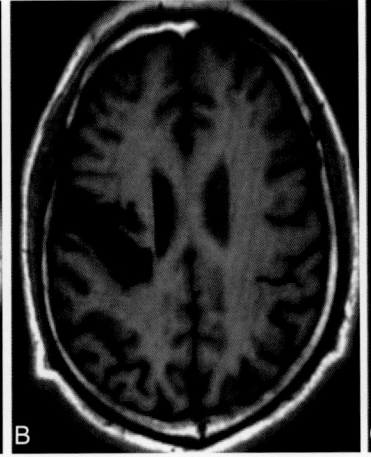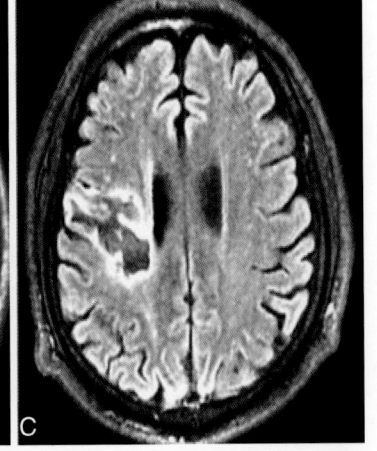

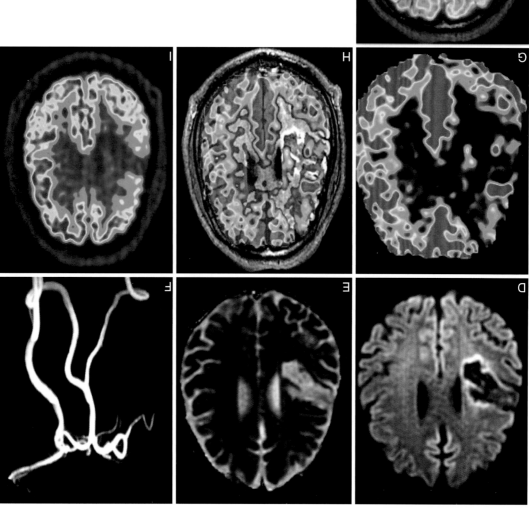

图 2-1-1　右侧颈内动脉闭塞术前 ^{18}F-FDG PET/MR

【临床治疗】右侧颞浅动脉 – 大脑中动脉搭桥术。

【术后影像表现】^{18}F-FDG PET/MR 成像表现（图 2-1-2）：右侧颞骨呈术后改变，右侧额叶异常信号在横轴位 T$_2$WI（图 2-1-2A）、T$_1$WI（图 2-1-2B）、FLAIR（图 2-1-2C）、DWI（图 2-1-2D）及 ADC（图 2-1-2E）上表现与术前无异，MRA 显示右侧颞浅动脉 – 大脑中动脉搭桥术后改变（图 2-1-2F），ASL 图像（图 2-1-2G）和 ASL-MR 融合图像（图 2-1-2H）显示与术前比较，右侧额顶叶 CBF 较前增高，CBF 平均值约为 43.75 ml/（min·100 g），较对侧减低约 4%，与对侧脑组织血流差异较术前减小，^{18}F-FDG PET 图像（图 2-1-2I）和 ^{18}F-FDG PET/MR 融合图像（图 2-1-2J）显示与术前比较，右侧额顶叶放射性摄取较前增高，SUV$_{mean}$ 约为 4.65，SUV$_{max}$ 约为 10.20，较对侧减低 9%，与对侧脑组织比较代谢差异较术前减小。

【术后影像诊断】右侧颞浅动脉 – 大脑中动脉搭桥术后改变，右侧额叶脑梗死，右侧额顶叶脑血流量、脑葡萄糖代谢较术前增高。

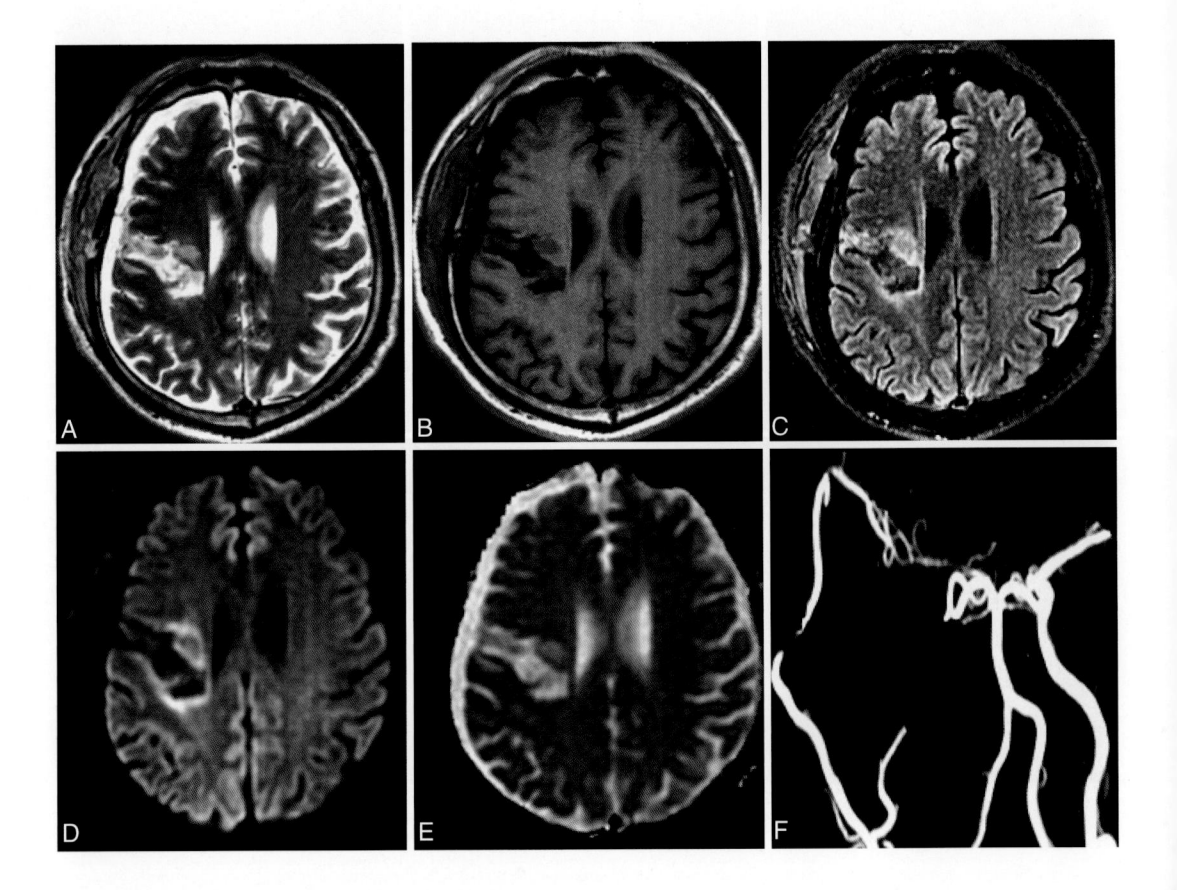

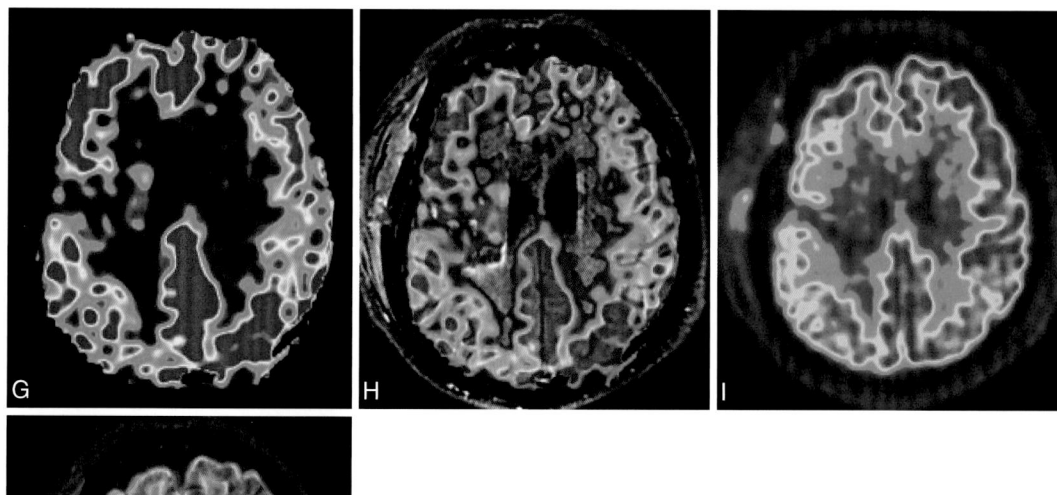

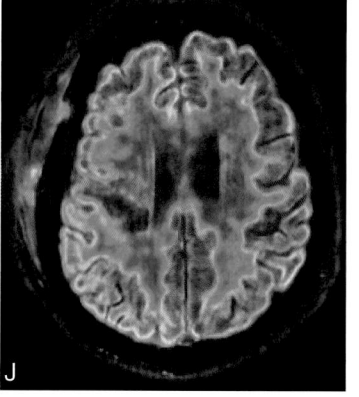

图 2-1-2　右侧颈内动脉闭塞，右侧颞浅动脉 – 大脑中动脉搭桥术后 ^{18}F–FDG PET/MR

【讨论】缺血性脑血管病是目前全世界致残率、致死率最高的疾病之一，严重危害人类的健康和生存质量，颈内动脉和大脑中动脉的慢性狭窄、闭塞是缺血性脑血管病的常见原因，由于侧支循环代偿或脑血管自身扩张反应等因素的影响，患者可以不发生梗死，但其脑血流动力学和脑细胞功能状态已发生损伤，处于脑梗死的高危状态，需要早期诊断和及时治疗。应用影像学检查可以对血管形态、脑组织灌注及脑细胞代谢状况进行评价[1, 2]。

脑血流量（cerebral blood flow，CBF）指每 100 g 脑组织单位时间内通过的血流量，对维持脑组织功能和代谢水平起决定作用。正常人脑组织 CBF 值为 40 ~ 60 ml/（min· 100 g），当 CBF<12 ml/（min· 100 g）时脑组织发生不可逆性梗死[3]。^{15}O–H$_2$O PET 是定量测量 CBF 的"金标准"[4]，但 ^{15}O–H$_2$O 半衰期极短（仅 122s），难以在临床广泛应用。ASL 是通过标记动脉血作为内源性对比剂，计算标记像与未标记像的信号差异定量测量 CBF 的成像技术，具有完全无创、不需注射对比剂、可多次重复检查等优点。研究表明，ASL 和 ^{15}O–H$_2$O PET 定量 CBF 值的相关系数可达到 0.88[5, 6]。本例缺血性脑血管病患者 ASL 图像显示右侧额叶梗死灶 CBF 降低，周围未发生梗死的脑组织 CBF 也有降低，且明显低于对

侧正常脑组织区域，提示该脑区处于发生脑梗死的高危状态，需要通过及时有效的治疗防止脑梗死发生。

脑缺血发生后最先出现的改变是脑血流量的减少和能量代谢衰竭，CBF 不足以全面评估患者脑缺血程度。^{18}F-FDG PET 能够反映脑葡萄糖代谢水平。大动脉闭塞动物脑模型脑血流量与葡萄糖代谢相关性研究发现，CBF> 40 ml/（min·100 g）葡萄糖代谢维持在稳定范围，CBF 降低至 20 ml/（min·100 g）葡萄糖代谢急剧下降，CBF<20 ml/（min·100 g）时葡萄糖代谢缺失[7]。有学者将缺血性脑血管病 MRI 正常但 PET 葡萄糖代谢减低的区域定义为"灌注贫乏"，这种状态没有发生脑梗死，但是若脑供血进一步下降，就会发生不可逆的脑梗死，影像学检查显示的"灌注贫乏"是脑梗死的独立预测因子[8, 9]。本例患者 ^{18}F-FDG PET/MR 成像显示右侧额叶梗死灶边缘葡萄糖代谢减低，提示该区域处于"灌注贫乏"状态，ASL 显示该区域脑血流减低，有发生梗死的风险。

颅内 – 颅外动脉搭桥术是恢复脑血运的一种外科治疗手段，2014 年 *Stroke* 杂志发表的 TIA 和卒中二级预防指南提出，对内科治疗无效的或内科治疗后复发的动脉严重狭窄或动脉闭塞的患者，可以进行颅内外血管搭桥术[10]。脑血流动力学状态、脑血管储备能力、脑组织代谢情况是筛选手术适应证和术后疗效随访有效评价指标。本例患者进行颞浅动脉 – 大脑中动脉搭桥术，应用一体化 PET/MR 成像进行手术前后对比，结果显示搭桥术后梗死灶周围组织的 CBF、脑代谢水平均较术前明显改善。一体化 PET/MR 成像可同步获得脑结构、脑血流和脑代谢信息，MR 的多参数成像能够显示脑组织的形态学改变，包括有无责任梗死灶，梗死灶的部位、范围及新旧程度，同时提供 CBF 信息；^{18}F-FDG PET 显像提供了脑葡萄糖代谢信息，从而可以进行全面评价，在缺血评估、疗效监测、疾病机制研究等方面具有重要价值。

（崔碧霄　张　苗　卢　洁）

—— 参考文献 ——

[1] MADDULA M, SPRIGG N, BATH P M, et al. Cerebral misery perfusion due to carotid occlusive disease[J]. Stroke Vasc Neurol, 2017, 2(2):88–93.

[2] MATSUMOTO Y, OGASAWARA K, SAITO H, et al. Detection of misery perfusion in the cerebral hemisphere with chronic unilateral major cerebral artery steno–occlusive disease using

crossed cerebellar hypoperfusion: comparison of brain SPECT and PET imaging[J]. Eur J Nucl Med Mol Imaging, 2013, 40(10):1573–1581.

[3] HEISS W D, ZARO WEBER O. Validation of MRI determination of the penumbra by PET measurements in ischemic stroke[J]. J Nucl Med, 2017, 58(2):187–193.

[4] KHALIGHI M M, DELLER T W, FAN A P, et al. Image–derived input function estimation on a TOF–enabled PET/MR for cerebral blood flow mapping[J]. J Cereb Blood Flow Metab, 2018, 38(1):126–135.

[5] WILLIAMS D S, DETRE J A, LEIGH J S, et al. Magnetic resonance imaging of perfusion using spin inversion of arterial water[J]. Proc Natl Acad, 1992, 89(1):212–216.

[6] ZHANG K, HERZOG H, MAULER J, et al. Comparison of cerebral blood flow acquired by simultaneous [15O] water positron emission tomography and arterial spin labeling magnetic resonance imaging[J]. J Cereb Blood Flow Metab, 2014, 34(8):1373–1380.

[7] BUNEVICIUS A, YUAN H, LIN W. The potential roles of ^{18}F–FDG–PET in management of acute stroke patients[J]. Biomed Res Int, 2013, 68(9):634598–634612.

[8] YAMAUCHI H, KAGAWA S, KISHIBE Y, et al. Misery perfusion, blood pressure control, and 5–year stroke risk in symptomatic major cerebral artery disease[J]. Stroke, 2015, 46(1):265–268.

[9] YAMAUCHI H, HIGASHI T, KAGAWA S, et al. Is misery perfusion still a predictor of stroke in symptomatic major cerebral artery disease?[J]. Brain, 2012, 135(8):2515–2526.

[10] KERNAN W N, OVBIAGELE B, BLACK H R, et al. Guidelines for the prevention of stroke in patients with stroke and transient ischemic attack: a guideline for healthcare professionals from the American Heart Association/American Stroke Association[J]. Stroke, 2014, 45(7):2160–2236.

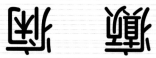

焊接

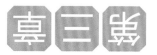

第三章

第一节　局灶性皮层发育不良

病例一

【简要病史】患者，男，18岁，发作性意识丧失、肢体抽搐9年，口服丙戊酸钠、拉莫三嗪治疗，平均每月发作2~5次。

【体格检查】神清语利，双侧瞳孔等大正圆，对光反射灵敏，颅神经查体（−），四肢肌力肌张力正常，病理征（−）。

【相关检查】视频脑电图检测：①右额颞慢波、尖波，以右颞为著；②发作时右侧颞叶可能性大。视频脑电图术中检测：右颞极、颞底可见散发尖波、棘波；术后未见异常波。脑磁图：发作间期异常波电流源主要分布于右侧颞叶内侧。

【临床诊断】症状性癫痫。

【影像表现】^{18}F-FDG PET/MR 成像表现（图3-1-1）：横轴位 FLAIR（图3-1-1A）、T_1WI（图3-1-1B）和 DWI（图3-1-1C）显示脑实质内未见明确异常信号；ASL（图3-1-1D）显示右侧颞叶血流灌注较对侧减低（箭头）。横轴位 ^{18}F-FDG PET（图3-1-1E）及横轴位 ^{18}F-FDG PET/MR 融合图（图3-1-1F）显示右侧颞叶放射性摄取中度减低（箭头），与对侧相比减低率为22%（10%~15%为轻度减低；16%~25%为中度减低；>25%为重度减低），与 ASL 血流灌注减低区一致。

【影像诊断】右侧颞叶血流灌注和葡萄糖代谢减低。

【病理诊断】右侧颞叶病灶：镜下见大脑皮质及白质结构，脑表面呈波浪状，伴少量淀粉样小体沉积，皮质层状结构紊乱，伴有胶质细胞增生；白质内散在异位神经元，部分血管周围间隙扩大，诊断为局灶性脑皮层发育不良（focal cortical dysplasia，FCD）Ib 型。

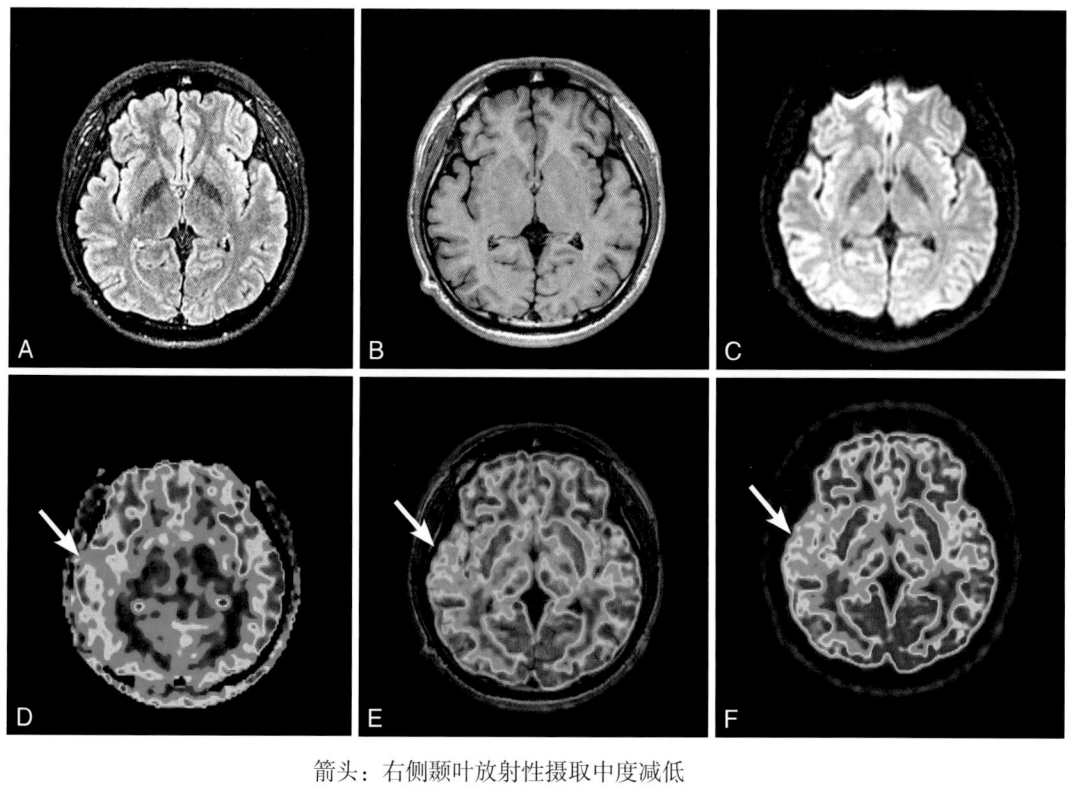

箭头：右侧颞叶放射性摄取中度减低

图 3-1-1　右侧颞叶癫痫（FCD Ⅰb 型）^{18}F-FDG PET/MR

病 例 二

【简要病史】患者，男，16 岁，发作性口角抽动 12 年，发作性四肢抽搐伴意识丧失 3 年。卡马西平、左乙拉西坦、苯巴比妥治疗，发作频率为每周 3~4 次。

【体格检查】神清语利，高级皮层功能正常，颅神经查体未见明显异常，四肢肌力 V 级，肌张力正常，四肢腱反射活跃，右下肢踝阵挛阳性，病理征（ - ）。

【相关检查】视频脑电图术中检测：①左顶棘波节律、快波节律；②术后未见明显异常波。

【临床诊断】症状性癫痫。

【影像表现】^{18}F-FDG PET/MR 成像表现（图 3-1-2）：横轴位 FLAIR（图 3-1-2A）、T_1WI（图 3-1-2B）和 DWI（图 3-1-2C）显示脑实质内未见明确异常信号；ASL（图 3-1-2D）显示脑血流灌注未见明确异常。横轴位 ^{18}F-FDG PET（图 3-1-2E）及横轴位 ^{18}F-FDG PET/MR 融合图（图 3-1-2F）显示左侧顶叶放射性摄取轻度减低（箭头），与对侧相比减低率为 13%，该减低区域 MRI 未见明确异常。

【影像诊断】MRI 未见异常改变，左侧顶叶葡萄糖代谢轻度减低。

【病理诊断】左侧顶叶病灶：镜下见大脑皮质及白质结构，局部脑表面呈波浪状，脑膜增厚；局部皮质构筑紊乱，可见多量异形神经元；分子层、皮白质交界处及白质内可见多量气球样细胞，伴胶质细胞增生；白质结构稍疏松，散在异位神经元，诊断为 FCD Ⅱ b 型。

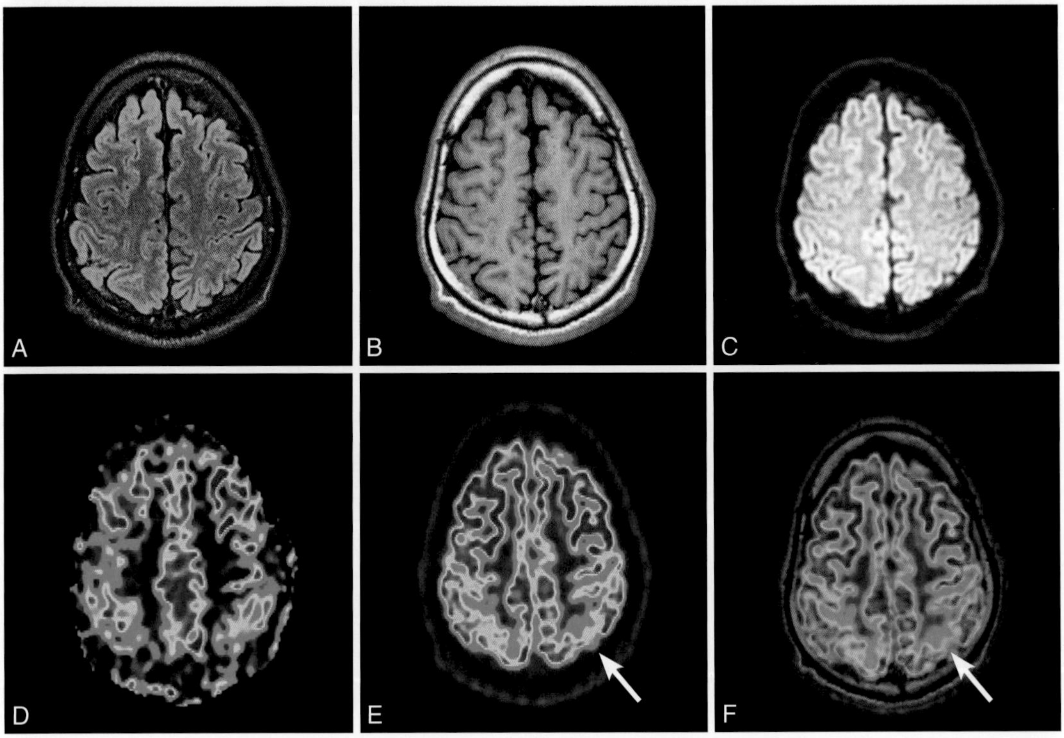

箭头：左侧顶叶放射性摄取轻度减低

图 3-1-2　左侧顶叶癫痫（FCD Ⅱ b 型）^{18}F–FDG PET/MR

―――――― 病 例 三 ――――――

【简要病史】患者，男，29 岁，反复发作性意识丧失、肢体抽搐 14 年，口服丙戊酸钠、左乙拉西坦、卡马西平治疗，仍有阵发性发作，发作频繁时每日 2～3 次。

【体格检查】神清语利，记忆力、计算力较差，颅神经查体未见明显异常，四肢肌力 Ⅴ 级，病理征（－）。

【相关检查】视频脑电图检测：①左额、颞尖波、慢波；②发作时脑电以左颞为著。视频脑电术中检测：左颞棘慢波、尖波及低幅快波节律；术后未见异常波。

【临床诊断】症状性癫痫。

【影像表现】^{18}F-FDG PET/MR 成像表现（图 3-1-3）：横轴位 FLAIR（图 3-1-3A）、冠状位 FLAIR（图 3-1-3B）、横轴位 T_1WI（图 3-1-3C）显示两侧大脑半球实质内未见异常信号，两侧海马形态和信号未见明确异常，双侧颞角及脑室略扩大；ASL（图 3-1-3D）显示血流灌注未见异常。^{18}F-FDG PET（图 3-1-3E、图 3-1-3F）和 ^{18}F-FDG PET/MR 融合图（图 3-1-3G、图 3-1-3H）显示左侧颞叶（实线箭头）和左侧海马（虚线箭头）放射性摄取中度减低，与对侧相比减低率分别为 25% 和 16%，该减低区 MRI 未见明确异常。

【影像诊断】MRI 未见异常改变；左侧颞叶和海马葡萄糖代谢中度减低。

【病理诊断】左侧颞叶病灶：镜下见大脑皮质及白质结构，脑表面呈波浪状，局部皮质层状结构紊乱；白质内散在异位神经元，血管周围间隙扩大。另可见部分海马及海马旁回结构，CA4 区锥体神经元轻度脱失，颗粒细胞层离散，伴胶质细胞增生。诊断为 FCD Ⅲ a 型。

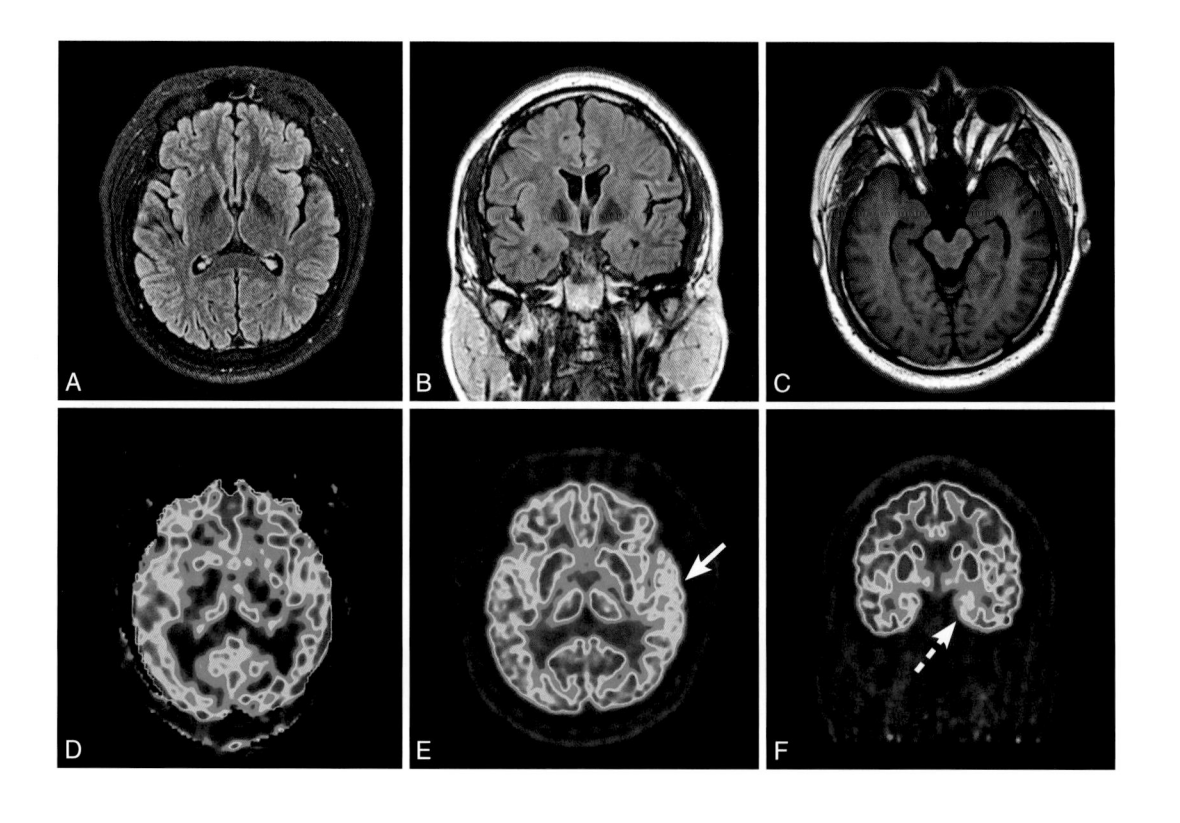

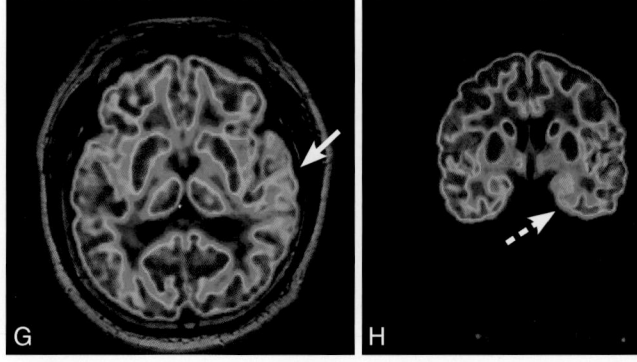
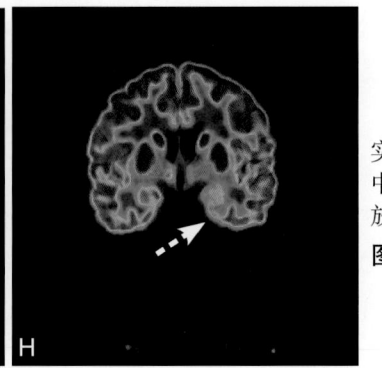

实线箭头：左侧颞叶放射性摄取中度减低；虚线箭头：左侧海马放射性摄取中度减低

图 3-1-3　左侧颞叶癫痫（FCD Ⅲa 型）^{18}F-FDG PET/MR

【讨论】FCD 是神经元移行障碍或细胞增生障碍所致的局灶性脑皮层发育异常，是难治性癫痫的常见病因，占儿童患者的 30%~40%，占成年人患者的 20%[1]。2011 年国际抗癫痫联盟根据临床病理将 FCD 分为三种类型：FCD Ⅰ、FCD Ⅱ 和 FCD Ⅲ型。FCD Ⅰ型分为 FCD Ⅰa、FCD Ⅰb 和 FCD Ⅰc 型，是指病理下可见局灶性皮层发育不良，有异常的纵向和（或）横向分层；FCD Ⅱ型分为 FCD Ⅱa 和 FCD Ⅱb 型，是指存在异形神经元伴或不伴气球样细胞；FCD Ⅲ型分为 FCD Ⅲa、FCD Ⅲb、FCD Ⅲc 和 FCD Ⅲd 型，是指除了皮层异常分层外，还伴有其他病变，如海马硬化、胶质瘤（或神经节细胞瘤）、血管畸形及其他获得性病变[2]。

MRI 是 FCD 的首选检查方法，不同类型 FCD 的 MRI 表现各异：FCD Ⅰ型表现为 T_2WI 及 FLAIR 高信号，T_1WI 低信号，可伴有轻度的灰白质交界处模糊或脑沟回异常。FCD Ⅱ型表现为 T_1WI 及 T_2WI 皮质增厚，灰白质交界模糊，皮质下白质呈 T_2WI 高信号、T_1WI 低信号，FCD Ⅱb 型表现为"穿通征"。FCD Ⅲa 型表现为灰白质信号改变，伴海马体积缩小，相应侧脑室及颞角扩大，T_2WI 及 FLAIR 呈高信号。FCD Ⅲb 型表现为灰白质信号改变，伴肿瘤性病变，T_1WI 低信号，T_2WI 稍高信号，可伴钙化、囊变，增强扫描呈轻度强化。FCD Ⅲc 型表现为灰白质信号改变，病灶呈等高或稍高信号，合并出血 T_1WI、T_2WI 呈高信号。FCD Ⅲd 型表现为灰白质信号改变，伴不同责任病灶的影像学表现[2]。

约 30% FCD 患者 MRI 结构像无明确异常，因此功能显像有助于术前无创定位致痫灶[3]。ASL 是评价脑血流灌注的无创方法，能够反映致痫灶血流灌注情况，癫痫发作期表现为灌注增加，而发作间期则表现为灌注减低。^{18}F-FDG PET 是反映脑葡萄糖代谢功能的显像方法，癫痫发作间期致痫灶表现为代谢减低，其定位颞叶致痫灶的敏感性为 85%~90%，而颞叶外的敏感性为 45%~92%[4]。研究发现，PET 阳性、MRI 阴性的颞叶癫痫患者手术治疗后预后良好，术后癫痫控制率为 75%[5]。PET 空间分辨率低、解剖定位不准确，通常采用 PET 与 MR 检查配准进行术前评估，作为癫痫患者术前定位致痫灶的有效手段[6]；MRI 阴性颞叶外癫痫的研究发现，58.2% 患者通过 ^{18}F-FDG PET 与 MRI 图像配准能够明确病灶，提高患者手术的可能性，88% 患者术后无癫痫发作[7]。

由于 PET 和 MR 配准技术是将不同机器不同时间所采集的图像进行后处理配准，而一体化 PET/MR 成像能够同步采集二者信息，进行图像自动配准，避免了配准错误。目前一体化 PET/MR 成像在癫痫方面的研究还较少。Boscolo 等[8]对 MRI 阴性癫痫研究发现，PET 和 ASL 结果具有高度一致性，并证实利用左右脑区代谢和血流不对称性指数能够提高病灶定侧和定位的准确性。笔者利用一体化 ^{18}F-FDG PET/MR 多参数显像研究了 20 例 MR 阴性的颞叶癫痫患者，发现 12 例患者 PET 和 ASL 发现的病灶位置与病理结果一致；6 例患者 ASL 结果为阴性，PET 发现致痫灶；1 例患者 PET 未发现异常 1 例患者 PET 无法定侧，ASL 显示病灶，ROC 分析单独应用 PET 和 ASL 对致痫灶定位的敏感性和特异性分别为 100%、81.8%、83.3% 和 54.5%，二者结合后敏感性和特异性分别为 100% 和 90.9%，提示 PET 和 ASL 联合应用能够提高 MRI 阴性颞叶癫痫的病变定位准确性和特异性[9]。

这 3 个病例 MRI 结构像均未见异常，^{18}F-FDG PET 和 ASL 功能显像术前定位致痫灶。病例一 PET 发现右侧颞叶代谢减低，同时 ASL 显示该区域血流灌注减低，经手术切除后病例证实为 FCD Ⅰb 型，术后 1 年随访癫痫无发作；病例二 PET 发现左侧顶叶代谢减低，利用一体化 PET/MR 精确定位代谢减低区域，经手术切除后证实为 FCD Ⅱb 型；病例三为 FCD Ⅲa 型，即存在颞叶皮层异常伴有海马硬化，但该病例 MRI 扫描阴性，双侧海马也未见异常，^{18}F-FDG PET 发现左侧颞叶及左侧海马代谢减低，术后随访 Engel 分级 Ⅰ级。因此，一体化 PET/MR 通过进行多参数、多序列成像，同时获得 PET 和 MRI 信息，并将二者精确配准，提高了发现病变和定位病变的准确性，有助于指导手术治疗，改善手术效果。

（尚　琨　齐志刚　卢　洁）

—— 参考文献 ——

[1] XUE H, CAI L, DONG S, et al. Clinical characteristics and post-surgical outcomes of focal cortical dysplasia subtypes[J]. J Clin Neurosci, 2016, 23(4):68-72.

[2] BLÜMCKE I, THOM M, ARONICA E, et al. The clinicopathologic spectrum of focal cortical dysplasias: a consensus classification proposed by an ad hoc task force of the ILAE diagnostic

methods co mmission[J]. Epilepsia, 2011, 52(1):158–174.

[3] CRINOP B. Focal cortical dysplasia[J]. Semin Neurol, 2015, 35(3): 201–208.

[4] KUMAR A, CHUGANI H T. The role of radionuclide imaging in epilepsy, part 1: sporadic tem-poral and extratemporal lobe epilepsy[J]. J Nucl Med Technol, 2017, 45(1):14–21.

[5] LOPINTO-KHOURY C, SPERLING M R, SKIDMORE C, et al. Surgical outcome in PET-posi-tive, MRI-negative patients with temporal lobe epilepsy[J]. Epilepsia, 2012, 53(9):342–348.

[6] JONES A L, CASCINO G D. Evidence on use of neuroimaging for surgical treatment of temporal lobe epilepsy: a systematic review[J]. JAMA Neurol, 2016, 73(4):464–470.

[7] DING Y, ZHU Y, JIANG B，et al. ^{18}F-FDG PET and high-resolution MRI co-registration for pre-surgical evaluation of patients with conventional MRI-negative refractory extra-temporal lobe epilepsy[J]. Eur J Nucl Med Mol Imaging, 2018, 45(9):1567–1572.

[8] BOSCOLO G I, MATTOLI M V, PIZZINI F B, et al. Cerebral metabolism and perfusion in MR-negative individuals with refractory focal epilepsy assessed by simultaneous acquisition of ^{18}F-FDGPET and arterial spin labeling[J]. Neuroimage Clin, 2016, 11(3):648–657.

[9] SHANG K, WANG J, FAN X, et al. Clinical value of hybrid TOF-PET/MR imaging-based mul-tiparametric imaging in localizing seizure focus in patients with MRI-negative temporal lobe epilepsy[J]. Am J Neuroradiol, 2018, 39(10):1791–1798.

第二节　海马硬化

【简要病史】患者，女，21 岁，发作性意识丧失 13 年。

【体格检查】神清语利，记忆力、计算力较差，颅神经查体未见明显异常，四肢肌力Ⅳ级，肌张力正常，病理征（－）。

【相关检查】无。

【临床诊断】症状性癫痫。

【影像表现】[18]F-FDG PET/MR 成像表现（图 3-2-1）：右侧海马体积缩小、信号异常，横轴位 T_2WI（图 3-2-1A）、FLAIR（图 3-2-1B、图 3-2-1C）呈高信号，横轴位 T_1WI（图 3-2-1D）呈等信号，ASL（图 3-2-1E）显示右侧海马血流灌注略减低。右侧颞角扩大。横轴位 ^{18}F-FDG PET（图 3-2-1F）和 ^{18}F-FDG PET/MR 融合图像（图 3-2-1G、图 3-2-1H）

显示右侧海马体积缩小，放射性摄取重度减低，与对侧相比减低率为 27%；右侧颞下回外侧皮层放射性摄取轻度减低（箭头），与对侧相比减低率为 12%，该减低区 MRI 未见异常。

【影像诊断】右侧海马硬化（hippocampal sclerosis，HS），葡萄糖代谢重度减低；右侧颞下回外侧皮层代谢轻度减低。

【病理结果】右侧颞叶皮层：镜下见局部脑回形成异常，伴皮质层状结构紊乱，脑沟内神经元轻度脱失，白质胶质细胞轻度增生。右侧海马：镜下见颗粒细胞层离散、离断，CA1 区、CA3 区、CA4 区锥体神经元重度脱失，CA2 区锥体神经元中度脱失，诊断为右侧海马硬化（Ⅰ型）。

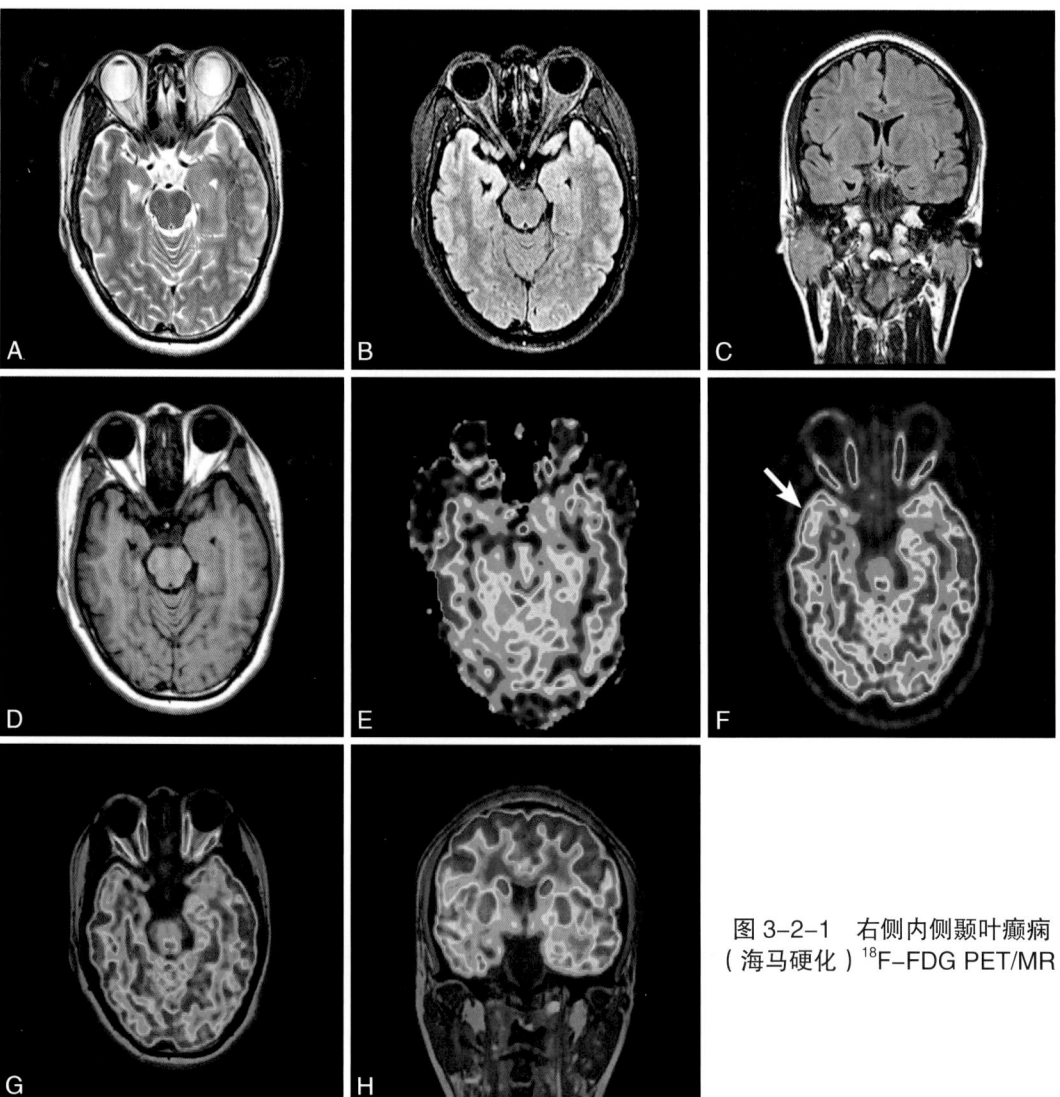

图 3-2-1 右侧内侧颞叶癫痫（海马硬化）^{18}F-FDG PET/MR

【讨论】HS 是指与癫痫发作相关的海马及其毗邻结构神经元丢失和神经胶质增生。颞叶癫痫伴海马硬化（temporal lobe epilepsy-hippocampal sclerosis，TLE-HS）是 TLE 的常见类型，手术效果好，术后 60% 患者癫痫不再发作，因此术前致痫灶的准确评估至关重要[1]。HS 行常规 MRI 检查显示海马体积缩小、结构紊乱，FLAIR 为高信号；其次可以发现继发的患侧穹隆和乳头体萎缩、患侧颞角扩大。研究表明，33%TLE 患者在 MRI 结构像未发现 HS，但 7T MRI 可见海马亚区体积缩小[2]。这是因为 7T MRI 的高分辨率冠状位 T_2WI 可以精确地描绘海马内部结构的形态，周围伪影影响较小，能够发现海马内部结构的微小变化[3]。

常规 MRI 成像发现 HS 时，海马病变已经较严重，需要进行手术治疗，功能影像的改变常常早于结构的改变，而且能够观察到海马与邻近脑区的网络联系，因此 MRI 功能成像与 PET 脑葡萄糖代谢成像为 TLE 的早期诊断提供重要价值。MRS 研究表明，MRI 结构像未见异常时，病灶侧海马 NAA/Cr 和 NAA/（Cr+Cho）的值明显低于对侧海马和正常对照组，这说明 MRS 可以早期检出海马异常，定位致痫灶[4]。Guo 等[5] 利用 ASL 技术研究 MRI 阴性颞叶癫痫和伴有 TLE-HS，结果显示 MRI 阴性颞叶癫痫的海马 CBF 不对称指数、TLE-HS 的海马和杏仁核 CBF 不对称指数均与正常对照组具有显著差异，说明 MRI 阴性颞叶癫痫在结构未见异常时海马的 CBF 已经减低。静息态 fMRI 可以无创性定位运动、感觉、语言功能区，有多种分析方法，如低频振幅分析法（amplitude of low frequency fluctuation，ALFF）、局部一致性（regional homogeneity，Reho）等。Zhang 等[6] 对 TLE-HS 患者研究发现，ALFF 增加的区域在颞叶内侧及丘脑，提示发作间期的异常放电与 ALFF 增加有关；应用 Reho 研究 TLE-HS 发现病灶同侧海马旁回、中脑、岛叶等区域 Reho 增加，可能与颞叶内侧癫痫发作和传播有关；两种方法均发现默认网络的 ALFF 和 Reho 减低，这可能与长期癫痫发作使默认网络受到抑制有关，进而影响患者的意识、记忆、认知功能[6, 7]。因此，静息态 fMRI 不仅可以作为癫痫灶定位方法，还适用于研究颞叶内侧癫痫伴海马硬化的病理生理机制。^{18}F-FDG PET 在颞叶癫痫表现为发作间期颞叶内侧和外侧结构葡萄糖代谢均减低，研究认为颞叶外侧皮层的葡萄糖代谢减低是由海马硬化引起的。

本例通过 MRI 结构像可以清晰显示右侧海马萎缩硬化，ASL 显示右侧海马血流灌注略减低，^{18}F-FDG PET 发现右侧海马葡萄糖代谢减低，进一步证实右侧海马为致痫灶。另外，^{18}F-FDG PET 还发现下颞叶外侧皮层代谢减低，可能与癫痫发作传播有关。一体化 PET/MR 多参数显像，不仅能够显示内侧颞叶癫痫患者结构、血流、功能、代谢的改变，尤其是未发现结构异常时可以提供定位定侧信息，并且有助于进一步研究癫痫的病理生理机制。

（尚 琨 齐志刚 卢 洁）

—— 参考文献 ——

[1] HEMB M, PALMINI A, PAGLIOLI E, et al. An 18-year follow-up of seizure outcome after surgery for temporal lobe epilepsy and hippocampal sclerosis[J]. JNeurol Neurosurg Psychiatry, 2013, 84(4):800-805.

[2] SANTYR B G, GOUBRAN M, LAU J C, et al. Investigation of hippocampalsubstructures in focal temporal lobe epilepsy with and without hippocampal sclerosis at 7T[J]. J MagnReson Imaging, 2017, 45(5):1359-1370.

[3] SPRINGER E, DYMERSKA B, CARDOSO P L, et al. Comparison of routine brain imaging at 3T and 7 T[J]. Invest Radiol, 2016, 51(8):469-482.

[4] XU M Y, ERGENE E, ZAGARDO M, et al. Proton MR spectroscopy in patients with structural MRI-negative temporal lobe epilepsy[J]. J Neuroimaging, 2015, 25(6):1030-1037.

[5] GUO X, XU S, WANG G, et al. Asy mmetry of cerebral blood flow measured with three-dimensional pseudocontinuous arterial spin-labeling mr imaging in temporal lobe epilepsy with and without mesial temporal sclerosis[J]. J Magn Reson Imaging, 2015, 42(5):1386-1397.

[6] ZHANG Z, LU G, ZHONG Y, et al. fMRI study of mesial temporal lobe epilepsy using amplitude of low-frequency fluctuation analysis[J]. Hum Brain Mapp, 2010, 31(12):1851-1861.

[7] ZENG H, PIZARRO R, NAIR V A, et al. Alterations in regional homogeneity of resting-state brain activity in mesial temporal lobe epilepsy[J]. Epilepsia, 2013, 54(4):658-666.

第三节　海绵状血管瘤

【简要病史】患者，男，41 岁，发作性意识丧失 31 年。

【体格检查】神清语利，记忆力、计算力较差，颅神经查体未见明显异常，四肢肌力 IV 级，肌张力正常，病理征（ − ）。

【相关检查】视频脑电术中检测：右额背外侧尖波节律；术后异常波明显改善。

【临床诊断】症状性癫痫。

【影像表现】^{18}F-FDG PET/MR 成像表现（图 3-3-1）：右侧额叶可见类圆形异常信号，边界清，横轴位 T$_1$WI（图 3-3-1A）、T$_2$WI（图 3-3-1B）、FLAIR（图 3-3-1C）、DWI（图 3-3-1D）和冠状位 FLAIR（图 3-3-1E）病灶呈高低混杂信号，横轴位 T$_2$WI、FLAIR 和 DWI 显示病灶边缘可见线状完整的低信号环；病灶周围可见片状水肿带，中线略向左移。横轴位 ^{18}F-FDG PET（图 3-3-1F）显示右侧额叶、顶叶皮层可见放射性摄取重度减低。^{18}F-FDG PET/MR 融合图像（图 3-3-1G、图 3-3-1H）显示右侧额叶异常信号区及周围水肿区放射性摄取缺损，同侧邻近额叶、顶叶皮层可见放射性摄取重度减低。

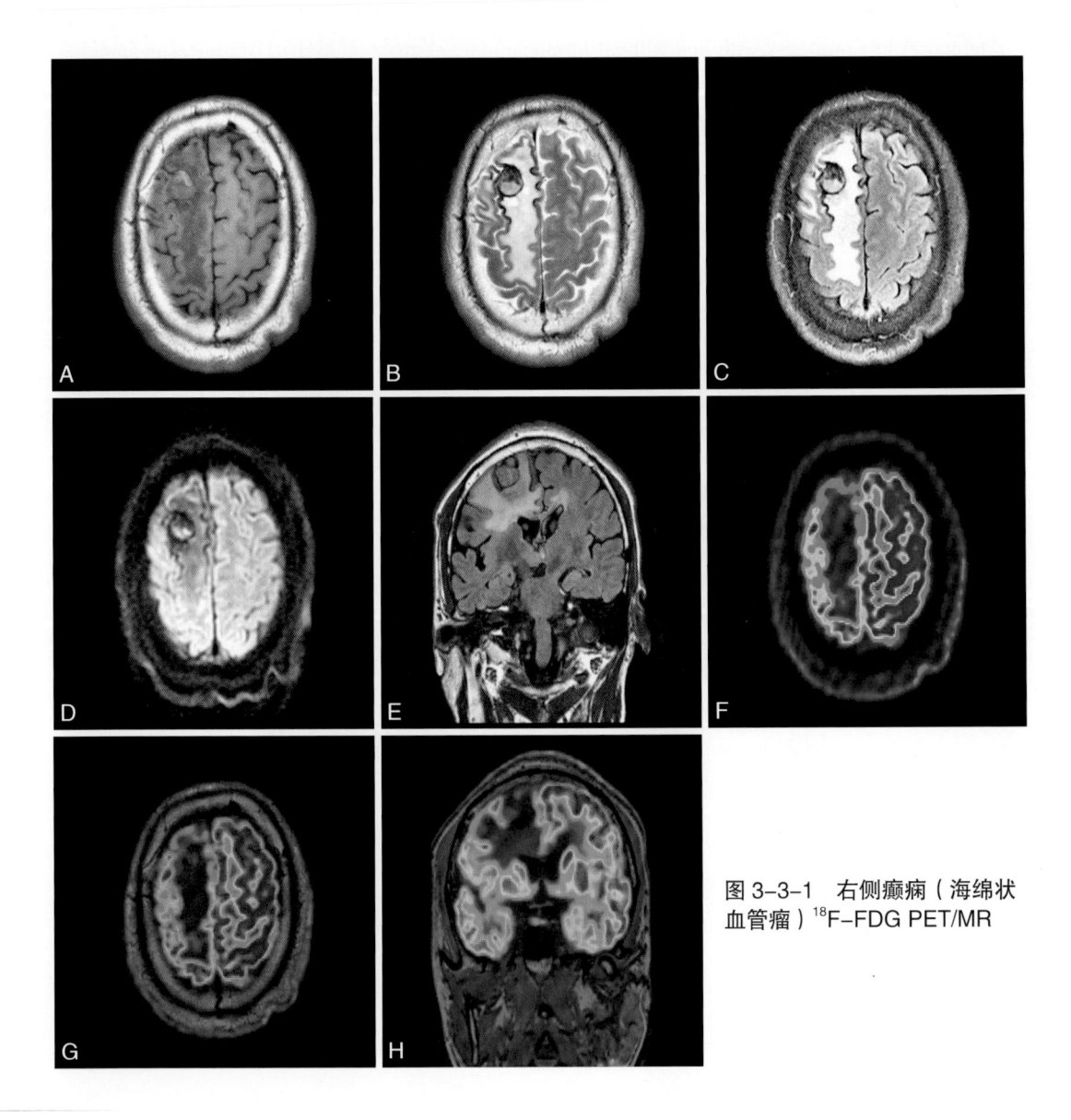

图 3-3-1　右侧癫痫（海绵状血管瘤）^{18}F-FDG PET/MR

【影像诊断】右侧额叶占位，海绵状血管瘤；右侧额叶及顶叶葡萄糖代谢重度减低。

【病理诊断】右侧额叶病灶：镜下脑组织局部可见薄壁畸形血管团，间质纤维组织增生，伴大片出血及纤维素样物渗出，局部可见吞噬细胞聚集，考虑为海绵状血管瘤。

【讨论】脑内海绵状血管瘤是一种先天性隐匿性脑血管畸形，容易并发病变内出血，发病率约为 0.5%[1]。其在颅内任何部位均可发病，常见于幕上皮质下深部白质，临床表现为癫痫和神经功能缺损。MRI 典型表现为 T_2WI 呈"爆米花"样，中心为混杂高信号，周围含铁血黄素环为环状低信号[2]；T_1WI 的表现各异，取决于出血分期，常见表现为高低信号混杂的含血液成分的多腔，而病灶周围的高信号晕，有助于海绵状血管瘤和其他颅内出血性病变的鉴别[3]；DWI 呈等信号或混杂信号，可以明显提高病变的检出率；SWI 对于不典型病灶及小病灶具有更好的敏感性，对于多发病灶更具有优势[4]。脑内海绵状血管瘤在 ^{18}F-FDG PET 通常表现为葡萄糖代谢减低，癫痫的亚临床阶段可见病灶邻近皮层的葡萄糖代谢增高[5]。

本例患者 MR 成像表现可以诊断海绵状血管瘤，^{18}F-FDG PET 发现病灶葡萄糖代谢减低，同时病灶邻近额叶及顶叶皮层代谢减低，考虑与患者癫痫发作病史长、症状严重有关，一体化 PET/MR 成像能够同时反映病灶及其邻近区域的结构和功能改变。

（尚　琨　齐志刚　卢　洁）

—— 参考文献 ——

[1] MOUCHTOURIS N L, CHALOUHI N L, CHITALE A L, et al. Management of cerebral cavernous malformations: from diagnosis to treatment[J]. ScientificWorldJournal, 2015, 2015:808314.

[2] GINAT D T, MEYERS S P. Intracranial lesions with high signal intensity on T1-weighted MR images: differential diagnosis[J]. Radiographics, 2012, 32(2):499-516.

[3] YUN T J, NA D G, KWON B J, et al. A T1 hyperintense perilesional signal aids in the differentiation of a cavernous angioma from other hemorrhagic masses[J]. AJNR Am J Neuroradiol, 2008, 29(3):494-500.

[4] WANG K Y, IDOWU O R, LIN D D M. Radiology and imaging for cavernous malformations[J]. Clin Neurol, 2017, 143(5):249-266.

[5] HEALY G M, REDMOND C E, KINSELLA J, et al. PET imaging of subclinical seizure associated with intracranial cavernous malformations[J]. QJM, 2017, 110(1):45-46.

第四节　节细胞胶质瘤

【简要病史】患者，男，23 岁，发作性意识丧失 6 年，左乙拉西坦、苯巴比妥治疗，发作频率为每月 2～3 次。

【体格检查】神清语利，定向力正常，计算力正常，远记忆力正常，近记忆力正常，无妄想，无幻觉、错觉，自知力正常，双侧瞳孔等大正圆，对光反射灵敏，颅神经查体（－），病理征（－）。

【相关检查】脑电图：癫痫样异常放电。

【临床诊断】症状性癫痫，颅内左侧占位性病变。

【影像表现】^{18}F-FDG PET/MR 成像表现（图 3-4-1）：左侧颞叶可见片状异常信号，病灶边界欠清，横轴位 T_1WI（图 3-4-1A）呈等、低信号，横轴位 FLAIR（图 3-4-1B）及矢状位 FLAIR（图 3-4-1C）呈等、高信号。横轴位 ^{18}F-FDG PET（图 3-4-1D）显示左侧颞叶皮层放射性摄取中重度减低，局部可见放射性摄取缺损区。^{18}F-FDG PET/MR 融合图像（图 3-4-1E、图 3-4-1F）显示 FLAIR 等高信号区于 ^{18}F-FDG PET 可见片状放射性摄取缺损区，高信号区邻近皮层可见放射性摄取减低。

【影像诊断】左侧颞叶异常信号，葡萄糖代谢减低。

【病理结果】左侧颞叶病灶：镜下脑组织中散在异型增生的胶质细胞及节样神经元，伴有小血管枝芽状生长，结合免疫组化结果 [NeuN（神经元 +），GFAP（胶质细胞 +），Olig-2（+），NF（+），CD34（簇状 +），PS-6（+），IDH-1R132H（－），Ki-67（<1%），BARFV600E（VE1）（少许 +）]，符合诊断：节细胞胶质瘤，WHO Ⅰ 级。左侧颞叶异常放电皮层：FCD Ⅲ b 型。

【讨论】节细胞胶质瘤是一种少见的中枢神经系统肿瘤，由肿瘤性神经节细胞和肿瘤性胶质细胞组成，多发生于 30 岁以下的成年人或儿童。2007 年 WHO 将其归入 Ⅰ 级或 Ⅱ 级，分化良好、生长缓慢。节细胞胶质瘤可发生于中枢神经系统的任何部位，常见于颞叶，是肿瘤源性继发癫痫的重要原因，大多数患者手术后癫痫发作消失。节细胞胶质瘤分为囊性、囊实性和实性三种类型，MR 检查 T_1WI 表现为低信号或稍低信号为主，T_2WI 表现为高信号或稍高信号为主，囊性肿块伴明显强化的壁结节[1]；实性成分的强化形式多样，可以表现为不强化、环形强化、均匀强化；^{18}F-FDG PET 典型表现为摄取降低。

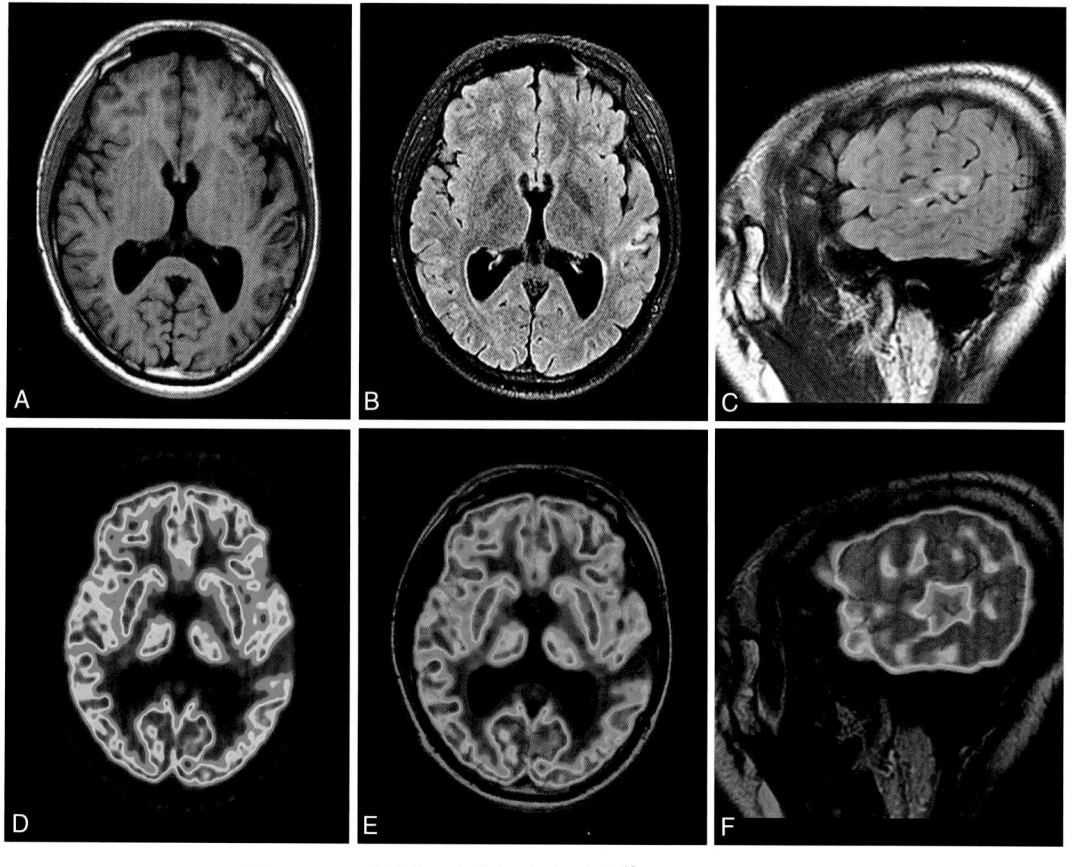

图 3-4-1　左侧颞叶节细胞胶质瘤 ^{18}F-FDG PET/MR

　　研究表明，致痫肿瘤周围伴有 FCD，几乎 50% 节细胞胶质瘤所致的难治性癫痫病理证实伴有 FCD，而且术后癫痫不能完全控制也与 FCD 有关[2]。肿瘤相关的 FCD 具有与非病灶性 FCD 相同的致痫机制，由于 FCD 位于肿瘤范围外，若仅切除肿瘤而未切除周围的 FCD，术后癫痫仍会复发，若进行广泛切除则预后良好，因此明确 FCD 范围对于预后至关重要[3]。MRI 发现肿瘤相关 FCD 的敏感性仅 5%～14%[4]，而 ^{18}F-FDG PET 发现 FCD 的敏感性可高达 86%～90%[3]。本例 ^{18}F-FDG PET 显示代谢减低区的范围明显大于 MRI 信号异常区域，提示 PET 显示的低代谢区域包括肿瘤和周围的 FCD，PET/MR 融合图像明确肿瘤和周围 FCD 的边界，确定手术切除范围，指导手术治疗并改善预后。

（尚　琨　齐志刚　卢　洁）

—— 参考文献 ——

[1] CHALOUHI N L, KWON B J, HEALY G M, et al. The radiologic findings and pathologic correlation of the neuronal tumors in the central nervous system[J]. Radiographics, 2016, 35(7):117–124.

[2] IM S H, CHUNG C K, CHO B K, et al. Supratentorial ganglioglioma and epilepsy: postoperative seizure outcome[J]. J Neurooncol, 2002, 57(1):59–66.

[3] LEE K K, SALAMON N. ^{18}F fluorodeoxyglucose–positron–emission tomography and MR imaging coregistration for presurgical evaluation of medically refractory epilepsy[J]. Am J Neuroradiol, 2009, 30(10):1811–1816.

[4] TAKAHASHI A, HONG S C, SEO D W, et al. Frequent association of cortical dysplasia in dysembryoplastic neuroepithelial tumor treated by epilepsy surgery[J]. Surg Neurol, 2005, 64 (5):419–427.

第五节　结节性硬化症

【简要病史】患者，女，35岁，发作性意识障碍28年，口服奥卡西平、拉莫三嗪治疗，发作频率每日 2 ~ 3 次。

【体格检查】神清语利，双侧瞳孔等大正圆，对光反射灵敏，颅神经查体（－），四肢肌力肌张力正常，病理征（－）。

【相关检查】视频脑电检测：①右额、额中线尖波、快波节律，右侧导联慢波节律，双侧蝶骨电极少量尖波；②发作时右额可能性大。

【临床诊断】症状性癫痫。

【影像表现】^{18}F-FDG PET/MR 成像表现（图 3-5-1）：右侧前额叶内侧皮层及皮层下可见结节状异常信号，横轴位 T_1WI（图 3-5-1A）呈等信号，T_2WI（图 3-5-1B）、FLAIR（图 3-5-1C）及矢状位 FLAIR（图 3-5-1D）呈稍高信号，ASL（图 3-5-1E）显示局部血流灌注减低。横轴位 ^{18}F-FDG PET（图 3-5-1F）示右侧前额叶内侧皮层放射性摄取减低。^{18}F-FDG PET/MR 融合图像（图 3-5-1G、图 3-5-1H）示 T_2WI/FLAIR 上稍高信号区呈放射性摄取减低，且减低区范围大于 MRI 信号异常区域。

【影像诊断】右侧额叶内侧皮层及皮层下异常信号，血流灌注和葡萄糖代谢减低。

【病理结果】右侧额叶致痫灶：镜下脑表面可见胶质增生带形成，部分皮层结构紊乱，部分皮质散在多量形态异常的神经元，皮质、皮白质交界处及白质内可见多量巨细胞，伴星形胶质细胞异常增生，结合免疫组合结果 [NeuN（神经元＋），GFAP（胶质细胞＋），Olig-2（胶质细胞＋），PS-6（＋），NF（＋），CD34（血管＋），Vimentin（＋），Nestin（＋），BARFV600E（－）]，符合结节性硬化症（tuberous sclerosis complex，TSC）。

【讨论】TSC 是常染色体显性遗传性神经皮肤病，在全身多个器官内可发生错构瘤，典型的"三联征"为面部丘疹样斑疹、癫痫和智力低下。TSC 常见于皮质或皮质下，额

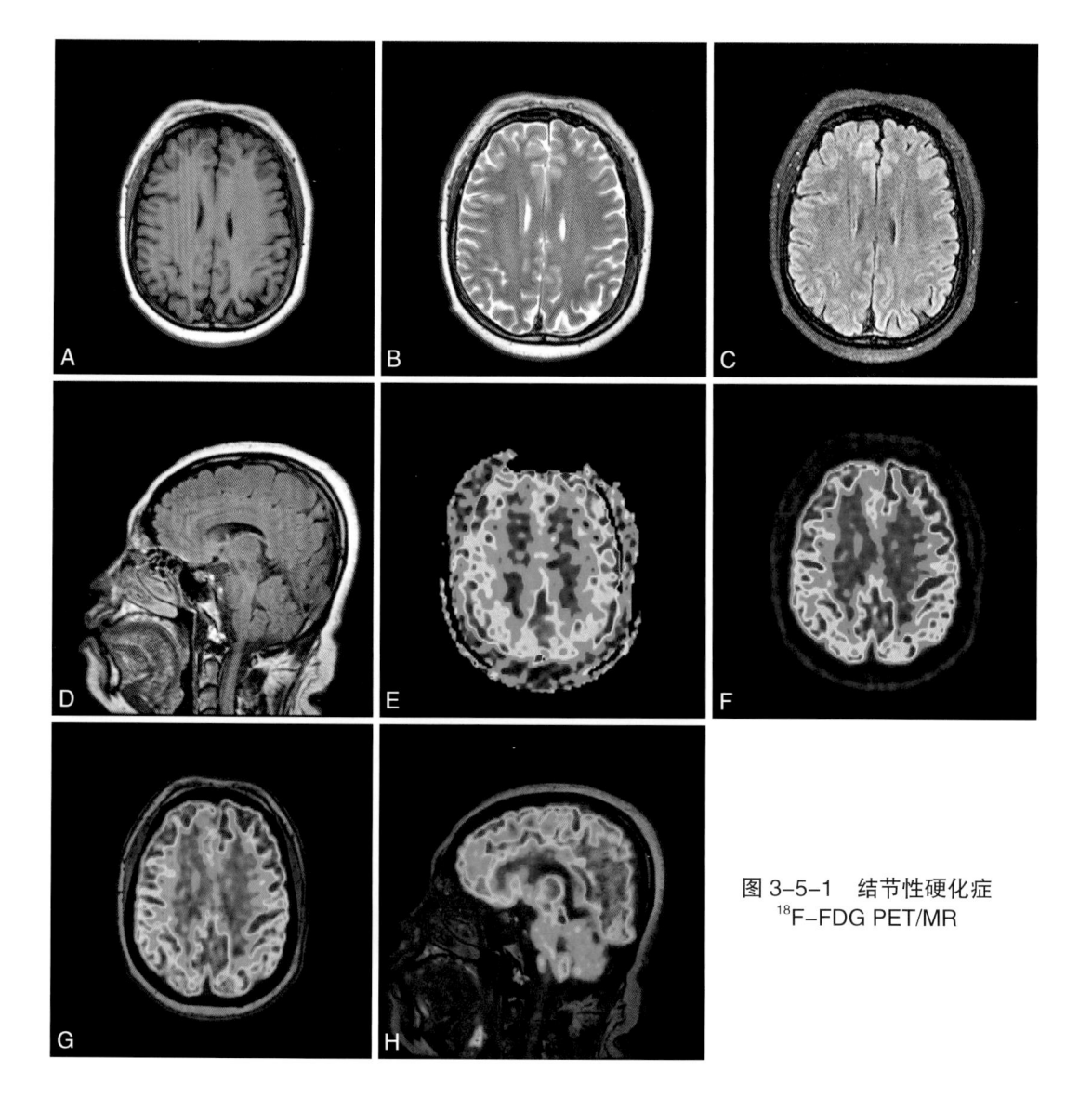

图 3-5-1　结节性硬化症
^{18}F-FDG PET/MR

叶最多见。由于 25% ~ 50%TSC 患者容易发展为难治性癫痫，需要手术治疗，因此术前准确评估可以指导致痫结节的切除[1]。MRI 检查 T_1WI 以等高信号为主，T_2WI 信号各异，FLAIR 为高信号，并随年龄增长信号增高[2]。^{18}F-FDG PET 表现为发作间期致痫结节代谢减低。

通常脑内存在多个结节时，癫痫发作一般来自于单个结节，即致痫结节。MRI 能够显示多个结节，脑电图可以发现异常放电区域，但都无法准确定位致痫结节。Wissmeyer 等[3]对 3 例 TSC 所致癫痫患者分别进行 FLAIR、ASL 和 ^{18}F-FDG PET 显像，从结构、血流灌注和代谢方面评估致痫结节，结果发现其中两例患者 FLAIR 显示多发高信号病灶，ASL 和 ^{18}F-FDG PET 显示仅单一病灶血流和代谢均减低，与脑电结果一致，提示 ASL 和 ^{18}F-FDG PET 有助于确定 TSC 致痫结节。PET 和 MR 配准为致痫结节手术切除提供更为精确的评估，研究报道 1 例 TSC 患者经过 PET 与 MR 配准，发现脑内病灶 ^{18}F-FDG 代谢减低区域明显大于 MRI 所示异常信号区，脑电图也显示该区域异常放电，根据配准结果指导手术切除致痫结节，术后随访患者癫痫未发作[4]。本例患者 MRI 发现右侧额叶结节及血流灌注减低，^{18}F-FDG PET 显示该区域代谢减低，但代谢减低区域范围比 MRI 所示异常信号区大，根据融合图像切除病灶，术后随访癫痫未发作。因此，一体化 PET/MR 成像能够准确定位致痫结节，并清楚显示致痫结节细节，有助于制订手术计划并改善预后。

（尚　琨　齐志刚　卢　洁）

—— 参考文献 ——

[1] KALANTARI B N, SALAMON N. Neuroimaging of tuberous sclerosis: spectrum of pathologic findings and frontiers in imaging[J]. Am J Roentgenol, 2008, 190(5):304-309.

[2] VIJAPURA C, SAAD ALDIN E, CAPIZZANO A A, et al. Genetic syndromes associated with central nervous system tumors[J]. Radiographics, 2017, 37(1):258-280.

[3] WISSMEYER M, ALTRICHTER S, PEREIRA V M, et al. Arterial spin-labeling MRI perfusion in tuberous sclerosis: correlation with PET[J]. J Neuroradiol, 2010, 37(2):127-130.

[4] LEE K K, SALAMON N. ^{18}F fluorodeoxyglucose-positron-emission tomography and MR imaging coregistration for presurgical evaluation of medically refractory epilepsy[J]. Am J Neuroradiol, 2009, 30(10):1811-1816.

第六节　错构瘤

【简要病史】患者，男，33岁，间断癫痫发作14年，口服卡马西平、苯巴比妥治疗，效果差，每周发作2～3次。

【体格检查】神志清，精神可，双侧瞳孔等大等圆，四肢肌体肌力、肌张力正常，双侧巴氏征阴性。

【相关检查】无。

【临床诊断】下丘脑错构瘤。

【影像表现】^{18}F-FDG PET/MR成像表现（图3-6-1）：下丘脑乳头体区可见团块状异常信号，边界清，横轴位 T_1WI（图3-6-1A）呈等低混杂信号，FLAIR（图3-6-1B至图3-6-1D）呈高信号，ASL（图3-6-1E）显示血流灌注减低。横轴位 ^{18}F-FDG PET（图3-6-1F）和 ^{18}F-FDG PET/MR融合图像（图3-6-1G、图3-6-1H）显示下丘脑乳头体区团块状异常信号放射性摄取减低。

【影像诊断】下丘脑错构瘤，葡萄糖代谢减低。

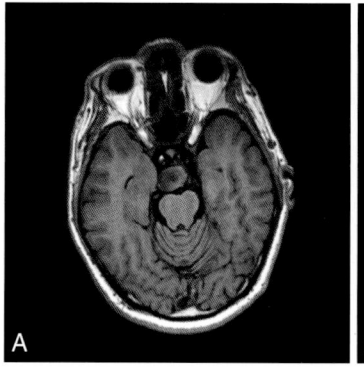
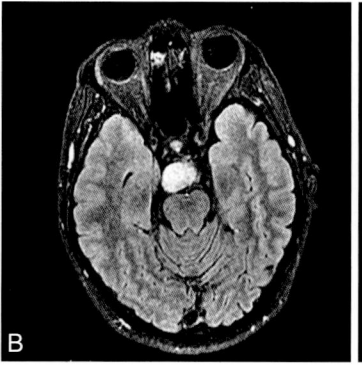
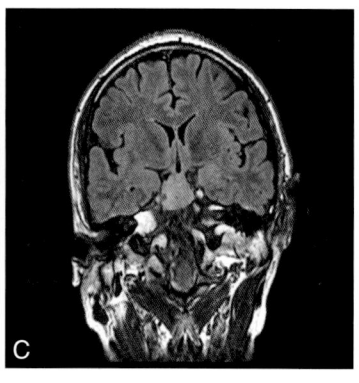

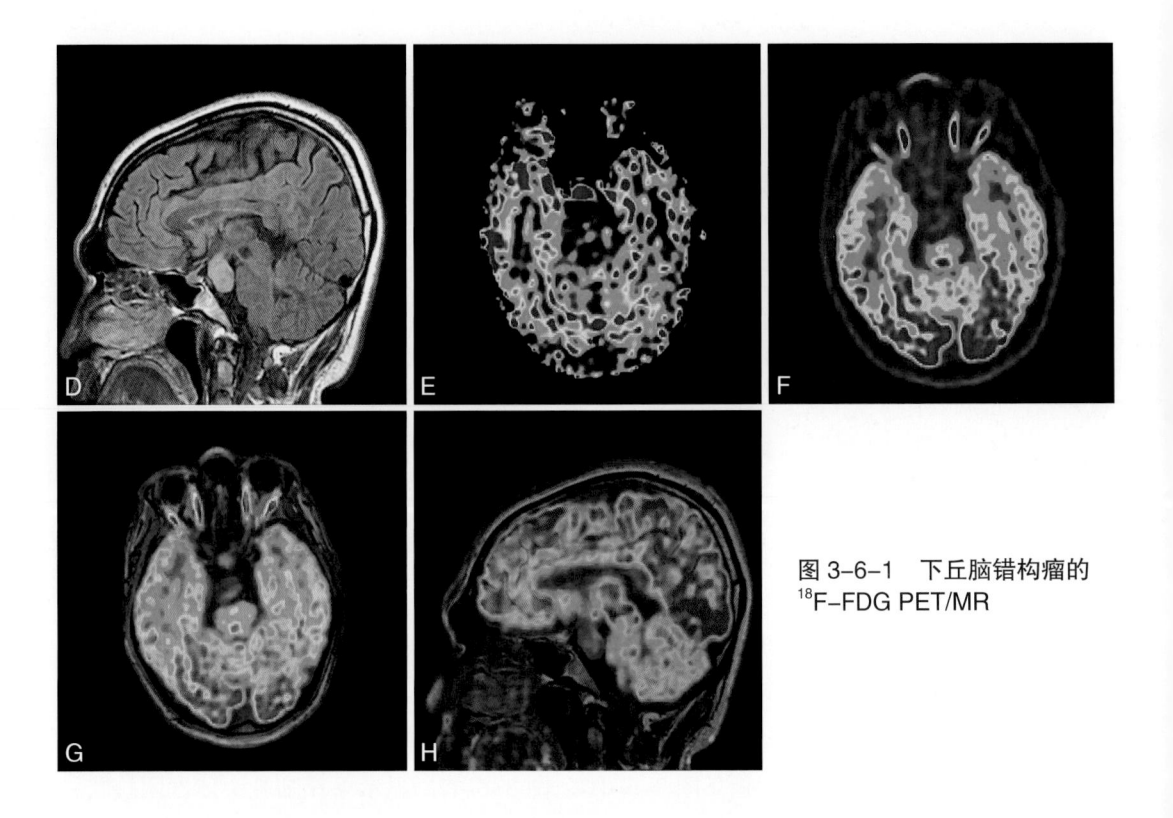

图 3-6-1 下丘脑错构瘤的
^{18}F–FDG PET/MR

【讨论】下丘脑错构瘤又称为灰结节错构瘤，是灰结节区的非肿瘤性先天灰质异位，是一种罕见疾病，发病率大约为 1/200 000[1]。临床表现为性早熟、"痴笑样"癫痫、认知和行为学异常。有蒂的小病灶以性早熟为主要表现，无蒂的大病灶以"痴笑样"癫痫为主。大多数患者出现癫痫后导致认知发展障碍，癫痫发生较晚的患者其认知行为学改变也相应较晚。目前国际上对下丘脑错构瘤有多种分型方法，其中 Delalande 等[2]将下丘脑错构瘤分为 4 种类型：Ⅰ型是基底与三脑室底面呈水平生长；Ⅱ型是基底与三脑室底面呈垂直植入，并向三脑室内部生长；Ⅲ型是Ⅰ型和Ⅱ型的综合；Ⅳ型是所有巨大的下丘脑错构瘤。

MRI 是下丘脑错构瘤的首选检查方法，典型表现为乳头体和下丘脑漏斗之间的无蒂或有蒂肿块，边界清楚，T_1WI 呈等低信号或稍低信号，T_2WI/FLAIR 呈等高信号或稍高信号[3]。由于下丘脑错构瘤是异位的神经组织，血脑屏障正常，故增强扫描无强化。病变常位于垂体柄后方、视交叉与中脑间，可突向三脑室底部或脚间池[4]。癫痫发作时用颅内深部电极探测下丘脑错构瘤，可以检测到放电；发作期 SPECT 显示包括错构瘤在内的下丘脑、丘脑区域有明显的高灌注表现[5]；发作间期 ^{18}F–FDG PET 表现为下丘脑错构瘤代谢减低[6]。由于下丘脑错构瘤所致癫痫患者可以伴发认知能力下降和行为功能障碍，Wagner 等[7]根据韦氏智力量表结果将下丘脑错构瘤患者分为伴有或不伴有认知障碍两组，分别进行 ^{18}F–FDG

PET 显像，探讨葡萄糖代谢和认知功能之间的关系，结果显示不伴有认知功能障碍的患者 ^{18}F-FDG 摄取值明显高于伴有认知功能障碍患者；伴有认知功能障碍患者代谢减低脑区主要在额叶（右侧较左侧明显）、右侧顶叶等，主要因为该区域是脑网络中与认知功能相关的重要脑区。另外，将脑葡萄糖代谢减低模式分为偏左、偏右或左右对称 3 种，结果显示两组患者葡萄糖代谢减低的偏侧化与 MRI 下丘脑错构瘤偏侧化和 EEG 异常偏侧化相关。

本例患者 MRI 表现为典型 T_1WI 等低信号、T_2WI 高信号、边界清楚的无蒂肿块，^{18}F-FDG PET 表现为相应部位代谢减低，一体化 PET/MR 同时获得结构和功能信息。

（尚 琨 齐志刚 卢 洁）

—— 参考文献 ——

[1] BRANDBERG G, RAININKO R, EEG-OLOFSSON O. Hypothalamic hamartoma with gelastic seizures in Swedish children and adolescents[J]. Eur J Paediatr Neurol, 2004, 8(1):35-44.

[2] DELALANDE O, FOHLEN M. Disconnecting surgical treatment of hypothalamic hamartoma in children and adults with refractory epilepsy and proposal of a new classification[J]. Neurol Med Chir, 2003, 43(2):61-68.

[3] CHUNG E M, BIKO D M, SCHROEDER J W, et al. From the radiologic pathology archives: precocious puberty: radiologic-pathologic correlation[J]. Radiographics, 2012, 32(7):2071-2099.

[4] FREEMAN J L, COLEMAN L T, WELLARD R M, et al. MR imaging and spectroscopic study of epileptogenic hypothalamic hamartomas: analysis of 72 cases[J]. Am J Neuroradiol, 2004, 25(3):450-462.

[5] KAMEYAMA S, MASUDA H, MURAKAMI H. Ictogenesis and symptomatogenesis of gelastic seizures in hypothalamic hamartomas: an ictal SPECT study[J]. Epilepsia, 2010, 51(11):2270-2279.

[6] RYVLIN P, RAVIER C, BOUVARD S, et al. Positron emission tomography in epileptogenic hypothalamic hamartomas[J]. Epileptic Disord, 2003, 5(4):219-227.

[7] WAGNER K, SCHULZE-BONHAGE A, URBACH H, et al. Reduced glucose metabolism in neocortical network nodes remote from hypothalamic hamartomas reflects cognitive impairment[J]. Epilepsia, 2017, 58 (Suppl 2):41-49.

第四章

神经变性疾病

第一节　遗忘型轻度认知障碍

【简要病史】患者，男，63 岁，记忆力减退 2 年余，近期记忆力减退为主，无迷路。

【体格检查】近期记忆力降低，理解力尚存，计算力正常，余（－）。

【相关检查】受教育 9 年，MMSE 评分 25 分，MoCA 评分 28 分，汉密尔顿焦虑量表（hamilton anxiety scale，HAMA）评分 6 分，汉密尔顿抑郁量表（hamilton depression scale，HAMD）评分 5 分，临床痴呆评定量表（clinical dementia rating scale，CDR）评分 0.5 分。

【影像表现】^{18}F-FDG PET/MR 成像表现（图 4-1-1）：T$_1$WI（图 4-1-1A 至图 4-1-1C）、T$_2$WI（图 4-1-1D 至图 4-1-1F）显示双侧侧脑室前角周围小斑片状异常信号，横轴位 T$_1$WI 呈低信号，T$_2$WI 呈稍高信号，Fazekas 评分 1 分；左侧脉络膜裂轻度增宽、颞角无扩大、海马高度无减低，右侧脉络膜裂、颞角宽度和海马高度均正常，在冠状位 T$_1$WI 上测量得：左侧海马高度为 8.2 mm，右侧海马高度为 9.1 mm，左侧内侧颞叶萎缩（medial temporal lobe atrophy，MTA）评分为 1 分，右侧 MTA 为 0 分。^{18}F-FDG PET（图 4-1-1G 至图 4-1-1I）显示右侧顶叶 SUVR 约为 0.94（以小脑皮层为参考）、颞叶皮层（SUVR = 0.85）摄取较对侧（SUVR = 1.10、0.93）减低，^{18}F-FDG PET/MR 融合图（图 4-1-1J 至图 4-1-1L）显示右侧顶叶、颞叶皮层 ^{18}F-FDG 摄取减低。

【临床诊断】遗忘型轻度认知障碍（amnestic mild cognitive impairment，aMCI）。

【影像诊断】右侧顶叶、颞叶皮层葡萄糖代谢减低。

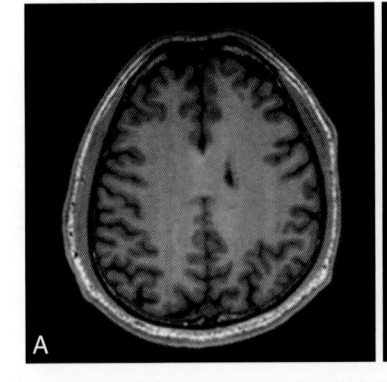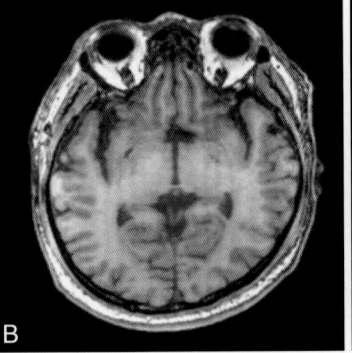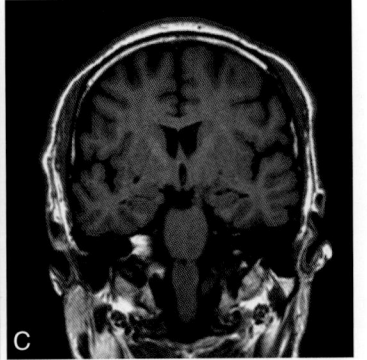

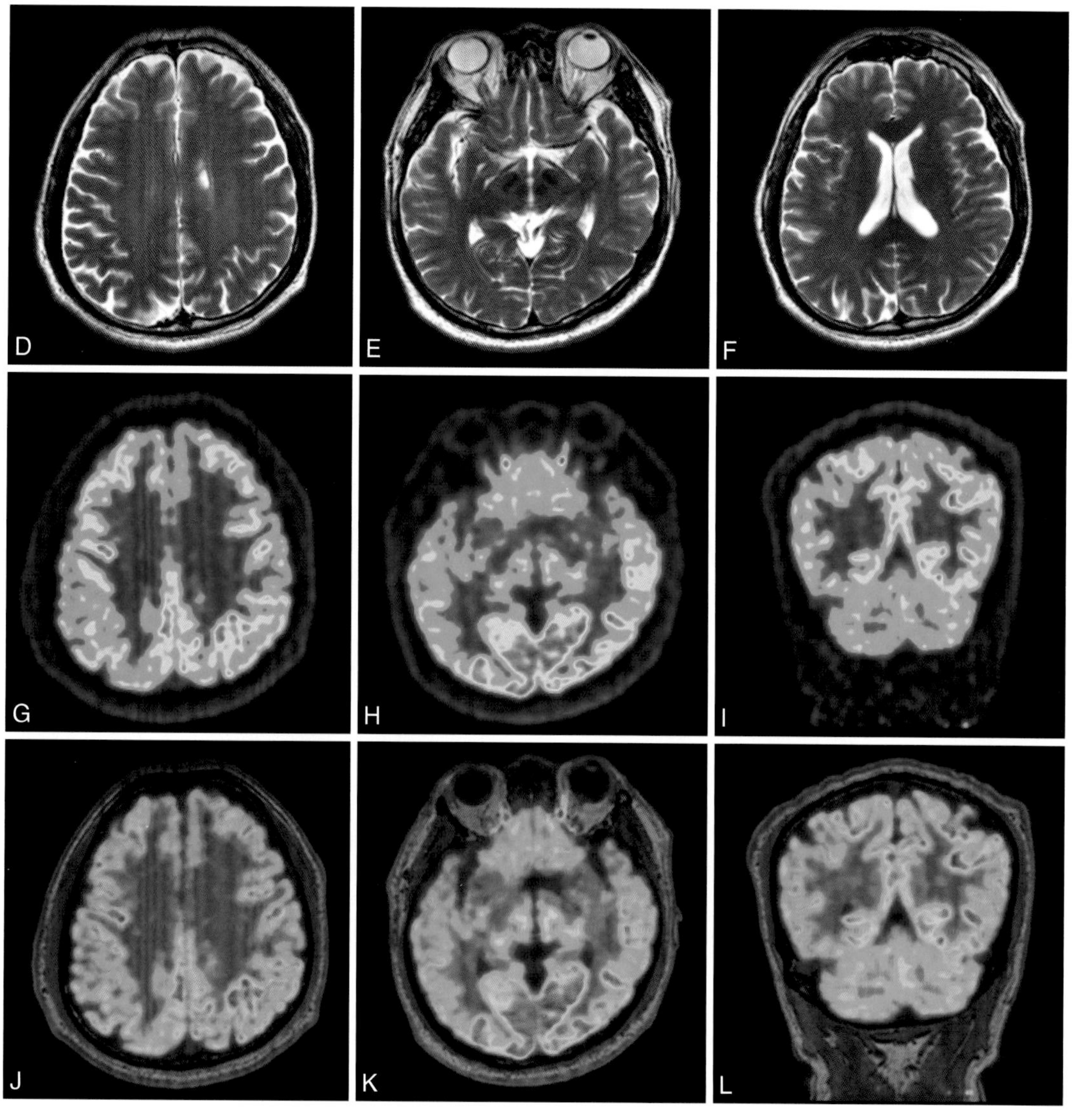

图 4-1-1 遗忘型轻度认知障碍 ^{18}F-FDG PET/MR

（闫少珍　齐志刚　卢　洁）

第二节　阿尔茨海默病

病 例 一

【简要病史】患者，男，58岁，表达困难2年，记忆力减退、书写困难1年，近期记忆力减退为主，加重1个月。

【体格检查】近期记忆力异常，理解力异常，定向力（时间、地点、人物）异常，计算力异常。

【相关检查】MMSE评分22分，MoCA评分17分，CDR评分0.5分。

【临床诊断】轻度阿尔茨海默病（Alzheimer's disease，AD）。

【影像表现】^{18}F-FDG PET/MR 成像表现（图4-2-1）：横轴位 T_1WI（图4-2-1A、图4-2-1B）、冠状位 T_1WI（图4-2-1C）和横轴位 T_2WI（图4-2-1D、图4-2-1E）、FLAIR（图4-2-1F）显示双侧顶枕叶对称性脑沟、脑裂增宽，脑回变细；透明隔间腔形成；Fazekas 评分1分；冠状位 T_1WI 显示：右侧脉络膜裂增宽、颞角轻度扩大、海马高度轻度下降，右侧海马高度为7.2 mm，MTA评分2分；左侧脉络膜裂未见增宽、颞角轻度扩大、海马高度轻度下降，左侧海马高度为7.4 mm，MTA评分2分。^{18}F-FDG PET 显示（图4-2-1G至图4-2-1I）右侧额叶、双侧颞顶枕叶交界区皮层 ^{18}F-FDG 摄取减低，SUVR约为0.76；^{18}F-FDG PET/MR 融合图（图4-2-1J至图4-2-1L）显示右侧额叶、双侧顶颞叶皮层 ^{18}F-FDG 摄取减低（图4-2-1J箭头）。^{11}C-PIB PET 显示（图4-2-1M至图4-2-1O）双侧额叶、顶叶皮层弥漫性放射性滞留，右侧额叶为著（图4-2-1M箭头），SUVR约为1.89（左侧额叶SUVR约为1.64）；^{11}C-PIB PET/MR 融合图（图4-2-1P至图4-2-1R）显示双侧额叶、顶叶皮层弥漫性放射性滞留，右侧额叶为著。

【影像诊断】右侧海马萎缩；右侧额叶、双侧顶枕颞叶交界区葡萄糖代谢减低，双侧额顶叶皮层 ^{11}C-PIB 放射性滞留，符合轻度 AD 影像表现。

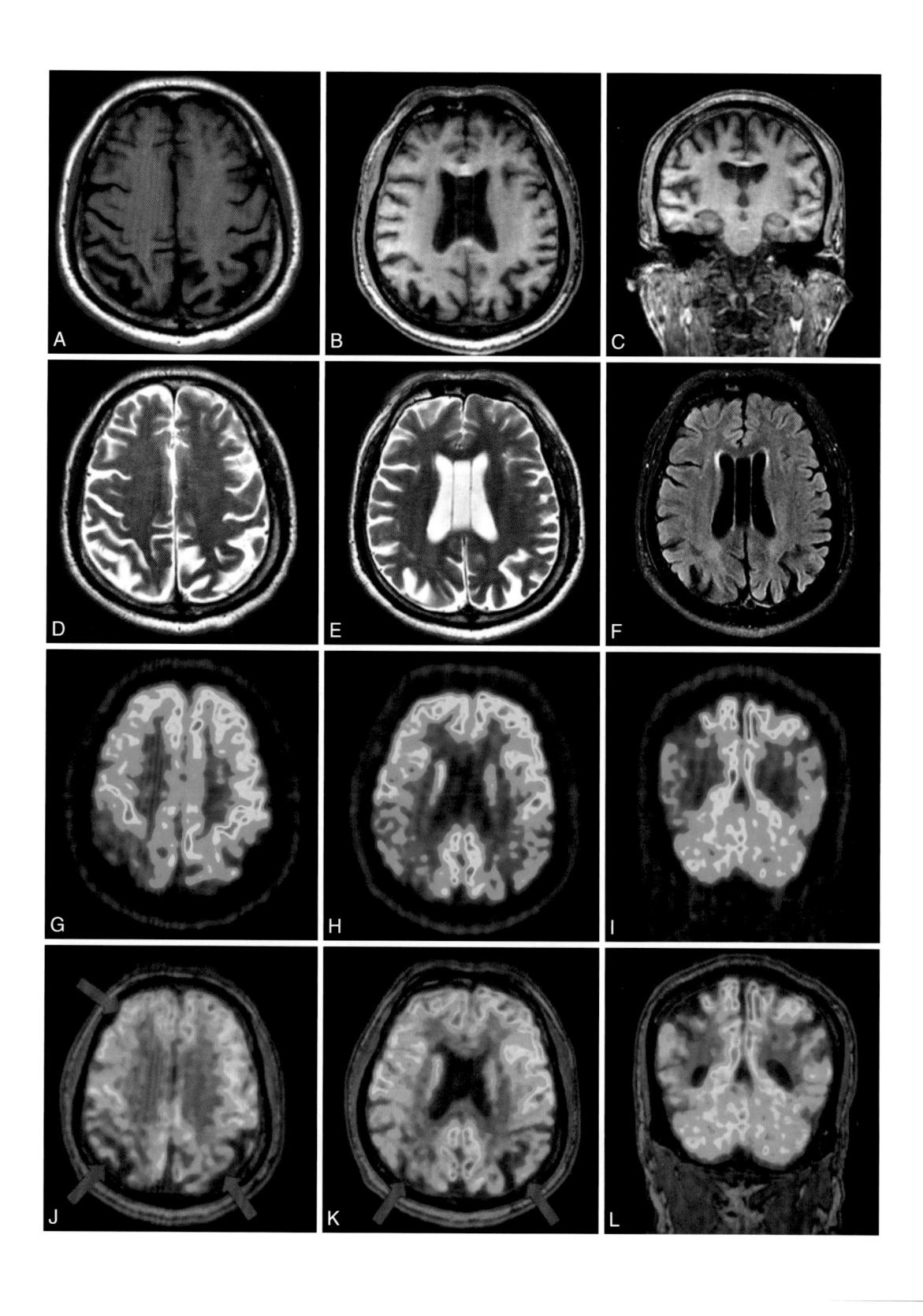

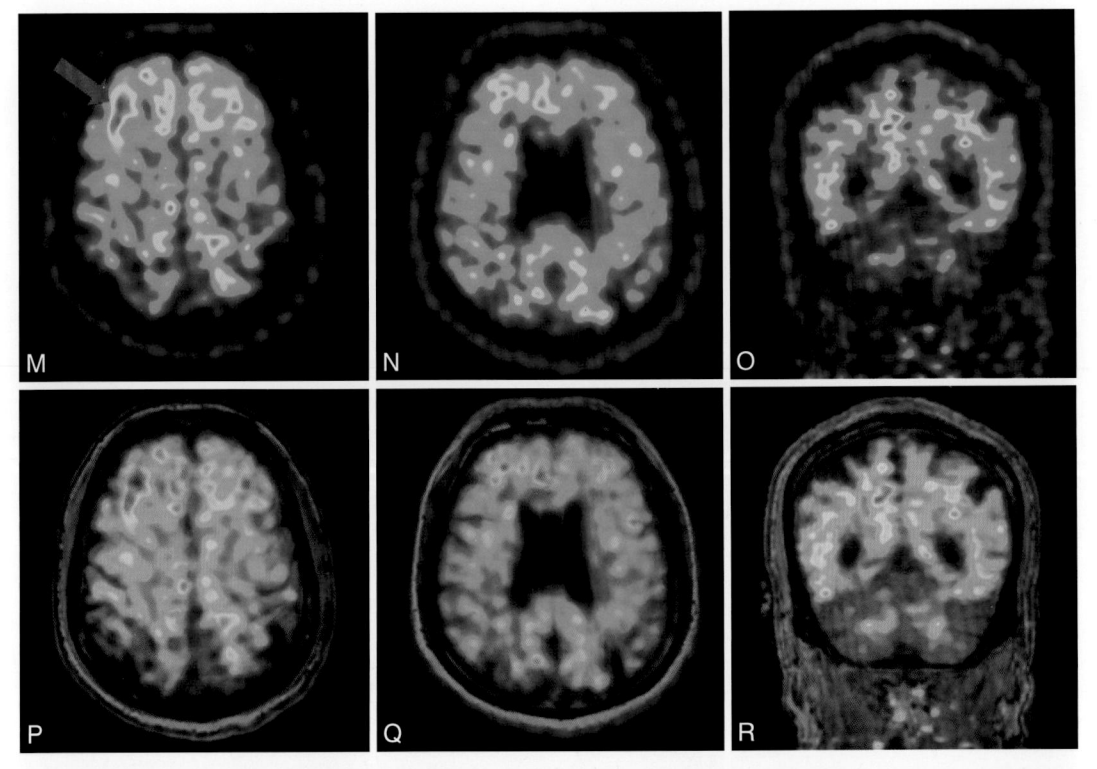

J、K 图箭头：右侧额叶、双侧顶颞叶皮层 ^{18}F-FDG 摄取减低；M 图箭头：双侧额叶、顶叶皮层弥漫放射性滞留，右侧额叶为著

图 4-2-1 轻度 AD ^{18}F-FDG PET/MR 和 ^{11}C-PIB PET/MR

---- 病 例 二 ----

【简要病史】患者，男，79 岁，记忆力减退 2 年，逐渐加重，近期记忆力减退为主，目前不能判断上午、下午，不能独自出门。

【体格检查】近期记忆力异常，理解力异常，定向力（时间、地点）异常，计算力异常，余（ – ）。

【相关检查】受教育程度 16 年，MMSE 评分 12 分，MoCA 评分 11 分，HAMA 评分 14 分，HAMD 评分 13 分，CDR 评分 2 分。

【临床诊断】中度 AD。

【影像表现】^{18}F-FDG PET/MR 成像表现（图 4-2-2）：横轴位 T$_1$WI（图 4-2-2A、图 4-2-2B）冠状位 T$_1$WI（图 4-2-2C）、横轴位 T$_2$WI（图 4-2-2D）显示双侧顶颞叶脑沟增宽、脑回变细，双侧放射冠区见小片状异常信号，T$_1$WI 呈稍低信号、T$_2$WI 呈高信号，Fazekas 评分 1 分。冠状位 T$_1$WI 显示：双侧脉络膜裂重度增宽、颞角扩大、海马高度下降，左侧海马高度为 7.3 mm，右侧海马高度为 6.9 mm，左侧 MTA 评分为 2 分，右侧 MTA 评分为 3 分。ASL 的 CBF 图（图 4-2-2E、图 4-2-2F）显示右侧颞叶、双侧颞顶联合皮层血流量减低。^{18}F-FDG PET（图 4-2-2G 至图 4-2-2I）显示右侧额叶（SUVR 约为 0.96，对侧 SUVR 约为 1.13）、右侧颞叶（SUVR 约为 0.71，对侧 SUVR 约为 0.91）、双侧颞顶联合皮层放射性摄取减低，SUVR 约为 0.65，^{18}F-FDG PET/MR 融合图（图 4-2-2J 至图 4-2-2L）显示右侧额叶、右侧颞叶、双侧颞顶联合皮层放射性摄取减低。

【影像诊断】脑萎缩、双侧海马萎缩，右侧颞叶、双侧颞顶联合皮层血流量减低，右侧额叶、右侧颞叶、双侧颞顶联合皮层葡萄糖代谢减低，符合中度 AD 影像表现。

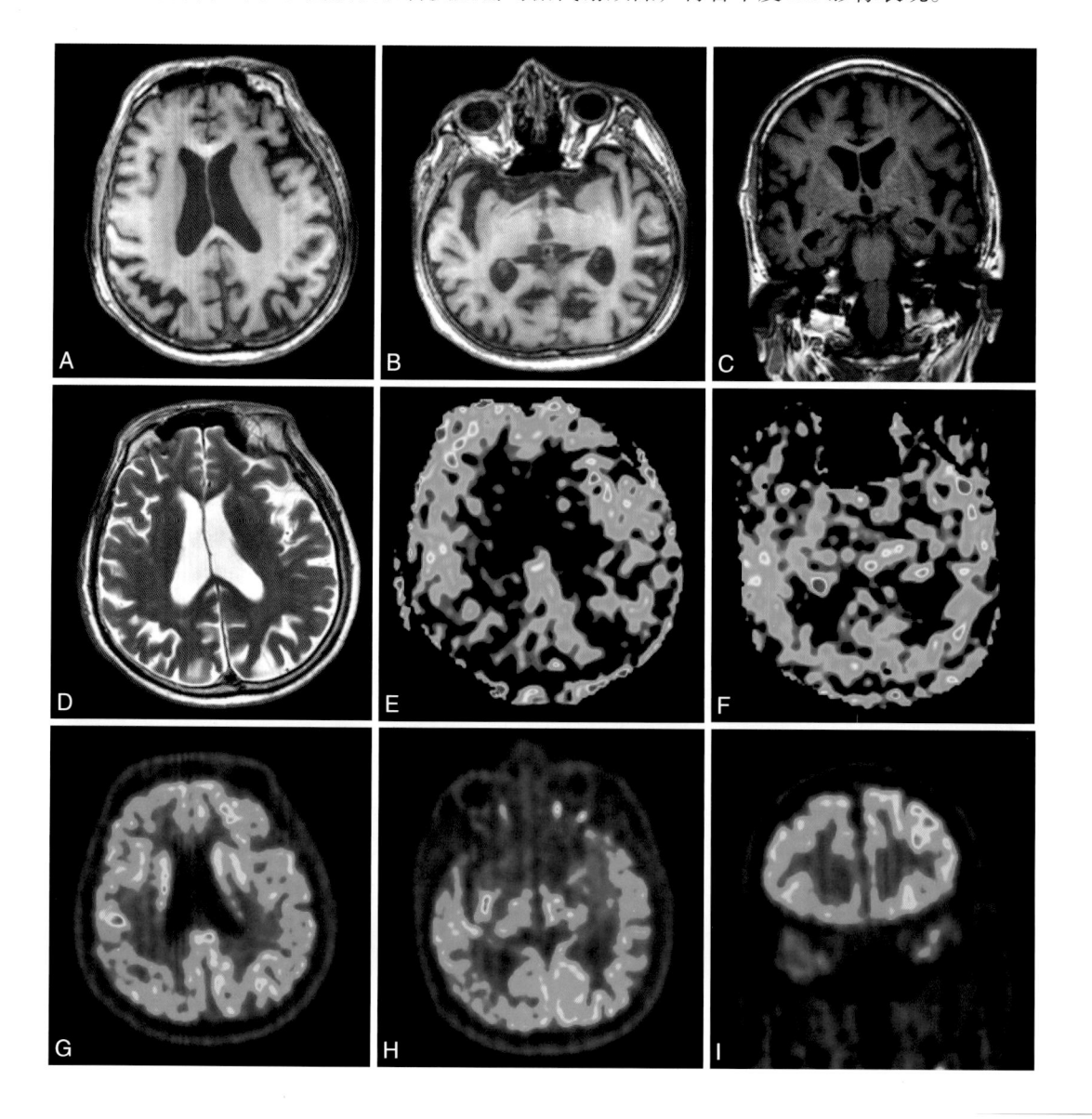

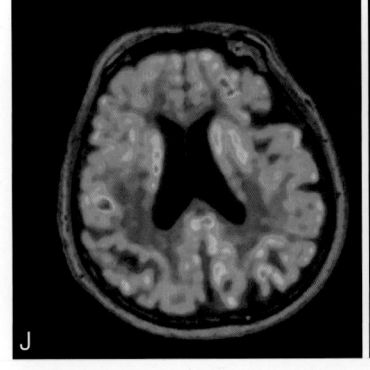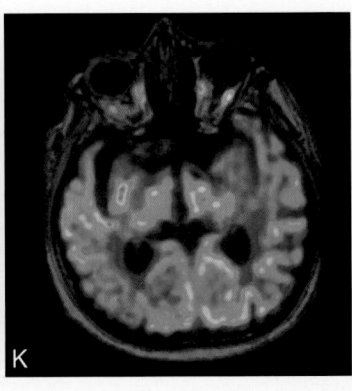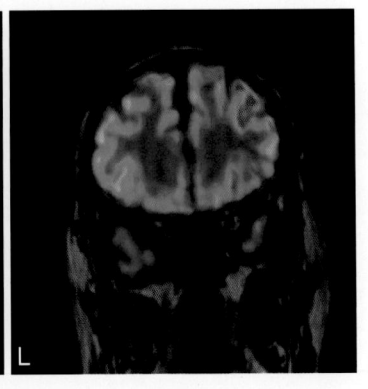

图 4-2-2　中度 AD ^{18}F-FDG PET/MR

病 例 三

【简要病史】患者，女，68 岁，记忆力减退 6 年余，近期记忆力减退为主，逐渐加重，迷路，精神行为异常，表现为易急躁，睡眠中突然醒来伴自言自语。

【体格检查】记忆力降低，理解力减退，定向力（时间、地点）异常，计算力降低，余（－）。

【相关检查】受教育程度 15 年，MMSE 评分 3 分，MoCA 评分 2 分，HAMA 评分 9 分，HAMD 评分 7 分，CDR 评分 3 分。

【临床诊断】重度 AD。

【影像表现】^{18}F-FDG PET/MR 成像表现（图 4-2-3）：横轴位 T_1WI（图 4-2-3A、图 4-2-3B）、冠状位 T_1WI（图 4-2-3C）、横轴位 T_2WI（图 4-2-3D、图 4-2-3E）、冠状位 T_2WI（图 4-2-3F）显示双侧额颞顶叶皮层变薄，脑沟脑裂增宽，脑室系统扩大，双侧侧脑室前角周围见小片状异常信号，Fazekas 评分 1 分；冠状位 T_1WI（图 4-2-3C）显示双侧脉络膜裂明显增宽、颞角扩大、海马高度下降，左侧海马高度为 5.5 mm，右侧海马高度为 5.1 mm，双侧 MTA 评分均为 3 分。^{18}F-FDG PET（图 4-2-3G 至图 4-2-3I）显示双侧额顶颞叶脑皮层放射性摄取减低，以双侧颞顶联合皮层减低明显，SUVR 约为 0.58；^{18}F-FDG PET/MR 融合图（图 4-2-3J 至图 4-2-3L）显示双侧额顶颞叶皮层放射性摄取减低，双侧颞顶联合皮层为著。^{18}F-AV45 PET（图 4-2-3M 至图 4-2-3O）显示双侧额顶颞叶皮层弥漫性放射性沉积，双侧额叶为著，SUVR 约为 2.5；^{18}F-AV45 PET/MR 融合图（图 4-2-3P 至图 4-2-3R）显示双侧额顶枕叶皮层弥漫性放射性沉积，双侧额叶为著，小脑半球皮层未见放射性沉积。

【影像诊断】脑萎缩、双侧海马萎缩，双侧额顶颞叶脑皮层葡萄糖代谢减低，^{18}F-AV45 放射性沉积，符合重度 AD 影像表现。

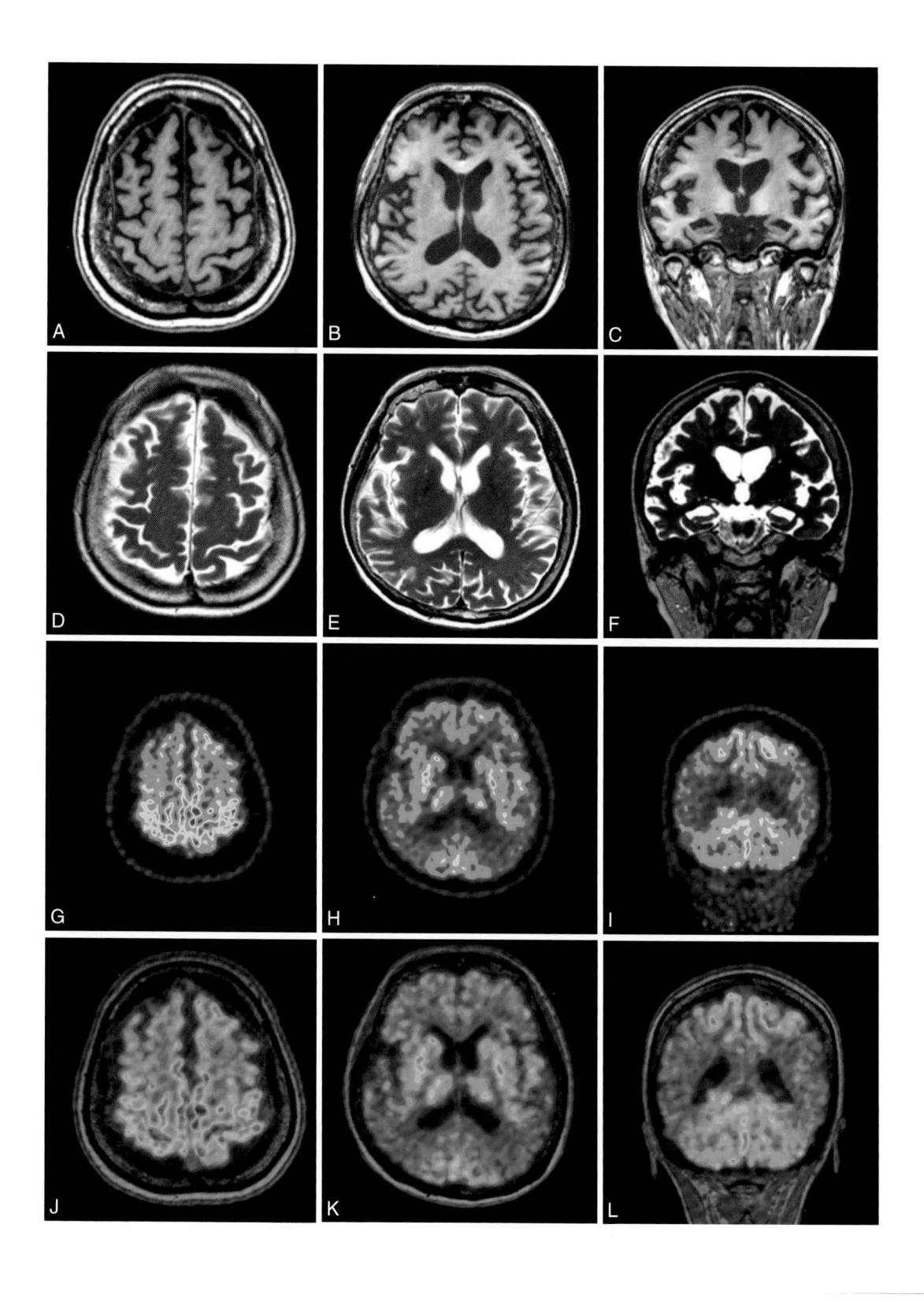

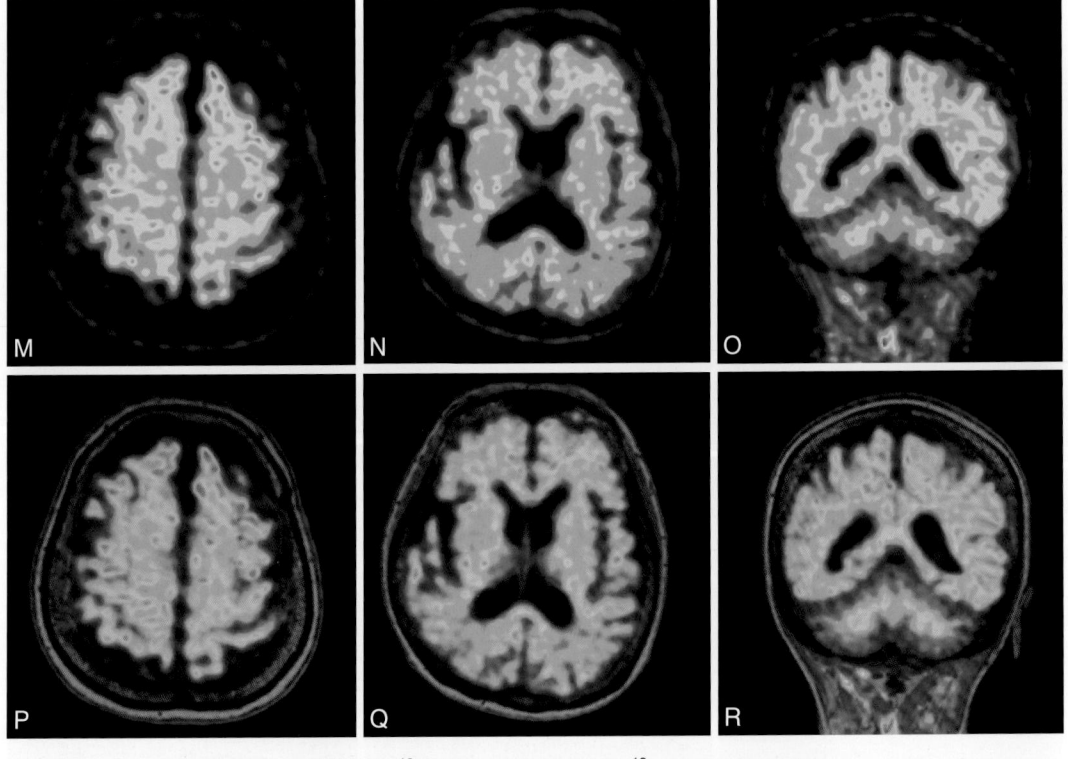

图 4-2-3 重度 AD ^{18}F-FDG PET/MR 和 ^{18}F-AV45 PET/MR

【讨论】AD 是痴呆最常见的类型，是一种以进行性认知功能下降为主要表现的脑退行性疾病，病理学主要特点为细胞外淀粉样蛋白（Aβ）沉积、神经元内神经原纤维缠结（tau 蛋白磷酸化）和神经元丢失。各种原因导致的轻度认知功能障碍（mild cognitive impairment，MCI）是 AD 的前驱阶段，其中 aMCI 发展为 AD 的概率最大，年转化率为 10% ~ 15%[1]。

结构 MRI 显示内侧颞叶萎缩是诊断 AD 的一个重要标志物，在痴呆症状出现前 10 年即可出现海马萎缩，随着病程进展，海马萎缩逐渐加重[2]。临床上多采用 MTA 视觉评分标准来反映内侧颞叶萎缩程度，基于脉络膜裂宽度、颞角扩大程度和海马体高度的测量，评分从 0 分（无萎缩）到 4 分（严重萎缩）[3]；采用斜冠状位 T$_1$WI（与海马长轴垂直的平行线）评价内侧颞叶萎缩，根据左、右两侧颞叶的 MTA 评分总分判断有无萎缩 [无萎缩（0 ~ 2）、萎缩（≥ 3）]，其中，<75 岁，MTA ≥ 2 分为异常；≥ 75 岁，MTA ≥ 3 分为异常[4]。MTA 0 分表现为脉络膜裂、颞角宽度和海马高度均正常；MTA 1 分仅为脉络膜裂增宽；MTA 2 分为脉络膜裂中度增宽、颞角轻度扩大、海马高度轻度下降；MTA 3 分为脉络膜裂重度增宽、颞角中度扩大、海马高度中度下降；MTA 4 分为脉络膜裂重度增宽、颞角重度

扩大、海马高度明显下降。本例 aMCI 患者 MTA 总分为 1 分；轻度 AD 患者总分为 4 分，已经出现了内侧颞叶萎缩；中度 AD 患者年龄为 79 岁，MTA 总分为 5 分，右侧 MTA 为 3 分；重度 AD 患者 MTA 总分为 6 分；结构 MR 显示 MCI 阶段 MTA 变化不明显，在 AD 阶段可见海马萎缩随病情加重而加重，MTA 评分随病情进展而增高。MTA 评分鉴别 AD 和正常人的准确性达 89%[5]，单独的海马体积测量鉴别 AD 的准确率达 86.8%、MCI 的准确率为 73.5%[6]。

严重的脑白质损伤会导致认知功能下降，我们采用 Fazekas 评分量表（0~6 分）进行脑白质损伤评分。Fazekas 量表是目前最常用的评估不同程度脑白质损伤的量表，分别对脑室旁和深部白质进行评分，两者分数相加即为 Fazekas 总分[7]。脑室旁高信号表现为紧贴侧脑室边缘，包括从侧脑室边缘的小病灶到不规则伸入深部白质的融合灶，0 分为无高信号，1 分为铅笔线状和（或）帽状，2 分为光滑的晕状，3 分为延伸至深部白质；深部白质高信号为放射冠、半卵圆中心、皮层下区，病灶大小可从点状到斑片状，以及融合的不规则病灶，0 分为无高信号，1 分为斑点状，2 分为病灶开始融合，3 分为病灶大片融合。本病例 Fazekas 评分全为 1 分，无严重脑白质损伤。

除了结构改变，血管因素在 AD 发病机制中也起着重要作用，且早于海马萎缩。ASL 显示在 MCI 阶段即出现灌注异常，并且持续至痴呆阶段[8]。MCI 患者 CBF 减低，主要位于顶叶（楔前叶和后扣带回等）；AD 患者 CBF 减低较广泛，主要位于双侧顶叶和颞顶交界区[9]。^{18}F-FDG PET 通过 ^{18}F-FDG 的摄取评价神经元功能状态。AD 患者 ASL 低灌注和 ^{18}F-FDG PET 低代谢模式的空间分布相似，MCI 患者 ^{18}F-FDG PET 诊断价值高于 ASL[10]。AD 前驱期脑葡萄糖代谢开始减低，主要位于颞顶叶皮层，随着疾病进展逐渐累及额叶。本例中度 AD 患者双侧颞顶联合皮层、右侧颞叶血流量减低，右侧额叶、右侧颞叶、双侧颞顶联合皮层葡萄糖代谢减低，ASL 和 ^{18}F-FDG PET 异常脑区基本相符；^{18}F-FDG PET 显示右侧额叶葡萄糖代谢减低，而 CBF 未见明显降低，可能由于 ASL 空间分辨率相对较低。本例 aMCI 患者表现为单侧颞叶葡萄糖代谢减低，轻度 AD 患者出现典型的双侧颞顶联合皮层葡萄糖代谢减低，重度 AD 患者葡萄糖代谢减低累及双侧额叶，随疾病进展脑葡萄糖代谢呈现典型的变化过程，即从颞顶联合皮层逐渐累及额叶皮层。

Aβ 是 AD 最早出现的标志物之一，在痴呆前 17 年脑内就有 Aβ 沉积[11]。Amyloid-PET 是诊断 AD 非常重要的影像手段之一[12]，^{11}C- 匹兹堡复合物 B（^{11}C-pittsburgh compound-B，^{11}C-PIB）于 2000 年开始应用于研究脑内 Aβ 沉积，可与脑内 Aβ 按照 1:1 结合，但是由于 ^{11}C 半衰期只有 20 分钟，在应用上有较大限制。^{18}F-florbetapir（AV45）PET 图像的视觉分析和皮质摄取的平均定量与尸检结果具有较高的一致性[13]，而且其半衰期为 109 分钟，适用于临床应用。^{18}F-AV45 PET 在发病前两年识别进展为 AD 的 MCI 患者，准确率达 84%[14, 15]，18F-AV45 PET 联合 18F-FDG 鉴别 AD 和正常人的准确性达 96.0%[16]。本例轻度和重度 AD 患者 Aβ 沉积部位与 18F-FDG 代谢减低区部分重叠，但是亦存在差异：轻度和重度 AD 患者 18F-FDG 代谢减低区主要位于双侧颞顶联合皮层，而 11C-PIB 和 18F-AV45 主要沉积于双侧额叶皮层，可见两种示踪剂在 AD 中分布模式不同，但此两例 AD 患者均存在典型的 18F-FDG 代谢减低，加之 Aβ 阳性，提高了临床诊断 AD 的信心。

一体化 PET/MR 辐射剂量较 PET/CT 低，因此更适用于 AD 这种需要多示踪剂检查及随访观察的疾病，有利于疾病的诊断及病情评估，为研究脑功能与代谢的关系及疾病的病理生理机制提供了重要手段。

（闫少珍　齐志刚　卢　洁）

参考文献

[1] BLENNOW K, DE LEON M J, ZETTERBERG H. Alzheimer's disease[J]. Lancet, 2006, 368(9533):387-403.

[2] MASTERS C L, BATEMAN R, BLENNOW K, et al. Alzheimer's disease[J]. NatRevDisPrimers, 2015, 1(3):150-156.

[3] SCHELTENS P, LEYS D, BARKHOF F, et al. A trophy of medial temporal lobes on MRI in "probable" Alzheimer's disease and normal ageing: diagnostic value and neuropsychological correlates[J]. J Neurol Neurosurgery Psychiatry, 1992, 55(10):967-972.

[4] CAVALLIN L, BRONGE L, ZHANG Y, et al. Comparison between visual assessment of MTA and hippocampal volumes in an elderly, non-demented population[J]. Acta Radiol, 2012, 53(5):573-579.

[5] BRESCIANI L, ROSSI R, TESTA C, et al. Visual assessment of medial temporal atrophy on MR films in Alzheimer's disease: comparison with volumetry[J]. Aging Clin Exp Res, 2005,17(1):8-13.

[6] PLATERO C, LÓPEZ M E, CARMEN TOBAR M D, et al. Discriminating Alzheimer's disease progression using a new hippocampal marker from T1-weighted MRI: the local surface roughness[J]. Hum Brain Mapp, 2019, 40(5):1666-1676.

[7] FAZEKAS F, CHAWLUK J B, ALAVI A, et al. MR signal abnormalities at 1.5 T in Alzheimer's dementia and normal aging[J]. American Journal of Roentgenology. 1987, 149(2): 351-356.

[8] LACALLE-AURIOLES M, NAVAS-SÁNCHEZ F J, ALEMÁN-GÓMEZ Y, et al. The disconnection hypothesis in Alzheimer's disease studied through multimodal magnetic resonance imaging: structural, perfusion, and diffusion tensor imaging[J]. J Alzheimers Dis, 2016, 50(4):1051-1064.

[9] ROQUET D, SOURTY M, BOTZUNG A, et al. Brain perfusion in dementia with Lewy bodies and Alzheimer's disease: an arterialspin labeling MRI study on prodromal and mild dementia stages[J]. Alzheimers Res Ther, 2016, 8(5):29.

[10] RIEDERER I, BOHN K P, PREIBISCH C, et al. Alzheimer disease and mild cognitive impairment: integrated pulsed arterial spin-labeling MRI and ^{18}F-FDG PET[J]. Radiology, 2018, 288(1):198-206.

[11] VILLEMAGNE V L, BURNHAM S, BOURGEAT P, et al. Amyloid β deposition, neurodegeneration, and cognitive decline in sporadic Alzheimer's disease: a prospective cohort study[J]. Lancet Neurol, 2013,12(4):357-367.

[12] JACK C R, BENNETT D A, BLENNOW K, et al. NIA-AA Research Framework: toward a biological definition of Alzheimer's disease[J]. Alzheimers Dement, 2018, 14(4):535-562.

[13] CLARK C M, SCHNEIDER J A, BEDELL B J, et al. Use of florbetapir-PET for imaging beta-amyloid pathology[J]. JAMA, 2011, 305(3):275-283.

[14] SU Y, FLORES S, WANG G, et al. Comparison of pittsburghcompound B and florbetapir in cross-sectional and longitudinal studies[J]. Alzheimers Dement (Amst), 2019, 11(9):180-190.

[15] MATHOTAARACHCHI S, PASCOAL T A, SHIN M, et al. Identifying incipient dementia individuals using machine learning and amyloid imaging[J]. Neurobiol Aging, 2017, 59(11):80-90.

[16] CHOI H, JIN K H. Predicting cognitive decline with deep learning of brain metabolism and amyloid imaging[J]. Behav Brain Res, 2018, 344(2):103-109.

第三节　后部皮层萎缩

【简要病史】患者，女，60岁，隐匿起病，反应迟钝6年，左右不分、写字困难4年，不能正确读取钟表，提笔忘字、容易串行，病程逐渐进展。

【体格检查】言语找词困难，命名可，定向力（时间、地点、人物）异常，计算力异常，远近记忆力减退，理解力基本正常。

【相关检查】MMSE 评分 16 分，HAMD 评分 6 分，HAMA 评分 12 分，CDR 评分 0.5 分。

【临床诊断】后部皮层萎缩（posterior cortical atrophy，PCA）（AD 变异型）。

【影像表现】^{18}F-FDG PET/MR 成像表现（图 4-3-1）：横轴位 T$_1$WI（图 4-3-1A、图 4-3-1B）、冠状位 T$_1$WI（图 4-3-1C）、横轴位 FLAIR（图 4-3-1D、图 4-3-1E）、冠状位 T$_2$WI（图 4-3-1F）显示双侧放射冠、侧脑室周围多发斑片状异常信号，T$_1$WI 呈稍低信号，FLAIR 呈高信号，Fazekas 评分 2 分；双侧顶枕颞叶皮层萎缩，局部脑沟脑裂增宽；冠状位 T$_1$WI（图 4-3-1C）显示双侧脉络膜裂增宽、颞角扩大、海马高度下降，左侧海马高度为 5.9 mm，右侧海马高度为 5.1 mm，双侧 MTA 评分均为 3 分。^{18}F-FDG PET 显示（图 4-3-1G 至图 4-3-1I）双侧颞顶联合皮层放射性摄取减低，SUVR 约为 0.61，后扣带回放射性摄取未见明显降低；^{18}F-FDG PET/MR 融合图（图 4-3-1J 至图 4-3-1L）显示顶叶皮层放射性摄取减低。^{18}F-AV45 PET（图 4-3-1M 至图 4-3-1O）显示全脑皮层 ^{18}F-AV45 弥漫性放射性沉积，双侧枕叶为著，SUVR 约为 2.16；^{18}F-AV45 PET/MR 融合图（图 4-3-1P 至图 4-3-1R）显示全脑皮层 ^{18}F-AV45 弥漫性放射性沉积，双侧枕叶为著。

【影像诊断】脑萎缩、双侧海马萎缩，双侧顶枕交界区葡萄糖代谢减低、全脑皮层 ^{18}F-AV45 放射性沉积。

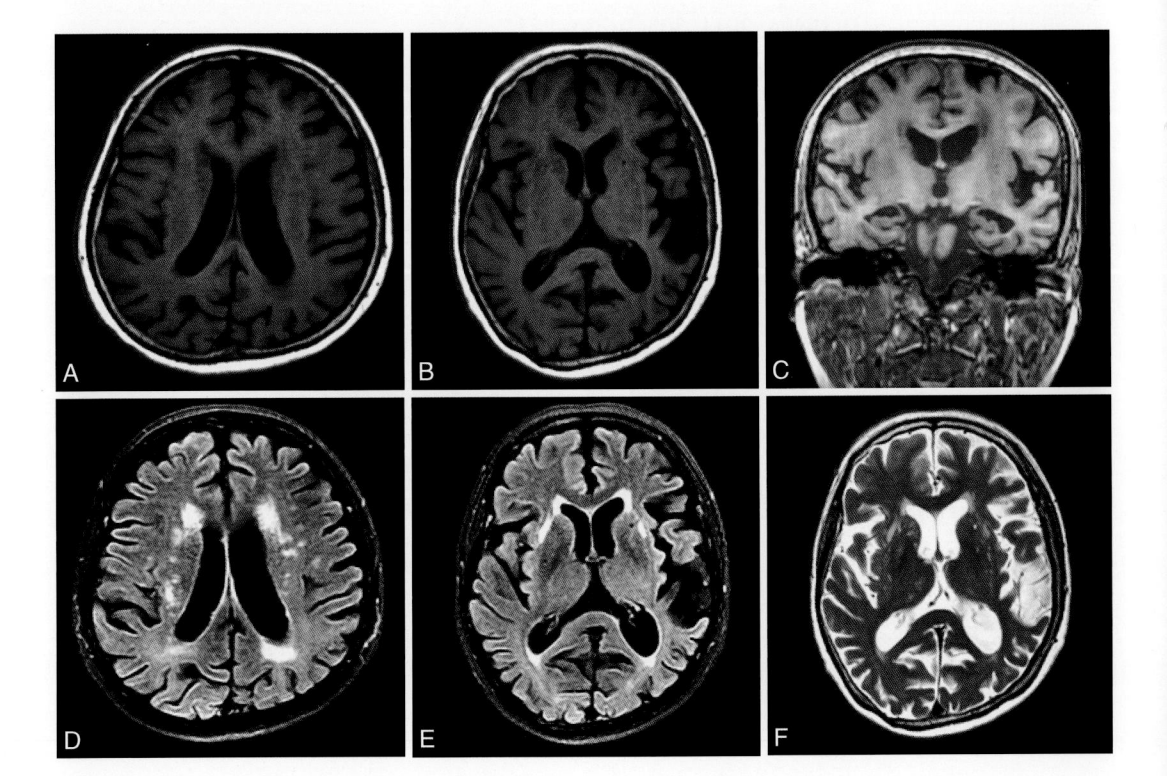

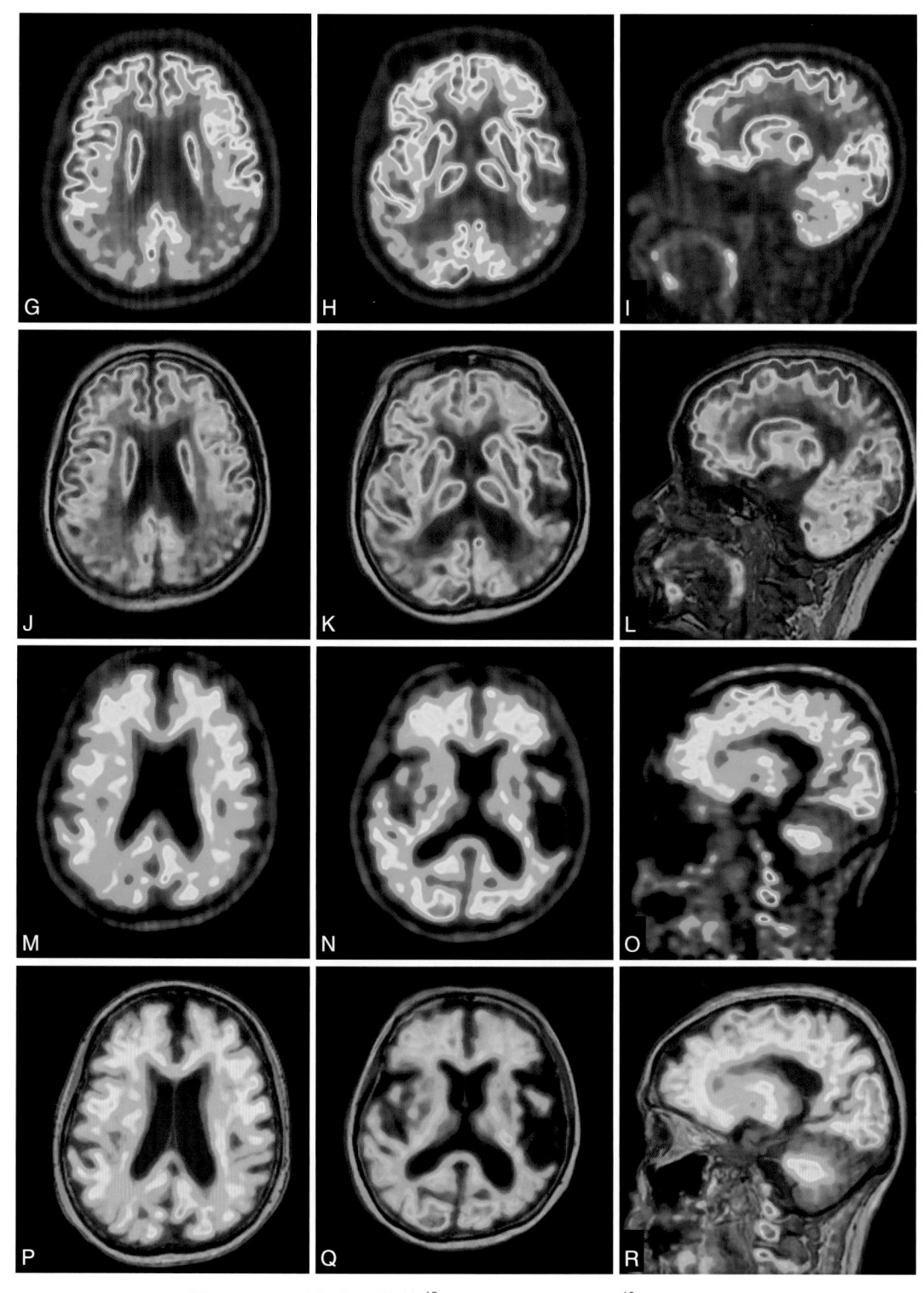

图 4-3-1　后部皮层萎缩 ^{18}F-FDG PET/MR 和 ^{18}F-AV45 PET/MR

【讨论】PCA 是指以枕叶和颞顶叶为主的大脑后部皮质萎缩、代谢降低，目前普遍认为 PCA 是 AD 的非典型类型[1]，其神经病理学表现与 AD 的病理改变相似，即神经原纤维缠结和 Aβ 沉积[2]。基于体素形态学分析显示 PCA 患者顶叶和枕叶灰质体积较正常人减小，与 AD 患者相比双侧顶叶后部和部分枕叶皮层体积减小[3]。[18]F-FDG PET 显示约 80%PCA 患者存在双侧顶叶、枕叶低代谢，顶叶或枕叶不对称性葡萄糖代谢减低，诊断的灵敏度和特异性分别为 94% 和 69%[4]，而 AD 患者很少出现枕叶葡萄糖代谢减低，因此，枕叶葡萄糖代谢减低是与 AD 鉴别的重要特征之一[5]。研究显示，PCA 患者脑内额顶枕颞叶皮层 Aβ 广泛沉积，但是分布没有明显的区域性，无法区分早期和晚期 PCA 患者[6]。PCA 患者脑内神经原纤维缠结主要位于大脑后部，与脑萎缩区域具有高度一致性[7]；PCA 患者大脑皮层的 tau 蛋白 PET 显像剂 ^{18}F-AV-1451 聚集较路易体痴呆（dementia with lewybodies，DLB）明显增高，枕叶皮层区分 PCA 与 DLB 的敏感性达 88%，特异性达 100%[7]。

本例 PCA 患者一体化 PET/MR 显示双侧顶枕颞叶萎缩，相应区域皮层代谢明显减低；双侧后扣带回葡萄糖代谢不对称（右侧高于左侧），与 DLB 双侧后扣带回葡萄糖代谢对称性保留不同[4]。[18]F-AV45 全脑沉积增加，主要位于双侧枕叶皮层，与研究报道相符。综上，一体化 PET/MR 多示踪剂成像不仅能清楚显示脑萎缩模式，有助于 PCA 的早期及鉴别诊断，同时反映 ^{18}F-FDG 代谢和 ^{18}F-AV45 沉积模式，可以深入了解 PCA 的病理生理学机制。

（闫少珍　齐志刚　卢　洁）

参考文献

[1] SEBASTIAN J, LEHMANN, MANJA, et al. Posterior cortical atrophy[J]. Lancet Neurol, 2012, 11(2):170-178.

[2] COPPI E, FERRARI L, SANTANGELO R, et al. Further evidence about the crucial role of CSF biomarkers in diagnosis of posterior cortical atrophy[J]. Neurol Sci, 2014, 35(5):785-787.

[3] LEHMANN M, CRUTCH S, RIDGWAY G, et al. Cortical thickness and voxel-based morphometry in posterior cortical atrophy and typical Alzheimer's disease[J]. Neurobiol Aging, 2011, 32(8):1466-1476.

[4] WHITWELL J, GRAFF-RADFORD J, SINGH T, et al. ^{18}F-FDG PET in posterior cortical atrophy and dementia with lewy bodies[J]. J Nucl Med, 2017, 58(4):632-638.

[5] MONTEMBEAULT M, BRAMBATI S M, LAMARI F, et al. Atrophy, metabolism and cognition in the posterior cortical atrophy spectrum based on Alzheimer's disease cerebrospinal fluid biomarkers[J]. Neuroimage Clin, 2018, 20(4):1018-1025.

[6] SINGH T D, JOSEPHS K A, MACHULDA M M, et al. Clinical, FDG and amyloid PET imaging in posterior cortical atrophy[J]. J Neurol, 2015, 262(6):1483-1492.

[7] NEDELSKA Z, JOSEPHS K A, GRAFF-RADFORD J, et al. ^{18}F-AV-1451 uptake differs between dementia with lewy bodies and posterior cortical atrophy[J]. Mov Disord, 2019, 34(3):344-352.

第四节　路易体痴呆

【简要病史】患者，男，77岁，记忆力下降、行动迟缓12年，加重3年。工作效率下降，找词困难，伴有性格改变，不爱说话，面部表情减少，走路抬脚困难，睡眠、夜间精神行为异常，经常做噩梦，梦中与猛兽打斗，伴睡眠中喊叫和肢体大幅度动作，约每周发作1次。

【体格检查】语言理解力下降，命名性失语，找词困难，记忆力下降，计算力下降，定向力无异常，执行能力正常。

【相关检查】受教育15年，MMSE评分29分，MoCA评分23分，HAMA评分0分，HAMD评分4分，CDR评分1分。

【临床诊断】路易体痴呆（dementia with Lewy body，DLB）。

【影像表现】[18]F-FDG PET/MR成像表现（图4-4-1）：横轴位T_1WI（图4-4-1A、图4-4-1B）、冠状位T_1WI（图4-4-1C）、横轴位T_2WI（图4-4-1D、图4-4-1E）、矢状位T_2WI（图4-4-1F）显示双侧顶枕叶脑沟、脑裂增宽，脑回变细，双侧脑室前角周围见帽状异常信号，T_1WI呈稍低信号，T_2WI呈高信号，Fazekas评分1分；冠状位T_1WI（图4-4-1C）显示右侧脉络膜裂轻度增宽、双侧颞角未见扩大、双侧海马高度未见下降，左侧海马高度8.6 mm，右侧海马高度8.9 mm，右侧MTA评分1分，左侧MTA评分0分。[18]F-FDG PET（图4-4-1G至图4-4-1I）显示双侧顶枕颞叶皮层[18]F-FDG放射性摄取减低，SUVR约为0.79，双侧后扣带回放射性摄取未见明显降低；[18]F-FDG PET/MR融合图（图4-4-1J至图4-4-1L）显示双侧顶枕颞叶皮层放射性摄取减低。

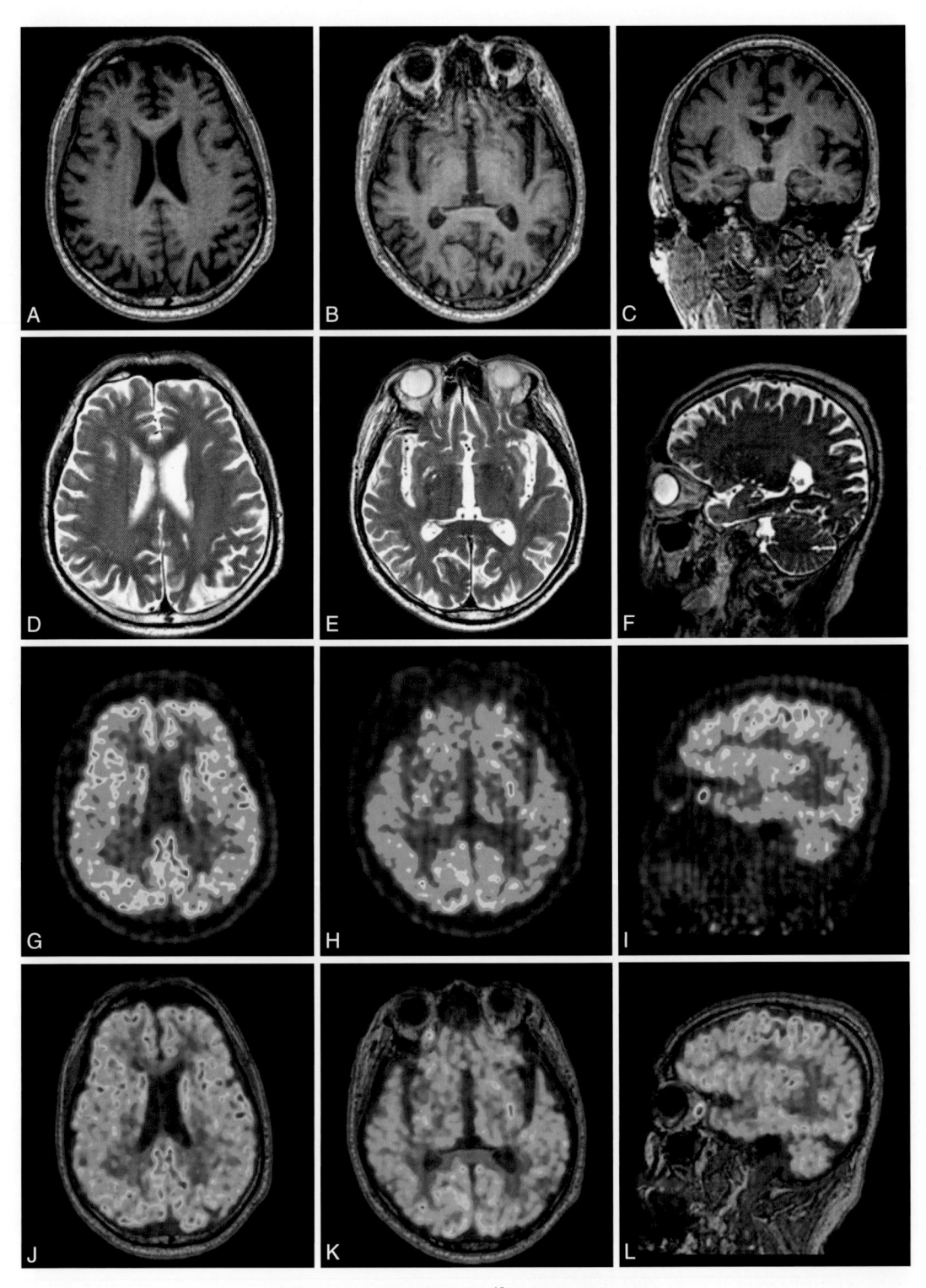

图 4-4-1　路易体痴呆 ^{18}F-FDG PET/MR

【影像诊断】双侧顶枕叶萎缩，双侧顶枕颞叶皮层葡萄糖代谢减低。

【讨论】DLB 是一种以波动性认知功能障碍、持续存在视幻觉和帕金森综合征核心症状（运动迟缓、静止性震颤或肌强直）为主要临床表现的神经系统变性疾病，占老年期痴呆的 15%~20%，仅次于 AD[1]。MRI 已广泛用于研究灰质萎缩模式，DLB 患者脑结构表现为与年龄相符的正常老化（MTA 评分 0~1 分），海马萎缩率亦与正常人无显著差异，内侧颞叶结构相对保留，与正常人相比内侧颞叶皮层厚度平均减少 6%~10%，而 AD 患者平均减少 15%~24%；内侧颞叶皮层萎缩鉴别 DLB 和 AD 的敏感性为 64%，特异性为 68%[2~5]。由于 DLB 的结构影像表现缺乏明确特征，因此，分子影像 PET 对疾病的诊断及病理机制的了解具有重要价值。DLB 患者 ^{18}F-FDG PET 显示大脑皮层葡萄糖代谢广泛性降低，主要累及枕叶皮层和颞叶后部，而后扣带回葡萄糖代谢未见明显降低，甚至高于周围脑组织，称为"扣带回岛征"，约占所有 DLB 患者的 85%[6,7]。AD 患者在 MCI 阶段即有后扣带回葡萄糖代谢降低，"扣带回岛征"相对少见，可与 DLB 特征性"扣带回岛征"相区分[8]。^{18}F-FDG PET 对 DLB 的鉴别诊断具有较高的准确率，DLB 与 AD 分类的准确率为 92%，与帕金森病分类的准确率为 95%，其中枕叶低代谢具有最高的鉴别能力（准确率达 92%），甚至高于"扣带回岛征"（准确率为 72%）[7]。除了 ^{18}F-FDG，多巴胺转运体显像剂 ^{18}F-FP-CIT 和 ^{18}F-fluorodopa（^{18}F-DOPA）等可以反映突触前膜多巴胺能神经元变化信息，DLB 患者主要表现为纹状体内多巴胺转运体活性降低，纹状体 ^{18}F-FP-CIT 摄取较 AD 患者和正常对照组显著减少，当壳核后部阈值取 3.050、纹状体阈值取 2.478 时，鉴别 DLB 和 AD 的敏感性及特异性分别为 100% 和 78.1%[9]。DLB 患者的 ^{18}F-DOPA PET 表现为尾状核和壳核摄取较 AD 组减少，以壳核 ^{18}F-DOPA 摄取水平为临界值，鉴别 DLB 与 AD 的敏感性为 86%，特异性为 100%；以尾状核 ^{18}F-DOPA 摄取水平为临界值时，敏感性为 71%，特异性为 100%[10]。

本例 DLB 患者 MR 表现为双侧顶枕叶萎缩，海马结构相对保留，可与早期 AD 的海马萎缩相鉴别；^{18}F-FDG PET/MR 表现为双侧顶枕颞叶皮层葡萄糖低代谢，双侧颞枕叶交界区为著，存在双侧对称的"扣带回岛征"，支持 DLB 诊断。一体化 PET/MR 同时反映 DLB 患者的脑结构与代谢改变，可以提高临床诊断的特异性。

（闫少珍　齐志刚　卢　洁）

——— 参考文献 ———

[1] NEDELSKA Z, FERMAN T J, BOEVE B F, et al. Pattern of brain atrophy rates in autopsy-confirmed dementia with lewy bodies[J]. Neurobiol Aging, 2015, 36(1):452-461.

[2] BONANNI L, THOMAS A, ONOFRJ M. Diagnosis and management of dementia with Lewy bodies: third report of the DLB consortium[J]. Neurology, 2005, 65(9):1863-1872.

[3] BURTON E J, BARBER R, MUKAETOVA-LADINSKA E B, et al. Medial temporal lobe atrophy on MRI differentiates Alzheimer's disease from dementia with lewy bodies and vascular cognitive impairment: a prospective study with pathological verification of diagnosis[J]. Brain, 2009, 132(Pt 1):195-203.

[4] LEBEDEV A V, WESTMAN E, BEYER M K, et al. Multivariate classification of patients with Alzheimer's and dementia with lewy bodies using high-dimensional cortical thickness measurements: an MRI surface-based morphometric study[J]. J Neurol, 2013, 260(4):1104-1115.

[5] HARPER L, FUMAGALLI G G, BARKHOF F, et al. MRI visual rating scales in the diagnosis of dementia: evaluation in 184 post-mortem confirmed cases[J]. Brain, 2016, 139(Pt 4):1211-1225.

[6] RADFORD J, MURRAY M E, LOWE V J, et al. Dementia with Lewy bodies: basis of cingulate island sign[J]. Neurology, 2014, 83(9):801-809.

[7] WHITWELL J, GRAFF-RADFORD J, SINGH T, et al. ^{18}F-FDG PET in posterior cortical atrophy and dementia with lewy bodies[J]. J Nucl Med, 2016, 58(4):632-638.

[8] CAMINITI S P, SALA A, IACCARINO L, et al. Brain glucose metabolism in lewy body dementia: implications for diagnostic criteria[J]. Alzheimers Res Ther, 2019, 11(1):20.

[9] CHUNG S J, LEE Y H, YOO H S, et al. Distinct FP-CIT PET patterns of Alzheimer's disease with parkinsonism and dementia with Lewy bodies[J]. Eur J Nucl Med Mol Imaging, 2019, 46(8):1652-1660.

[10] HU X S, OKAMURA N, ARAI H, et al. ^{18}F-fluorodopa PET study of striatal dopamine uptake in the diagnosis of dementia with lewy bodies[J]. Neurology, 2000, 55(10):1575-1577.

第五节　帕金森病

【简要病史】患者，女，60岁，无明显诱因出现右上肢震颤1年余，震颤幅度细微，呈间断出现，静止时明显，睡眠后消失。

【体格检查】神志清楚，言语流利，面部表情自如，无流涎，高级皮层智能活动正常。双侧眼球活动各向充分。饮水无呛咳，吞咽无困难。右上肢肢体有静止性震颤。四肢肌力V级。右侧肢体肌张力齿轮样增高。双侧轮替动作笨拙，双侧对指减慢，双侧足拍打试验减慢。右侧指鼻试验欠稳准。双侧跟膝胫试验稳准。闭目难立征阴性。正常步态。后拉试验阴性。

【相关检查】统一帕金森氏病评分量表（unified Parkinson's disease rating scale，version 3.0，UPDRS Ⅲ）评分27分。MMSE评分29分。

【临床诊断】帕金森病（Parkinson's disease，PD）（Hoehn-Yanhr分期1.5）。

【影像表现】^{18}F-FDG PET/MR成像表现（图4-5-1）：横轴位T$_1$WI（图4-5-1A、图4-5-1C）、T$_2$WI（图4-5-1B、图4-5-1D）显示双侧顶叶局部脑回变细，相应脑沟及右侧外侧裂增宽；双侧基底节未见明确异常信号。横轴位SWI（图4-5-1E）显示左侧黑质后外侧与对侧相比，正常线性或逗号样高信号（"燕尾征"，箭头）消失（红圈）。横轴位ASL（图4-5-1F、图4-5-1G）显示双侧顶叶、基底节及左侧丘脑局部CBF减低。横轴位^{18}F-FDG PET（图4-5-1H、图4-5-1I）显示双侧顶叶局部放射性摄取减低，双侧基底节及丘脑未见明确放射性摄取异常。横轴位^{18}F-FDG PET/MR融合图（图4-5-1J、图4-5-1K）显示双侧顶叶脑回萎缩区与PET代谢减低区一致。横轴位^{18}F-FP-DTBZ PET（图4-5-1L、图4-5-1M）及PET/MR融合图（图4-5-1N、图4-5-1O）显示左侧尾状核头部及双侧壳核后部（左侧为著）放射性摄取减低。

【影像诊断】双侧顶叶萎缩、左侧黑质信号异常；双侧顶叶、双侧基底节区、左侧丘脑血流灌注减低；双侧顶叶葡萄糖代谢减低；左侧尾状核头部、双侧壳核后部^{18}F-FP-DTBZ放射性摄取减低，符合PD表现。

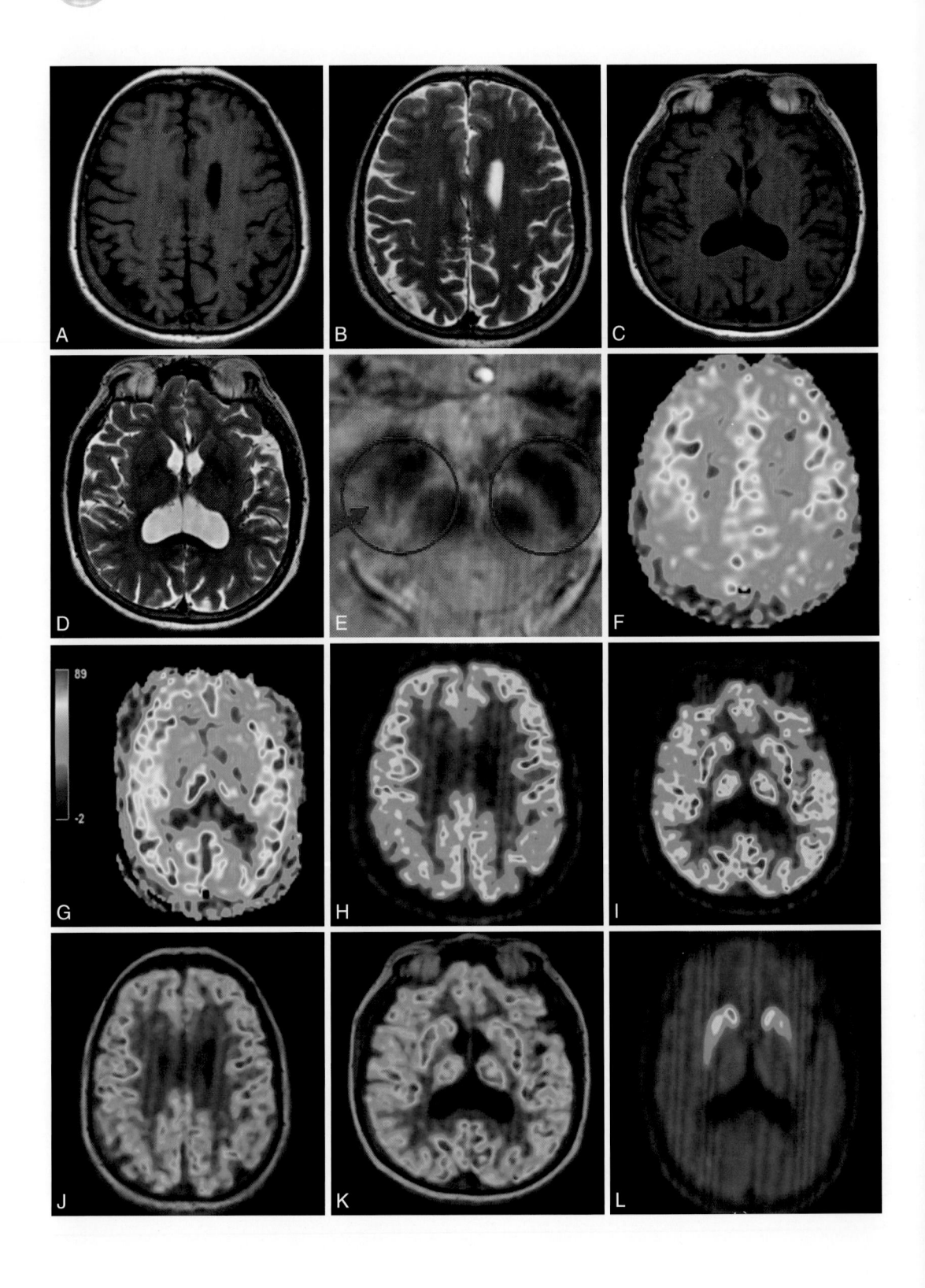

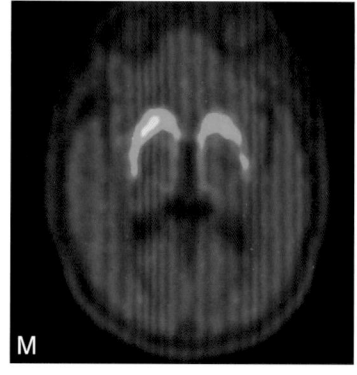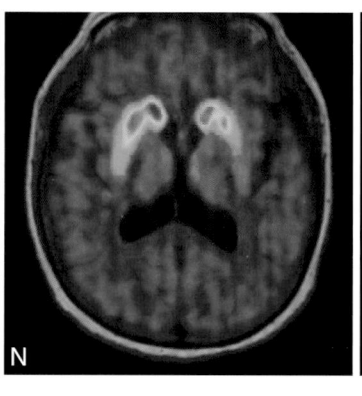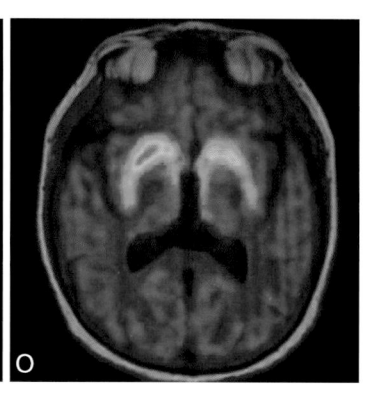

箭头："燕尾征"；红圈：消失

图 4-5-1　帕金森病 ^{18}F-FDG PET/MR 及 ^{18}F-FP-DTBZ PET/MR

【讨论】PD 是最常见的神经退行性疾病之一，严重危害老年人群的生存质量，以运动障碍症状（如静止性震颤、肌强直、步态异常、运动迟缓等）及非运动症状（如嗅觉减退、便秘、抑郁、焦虑、睡眠障碍等）为主要临床表现，病理表现为中脑黑质内多巴胺能神经元进行性变性、死亡，导致脑内多巴胺含量下降。目前，PD 的临床诊断主要依赖于患者的症状、体征及影像学检查。MRI 结构像显示皮层萎缩程度，ASL 显示皮层血流灌注减低区，SWI 显示中脑黑质致密带萎缩等征象[1, 2]。[18]F-FDG PET 反映的全脑葡萄糖代谢水平与神经元活性、完整性密切相关，可早于结构像检出病变。研究发现，与正常人相比，PD 患者的丘脑、基底节核团、脑桥、小脑葡萄糖代谢增高，同时额叶、顶枕叶代谢减低，为 PD 典型脑代谢异常模式[3-5]。基于特异性示踪剂的 PET 成像可评价黑质纹状体通路的多巴胺能神经元突触功能，分为突触前膜、突触后膜两类功能显像。其中，[18]F-FP-DTBZ 是一种以 II 型囊泡单胺转运体（主要存在于多巴胺能神经元）为靶向的示踪剂，能够评估纹状体区域的多巴胺能神经元分布，反映黑质-纹状体通路多巴胺能神经元突触前膜的功能[6]。正常人脑内 ^{18}F-FP-DTBZ 在黑质、纹状体、杏仁核及海马等区域摄取很高，但皮层、小脑摄取极低[7]。PD 患者黑质纹状体结合 ^{18}F-FP-DTBZ 逐渐减少，首先累及壳核后部，随后病情进展逐渐影响壳核前部、尾状核、黑质，是早期检测患者多巴胺能神经元功能减退的敏感指标[8, 9]。

本例患者扫描了 MRI 常规结构像、ASL、SWI 等序列，同时进行了 PET 的 ^{18}F-FDG 及特异性 ^{18}F-FP-DTBZ 两种示踪剂检查。患者的结构像、ASL 显示双侧顶叶萎缩伴血流灌注减低，双侧基底节、左侧丘脑血流灌注减低，提示皮层功能广泛受损；SWI 显示症状侧的中脑黑质"燕尾征"消失，提示局部多巴胺能神经元缺失，此征象是区分 PD 及正常人的特征征象，诊断敏感度、特异性分别达到 100%、96.2%[2, 10]；[18]F-FDG PET 显示双侧顶叶葡萄糖代谢减低，与 MRI 结构像萎缩区域一致；^{18}F-FP-DTBZ PET 显示症状侧尾状核头部、双侧壳核后部（症状侧为著）放射性摄取减低，为偏侧性纹状体多巴胺能活性减低的典型表现。综合以上信息，患者病症符合 PD 的影像诊断特征。需要注意的是，对于神经退行性疾病，基于视觉或感兴趣区方法判读 MRI 或 PET 图像，结果主观性较强、可比性差，基于正常对照组的组分析模式有助于提高诊断准确性。

一体化 PET/MR 成像可同时评估 PD 患者的全脑结构、功能及代谢信息，PET 检查结果与 MRI 相结合，能提高个体化诊断 PD 的可靠性，这是一体化 PET/MR 成像在 PD 应用的独特优势。

（单　艺　齐志刚　卢　洁）

参考文献

[1] TUITE P. Magnetic resonance imaging as a potential biomarker for Parkinson's disease[J]. Transl Res, 2016, 175(9):4-16.

[2] SAEED U, COMPAGNONE J, AVIV R I, et al. Imaging biomarkers in Parkinson's disease and parkinsonian syndromes: current and emerging concepts[J]. Transl Neurodegener, 2017, 6(1):8.

[3] BROSKI S M, HUNT C H, JOHNSON G B, et al. Structural and functional imaging in Parkinsonian syndromes[J]. RadioGraphics, 2014, 34(5):1273-1292.

[4] MELES S K, TEUNE L K, DE JONG B M, et al. Metabolic imaging in Parkinson disease[J]. J Nucl Med, 2017, 58(1):23-28.

[5] MA Y, TANG C, SPETSIERIS P G, et al. Abnormal metabolic network activity in Parkinson's disease: test-retest reproducibility[J]. J Cereb Blood Flow Metab, 2007, 27(3): 597-605.

[6] ALEXANDER P K, LIE Y, JONES G, et al. Management impact of imaging brain vesicular monoamine transporter type 2 in clinically uncertain Parkinsonian syndrome with, F-AV133 and PET[J]. J Nucl Med, 2017, 58(11):1815-1820.

[7] LIN S C, LIN K J, HSIAO I T, et al. In vivo detection of monoaminergic degeneration in early Parkinson disease by ^{18}F-9-fluoropropyl-(+)-dihydrotetrabenzazine PET[J]. J Nucl Med, 2014, 55(1):73-79.

[8] HSIAO I T, WENG Y H, HSIEH C J, et al. Correlation of Parkinson disease severity and

^{18}F-DTBZ positron emission tomography[J]. JAMA Neurol, 2014, 71(6):758–766.

[9] 尚琨, 乔洪文, 卢洁, 等. ^{18}F-FDG 及 ^{18}F-FP-DTBZ 双示踪剂 PET/CT 显像诊断帕金森病 [J]. 中国医学影像技术, 2018, 34(11):1615–1620.

[10] COSOTTINI M, FROSINI D, PESARESI I, et al. MR imaging of the substantia nigra at 7T enables diagnosis of Parkinson disease[J]. Radiology, 2014, 271(3):831–838.

第六节　进行性核上性麻痹

【简要病史】患者，男，44 岁，11 个月前出现步态不稳、反应迟钝，3 个月前病情渐进性加重，出现行动迟缓、频繁跌倒、头昏，日常生活不能自理，言语不清。

【体格检查】神智清楚，精神差，反应迟钝，面目表情减少，查体欠合作。记忆力、计算力减退，时间、地点、空间定向力差。双侧瞳孔直径 2.5 mm，对光反射灵敏，双侧水平运动充分，上下视受限。面部感觉未见异常，双侧额纹对称，鼻唇沟等深，伸舌居中，耸肩转头有力。颈部及躯干肌张力略增高，四肢肌力Ⅳ级。颈部无强直。病理征阴性。双侧轮替运动、对指试验缓慢。双侧指鼻试验、指敲击试验稳准。后拉试验阳性。

【相关检查】脑黑质超声检查：中脑黑质区未见异常回声。

【临床诊断】帕金森综合征：进行性核上性麻痹（progressive supranuclear palsy，PSP）。

【影像表现】^{18}F-FDG PET/MR 成像表现（图 4-6-1）：横轴位 T_1WI（图 4-6-1A 至图 4-6-1C）显示双侧额叶、颞叶、右侧顶叶脑回变细，局部脑沟、裂增宽，幕上脑室扩张；中脑体积减小，横轴位 T_1WI 中脑萎缩呈"米老鼠征"（图 4-6-1C，红圈），矢状位 T_1WI 显示中脑萎缩呈"蜂鸟征"（图 4-6-1D，红圈），正中矢状位测量脑桥 - 中脑面积比为 6.55。横轴位 ^{18}F-FDG PET（图 4-6-1E 至图 4-6-1G）显示双侧额叶、颞叶、脑桥放射性摄取减低，右侧顶叶、枕叶、尾状核、壳核、丘脑放射性摄取不同程度减低，较对侧减低 10.59%～15.33%。横轴位 ^{18}F-FDG PET/MR 融合图（图 4-6-1H 至图 4-6-1J）显示双侧额叶、颞叶、右侧顶叶脑回萎缩区与 PET 代谢减低区一致。

【影像诊断】双侧额叶、颞叶、右侧顶叶萎缩并葡萄糖代谢减低；脑桥、右侧枕叶、尾状核、壳核、丘脑葡萄糖代谢减低，符合 PSP 表现。

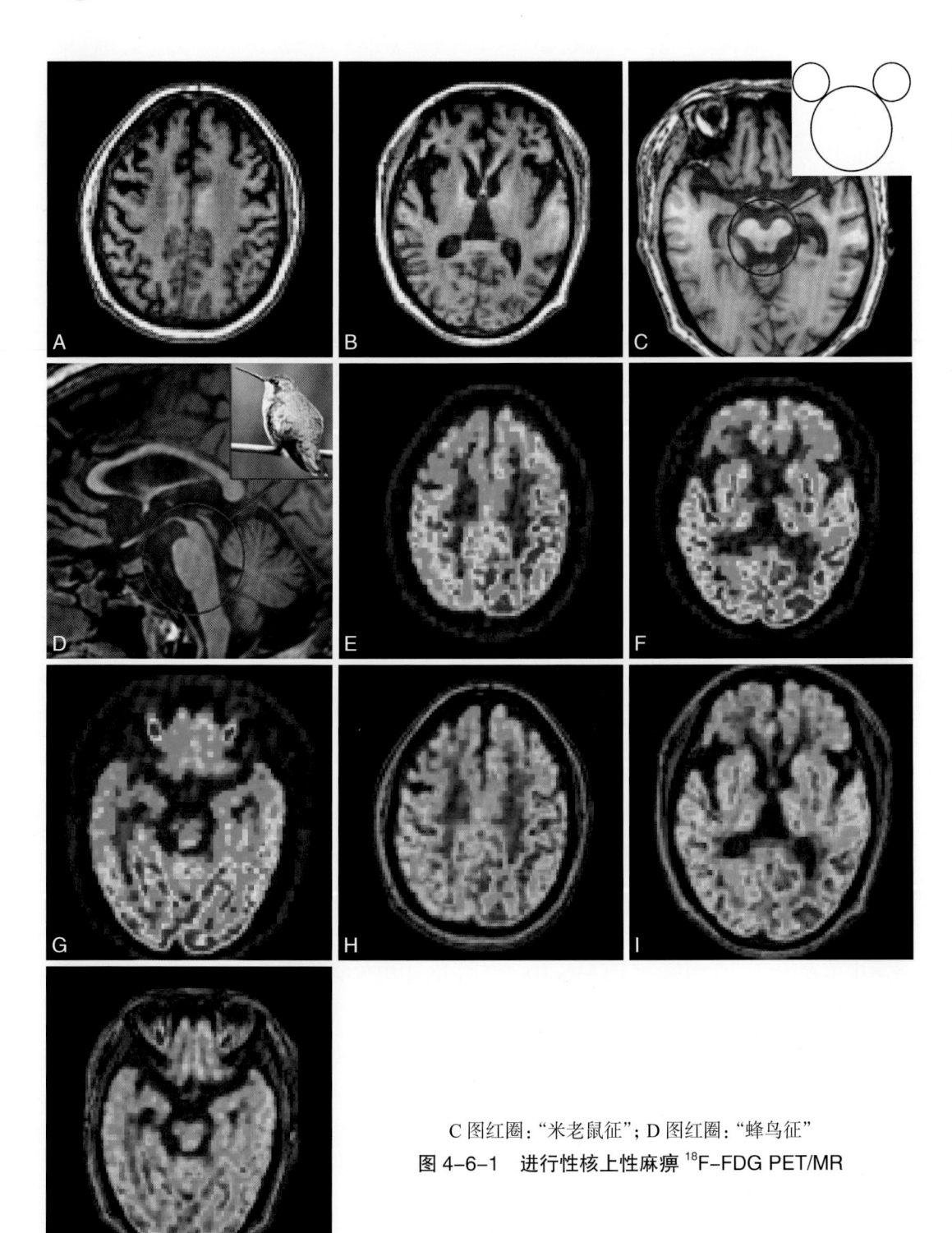

C 图红圈："米老鼠征"；D 图红圈："蜂鸟征"

图 4-6-1　进行性核上性麻痹 ^{18}F-FDG PET/MR

【讨论】PSP 是一种独立、特异的神经变性疾病，目前发病机制不明，常隐匿起病，病程进行性加重，早期出现姿势不稳、反复跌倒、垂直性凝视麻痹、构音障碍及吞咽困难等，仅凭临床症状不易与 PD 或其他帕金森叠加综合征鉴别，需要客观的影像学依据[1]。PSP 患者 MRI 典型表现为中脑及四叠体萎缩，第三脑室、脚间池扩张，伴不同程度大脑皮质萎缩，中脑萎缩于横轴位见"米老鼠征"、矢状位见"蜂鸟征"，是 PSP 与正常人、PD 及其他帕金森叠加综合征结构成像进行鉴别诊断的主要依据。Quattrone 等[2] 发现 PSP 患者 MRI 结构像正中矢状位的脑桥 – 中脑面积比（平均值 6.67，范围 4.35～9.09）显著高于 PD（平均值 4.0，范围 2.94～6.25）、多系统萎缩患者（平均值 3.22，范围 2.17～5.26）及正常人（平均值 3.85，范围 2.78～5.56）；同时，脑桥 – 中脑面积比与小脑中脚 – 小脑上脚宽度比的乘积，诊断 PSP 的敏感度、特异性均为 100%。PSP 出现葡萄糖代谢异常及多巴胺能通路受损，累及广泛大脑皮层及皮层下[3]，^{18}F–FDG PET 典型表现为脑干、纹状体、前扣带皮层、额叶的葡萄糖代谢减低，而 PD 患者纹状体葡萄糖代谢水平基本正常甚至升高，因此，基底节、丘脑葡萄糖代谢减低可作为鉴别征象[4]。针对多巴胺能神经元的特异性示踪剂，PSP 通常表现为双侧、对称的纹状体放射性摄取减低，可以鉴别 PSP 与 PD（以症状侧纹状体受损为主）。另外，tau 蛋白活体显像提示 PSP 皮层下结构（纹状体、丘脑、中脑等）放射性摄取异常，与 AD 主要累及颞叶的表现不同[5]。

本例患者 MRI 表现为双侧大脑皮层广泛萎缩，典型 PSP 中脑萎缩征象（脑桥 – 中脑面积比为 6.55）；^{18}F–FDG PET 显示双侧大脑皮层、脑干、基底节及丘脑葡萄糖代谢减低，与文献报道一致，同时具有 PSP 的脑结构、代谢特异征象。一体化 PET/MR 成像表现能够鉴别 PD 与其他帕金森综合征。

（单 艺 齐志刚 卢 洁）

—— 参考文献 ——

[1] DUFF K, GERSTENECKER A, LITVAN I, et al. Functional impairment inprogressive supra-nuclear palsy[J]. Neurology, 2013, 80(4):380–384.

[2] QUATTRONE A, NICOLETTI G, MESSINA D, et al. MR imaging index for differentiation of progressive supranuclear palsy from Parkinson disease and the Parkinson variant of multiple system atrophy[J]. Radiology, 2008, 246(1):214–221.

[3] OH M, KIM J S, KIM H, et al. Subregional patterns of preferential striataldopamine transporter loss differ in parkinson disease, progressive supranuelear palsy, and multiple system atrophy[J]. J Nucl Med, 2012, 53(3):399–406.

[4] ECKERT T, BARNES A, DHAWAN V, et al. FDG PET in the differential diagnosis of parkinsonian disorders[J]. Neuroimage, 2005, 26(3):912–921.

[5] SAEED U, COMPAGNONE J, AVIV R I, et al. Imaging biomarkers in parkinson's disease and parkinsonian syndromes: current and emerging concepts[J]. Transl Neurodegener, 2017, 6(1):8.

第七节　皮质基底节综合征

【简要病史】患者，女，53 岁，左侧肢体行动迟缓 3 年余，表现为左上肢摆臂幅度减小，左手动作缓慢，加重半年，翻身困难；左上肢精细动作笨拙。行走时左下肢拖沓，在判断自己与周围物品位置关系时摔倒。言语欠清，注意力减退，日间犯困。伴焦虑抑郁，近半年尿频、时有失禁。偶有饮水呛咳。

【体格检查】言语流利，构音欠清，面目表情明显减少、呆板，嗅觉正常。计算力、远近记忆力基本正常。双眼左右扫视减慢，上下视均受限，饮水偶有呛咳，吞咽无困难。四肢肢体肌力 V 级，无震颤，左上肢腕部肌张力略增高。颈部无强直。双上肢腱反射（++），双下肢腱反射（+）。左上肢轮替动作笨拙，右侧手指拍打试验笨拙；左手不会指敲击动作，左手对指及抓握动作缓慢笨拙、不协调，右手正常。左侧足拍打、脚踏试验缓慢笨拙。双侧指鼻试验、跟膝腱试验稳准。闭目难立征阴性。步态左下肢拖沓，后拉试验阳性。痛温觉、深感觉、复合感觉（图形觉、实体觉）正常；连线、画钟、画立方体不完整。

【相关检查】UPDRS Ⅲ 评分 20 分；Hoehn-Yahr 分期 1.0 期；MMSE 评分 20 分；MoCA 评分 23 分。

【临床诊断】帕金森综合征：皮质基底节综合征（cortico basal syndrome，CBS）。

【影像表现】^{18}F-FDG PET/MR 成像表现（图 4-7-1）：横轴位 T$_1$WI（图 4-7-1A、图 4-7-1B）显示双侧大脑半球对称，未见明确形态异常；横轴位 FLAIR（图 4-7-1C、图 4-7-1D）显示双侧额叶皮层下、放射冠散在点状缺血灶。横轴位 ^{18}F-FDG PET（图 4-7-1E、图 4-7-1F）显示右侧额叶皮层、基底节及丘脑局部放射性摄取减低区，较对侧减低分别为 16.80%、28.66%、12.50%。横轴位 ^{18}F-FDG PET/MR 融合图（图 4-7-1G、图 4-7-1H）显示右侧额叶脑回萎缩区与 PET 葡萄糖代谢减低区一致。

【影像诊断】脑内散在小缺血灶；右侧额叶轻度萎缩并葡萄糖代谢减低；右侧基底节及丘脑葡萄糖代谢减低，符合 CBS 表现。

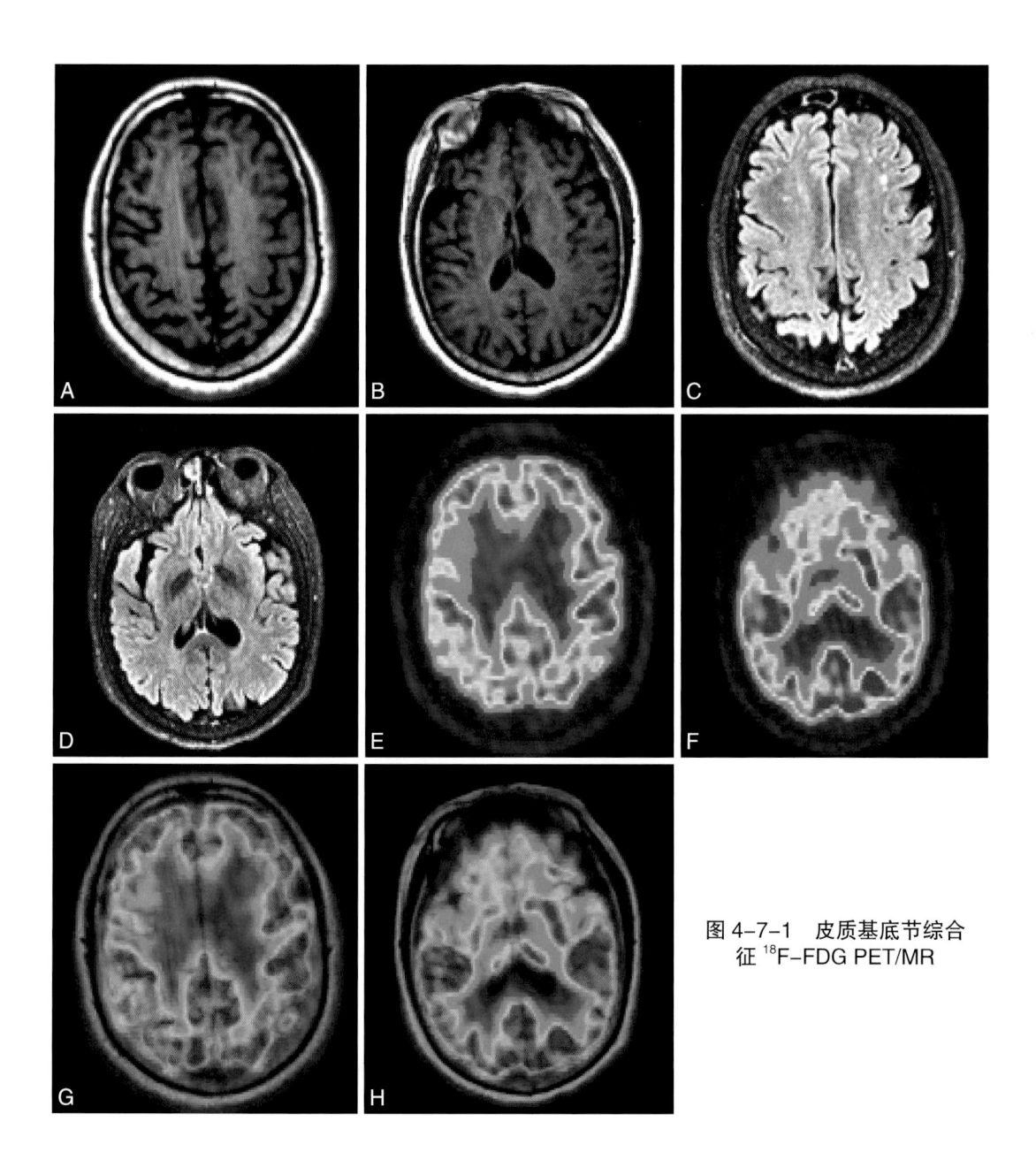

图 4-7-1　皮质基底节综合征 ^{18}F-FDG PET/MR

【讨论】CBS 是一种较罕见的慢性进展性神经变性病，临床表现为非对称肢体运动障碍、肌张力障碍、肌阵挛等，伴有肢体失用、皮层功能障碍、语言障碍、视空间障碍、执行功能障碍等[1]。该病的病理机制复杂，临床诊断主要依赖症状学，影像检查帮助与 PD 及其他帕金森综合征的鉴别诊断。CBS 的 MRI 典型表现是非对称性皮层萎缩，通常以患侧额顶叶为主，伴随侧脑室扩张，而 PSP 主要表现为中脑及小脑脚萎缩，可作为两者的鉴别征象；当 CBS 患者出现认知功能障碍，表现为双侧额、顶叶皮层及皮层下白质萎缩，额顶叶白质、扣带回 FA 值降低，提示白质纤维受损[2]。CBS 的 ^{18}F-FDG PET 主要表现为非对称性额顶叶、基底节及丘脑的葡萄糖代谢减低，累及症状侧，其中皮层代谢异常改变较基底节更明显，以顶叶为著，这种非对称异常代谢模式与 PD、PSP、多系统萎缩不同，PSP 及多系统萎缩主要表现为双侧对称性大脑皮层代谢异常[3, 4]。

本例患者的 MRI 结构像未见 PD 或其他帕金森综合征的典型征象，可作为重要的鉴别依据；^{18}F-FDG PET 表现为典型的非对称性额叶、基底节区、丘脑葡萄糖代谢减低；MRI 与 PET 的综合信息为 CBS 的诊断提供了可靠、客观的影像学依据。

（单　艺　齐志刚　卢　洁）

——— 参考文献 ———

[1] ARMSTRONG M J, LITVAN I, LANG A E, et al. Criteria for the diagnosisof corticobasal degeneration[J]. Neurology, 2013, 80(5):496–503.

[2] SAEED U, COMPAGNONE J, AVIV R I, et al. Imaging biomarkers in Parkinson's disease and parkinsonian syndromes: current and emerging concepts[J]. Transl Neurodegener, 2017, 6(1):8.

[3] JUH R, PAE C U, KIM T S, et al. Cerebral glucose metabolism incorticobasal degeneration comparison with progressive supranuclearpalsy using statistical mapping analysis[J]. Neurosci Lett, 2005, 383(1–2):22–27.

[4] NIETHA MMER M, TANG C C, FEIGIN A, et al. A disease–specific metabolic brain network associated with corticobasal degeneration[J]. Brain, 2014, 137(11):3036–3046.

第五章

头颈部肿瘤

第一节 鼻咽癌

【简要病史】患者，男，63岁，无明显诱因出现涕中带血1年，症状加重1个月。

【体格检查】喉镜检查：左侧鼻咽顶不规则隆起，黏膜表面见溃疡，左侧咽隐窝变浅。

【临床诊断】左侧鼻咽部占位。

【影像表现】^{18}F-FDG PET/MR 成像表现（图5-1-1）：左侧鼻咽部可见软组织肿块，大小约 2.4 cm×3.3 cm×3.4 cm，左侧咽隐窝消失，邻近枕骨斜坡受累，病变在横轴位 T_1WI（图5-1-1A）、T_2WI（图5-1-1B）均呈等信号，DWI呈不均匀稍高信号（图5-1-1C），ADC 值为 $0.8×10^{-3}$ mm^2/s，冠状位 T_2WI 病变向左侧鼻腔及筛窦内生长（图5-1-1D），^{18}F-FDG PET（图5-1-1E）和 ^{18}F-FDG PET/MR 融合图（图5-1-1F 至图5-1-1H）显示左侧鼻咽部、左侧鼻腔及筛窦内病变放射性摄取明显增高，SUV_{max} 为 25.25。

【影像诊断】考虑左侧鼻咽癌，侵犯左侧鼻腔及筛窦。

【病理诊断】鼻咽非角化性癌，未分化型，免疫组化结果：CK（+），Vimentin（部分+），EMA（+），CK5/6（+），P63（+），EBV（+），Ki-67（局灶20%+），CD20（淋巴细胞+），CD3（淋巴细胞+）。

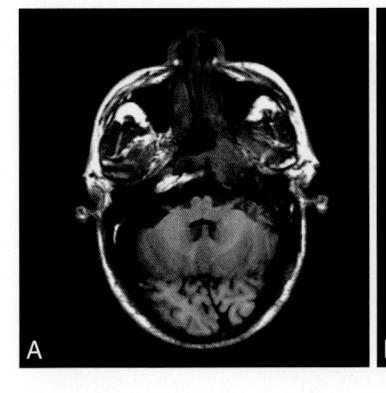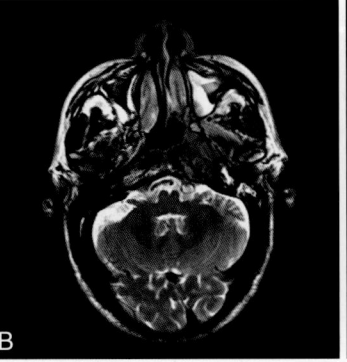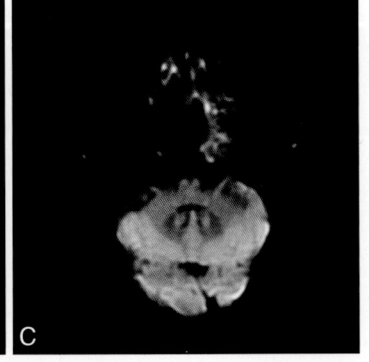

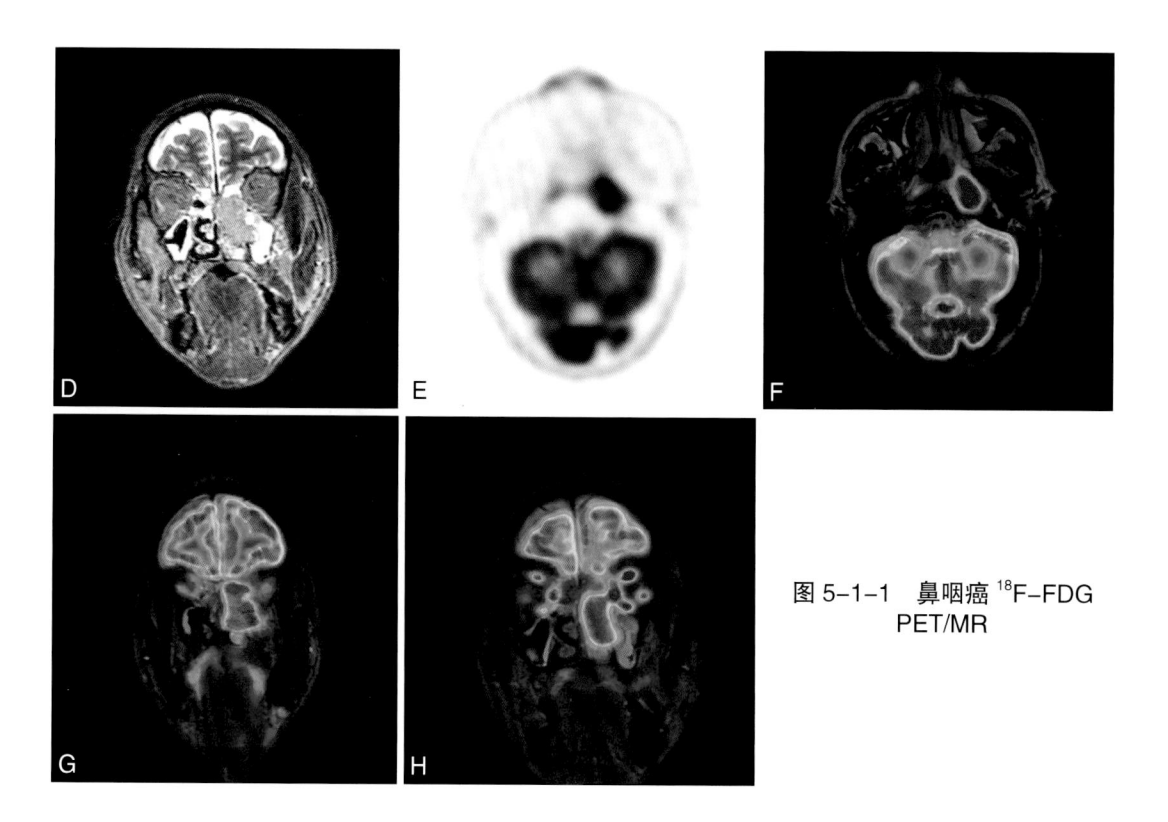

图 5-1-1 鼻咽癌 ^{18}F-FDG PET/MR

【讨论】鼻咽癌发病率为耳鼻咽喉恶性肿瘤之首，是我国高发恶性肿瘤之一。放射治疗是鼻咽癌的首选方法，但是如出现区域淋巴结转移或远处器官的转移，则治疗效果不佳。MRI 可以准确显示鼻咽癌病变对邻近结构、颅底骨质、鼻窦、颅内侵犯及淋巴结转移情况。研究发现，50% ~ 70% 鼻咽癌可出现颅底侵犯，MRI 对显示颅底骨质的骨髓浸润具有明显优势，对鼻咽癌进行精确 TNM 分期，有助于放射治疗前进行精确靶区勾画[1-3]。由于 MRI 具有无辐射损伤、软组织分辨率高的优势，因此是鼻咽癌患者疗效监测及判断复发的首选影像检查方法。放疗后纤维化与肿瘤复发或残留在 MRI 表现相似，常难以鉴别，但 ^{18}F-FDG PET 显示肿瘤复发或残留为葡萄糖高代谢，而放疗后纤维化葡萄糖代谢不增高。研究发现，^{18}F-FDG PET/CT 可明确诊断鼻咽癌放疗后复发情况，其敏感性为88% ~ 100%，特异性为 64% ~ 100%[4, 5]。SUV_{max} 可以作为评价鼻咽癌患者预后的独立因素，鼻咽部 $SUV_{max} \geq 2.5$ 提示患者预后不佳[6]。

一体化 PET/MR 成像不仅可以准确显示肿瘤病变及淋巴结转移，还能够对肿瘤放疗后改变和复发进行鉴别，从而实现对病情的一站式影像学评估。与 PET/CT 相比，一体化 PET/MR 成像对肿瘤 N 分期和 M 分期的诊断灵敏度分别为 99.5% 和 90%，高于 PET/CT 的90.9% 和 83.3%；显示颅内浸润方面也优于 PET/CT，包括神经周围浸润、颅底孔隙及颅内侵犯情况，且对骨转移的阳性预测值（100%）显著高于 MRI（75%）和 PET/CT（81.8%）[7~9]，发现这些区域的肿瘤浸润可以指导放射治疗。

本例鼻咽癌患者 ^{18}F-FDG PET/MR 成像显示葡萄糖代谢明显增高，提示为恶性病变，SUV_{max} 为 25.5，提示预后不佳；MRI 显示病变向左侧鼻腔、筛窦内生长，枕骨斜坡偏左侧脂肪信号消失，局部病变呈明显葡萄糖高代谢，提示左侧鼻腔、筛窦及斜坡骨质均被肿瘤组织侵犯，但未发现淋巴结及远处转移，临床分期为 $T_3N_0M_0$，一体化 PET/MR 成像的"一站式"影像学检查在鼻咽癌患者术前分期有优势。

（宋天彬　张　苗　卢　洁）

—— 参考文献 ——

[1] CHUA M L K, WEE J T S, HUI E P, et al. Nasopharyngeal carcinoma[J]. Lancet, 2016, 387(10022):1012-1024.

[2] FENG Y, CAO C, HU Q, et al. Grading of MRI-detected skull-base invasion in nasopharyngeal carcinoma with skull-base invasion after intensity-modulated radiotherapy[J]. Radiat Oncol, 2019,14(1):10.

[3] CHENG Y K, LIU L Z, JIANG N, et al. MRI-detected skull-base invasion: prognostic value and therapeutic implication in intensity-modulated radiotherapy treatment for nasopharyngeal carcinoma[J]. Strahlenther Onkol, 2014, 190(10):905-911.

[4] ANZAI Y, CARROLL W R, QUINT D J, et al. Recurrence of head and neck cancer after surgery orirradiation: prospective comparison of 2-deoxy-2-[F-18]fluoro-Dglucose PET and MRI diagnoses[J]. Radiology, 1996, 200(1):135-141.

[5] WONG W L, CHEVRETTON E B, MCCURK M, et al. A prospective study of PET-FDG imaging for the assessment of head and neck squamous cell carcinoma[J]. Clin Otolaryngol Allied Sci, 1997, 22(3):209-214.

[6] 田月丽，兰晓莉，吴志坚，等 . ^{18}F-FDG PET/CT 显像在鼻咽癌综合治疗后随访中的诊断及预后评估效能 [J]. 中国医学影像技术 , 2013, 29(3):349-353.

[7] NG S H, CHAN S C, YEN T C, et al. Staging of untreated nasopharyngeal carcinoma with PET/CT:comparison with conventional imaging work-up[J]. Eur J Nucl Med Mol Imaging, 2009,

36(1):12–22.

[8] ZHOU H, SHEN G, ZHANG W, et al. ^{18}F–FDG PET/CT for the diagnosis of residual or recurrent nasopharyngeal carcinoma after radiotherapy: ameta analysis[J]. J Nucl Med, 2016, 57(3):342–347.

[9] CHAN S C, YEH C H, YEN T C, et al. Clinical utility of simultaneous whole–body ^{18}F–FDG PET/MRI as a single–step imaging modality in the staging of primary nasopharyngeal carci–noma[J]. Eur J Nucl Med Mol Imaging, 2018, 45(8):1297–1308.

第二节 鼻咽部腺样囊性癌

【简要病史】患者，男，52 岁，耳痛耳闷 5 年余，右侧鼻咽部及咽鼓管腺样囊性癌（adenoid cystic carcinoma，ACC）术后 2 年余。

【体格检查】专科检查：右侧咽隐窝及鼻咽顶后壁淡红色新生物。

【临床诊断】右侧咽隐窝占位。

【影像表现】[18]F–FDG PET/MR 表现（图 5–2–1）：右侧鼻咽部可见异常软组织信号影，大小约 2.0 cm × 1.5 cm × 1.5 cm，横轴位 T_1WI 呈等信号（图 5–2–1A），T_2WI 呈稍高信号（图 5–2–1B），DWI 呈高信号（图 5–2–1C），ADC 值约 1.12×10^{-3} mm²/s，病变与咽后壁头长肌之间的分界尚清，颈长肌后脂肪间隙消失，邻近枕骨斜坡可见异常信号，T_1WI/T_2WI 低信号；右侧咽隐窝略变浅，同侧咽鼓管受累，右侧乳突可见异常信号。横轴位 ^{18}F–FDG PET（图 5–2–1D）和 ^{18}F–FDG PET/MR 融合图像（图 5–2–1E）显示右侧鼻咽部软组织肿块放射性摄取明显增高，SUV_{max} 为 18.29；与对侧相比，右侧颈长肌可见轻度放射性摄取。双侧颈部未见肿大淋巴结。

【影像诊断】考虑右侧鼻咽部占位，恶性可能。

【病理诊断】右侧鼻咽部 ACC。免疫组化结果：CK7（+），CK20（–），CK5/6（部分 +），P63（部分 +），Calponin（部分 +），α–actin（+），CD117（+），S100（部分 +），GFAP（–），Ki–67（局灶 5%+）。

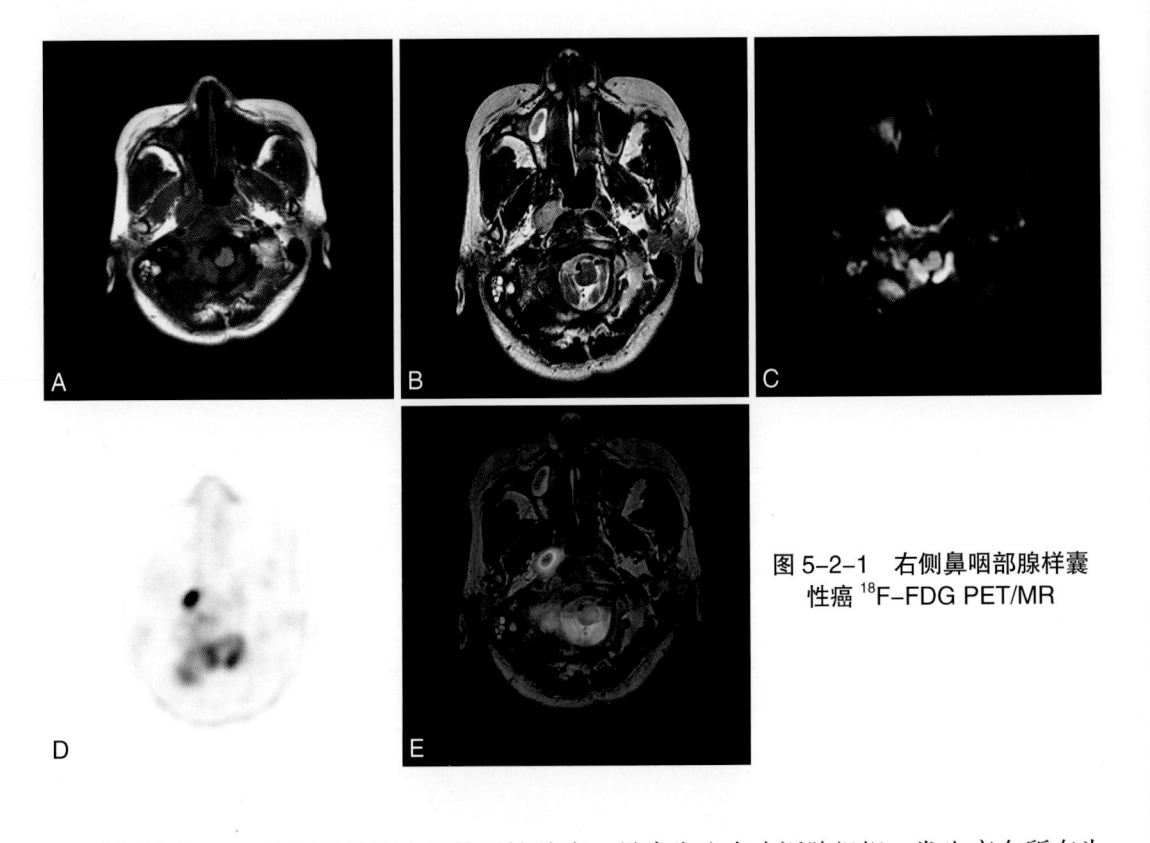

图 5-2-1 右侧鼻咽部腺样囊性癌 ^{18}F-FDG PET/MR

【讨论】ACC 是头颈部较少见的恶性肿瘤，最常发生在小涎腺组织，发生率在所有头颈部恶性肿瘤 <1%，仅占所有鼻咽恶性肿瘤的 0.13%[1~3]。ACC 病理组织学分型为管状型、筛孔型和实体型，筛孔型是最常见类型。ACC 特点为嗜神经性、跳跃性、远处转移，其中 10% 发生远处转移[4]。本例右侧鼻咽部病变与头长肌边界清楚，而颈长肌及枕骨斜坡显示受累，可能是 ACC 跳跃性转移表现。ACC 局部复发常沿起源部位周围的黏膜下、纤维组织层和神经蔓延，沿神经管扩散是鼻咽部 ACC 的主要特征。ACC 浸润途径为：咽喉腔→咽旁腔→三叉神经→椎间孔→海绵窦→三叉神经、外展神经、动眼神经[5]，由于肿瘤常侵犯周围神经，因此，疼痛是 ACC 最常见临床症状。头颈部 ACC 的治疗主要包括手术和术后放疗，5 年复发率为 35% ~ 50%[6, 7]。

MRI 能够清晰显示头颈部 ACC 病变的形态、轮廓和侵犯范围，对分期、神经血管浸润及淋巴结转移进行精确评估。颈部 ACC 病变均位于咽喉腔的黏膜下，通常表现为浸润生长，无假包膜，见缝就钻，周围软组织广泛受累，T$_1$WI 多为等信号或稍高信号，可见由于病变内出血或黏液成分所致的高信号，边界欠清，T$_2$WI 呈高信号，其内信号常不均匀，增强后肿瘤强化不均匀，部分肿瘤可见典型的筛孔样强化[8]。本例患者 MRI 发现病变位于右侧鼻咽部，紧贴黏膜，局部黏膜 T$_2$WI 信号稍高，提示受累可能。另外，咽鼓管受压导致同侧乳突炎改变。由于 ACC 肿瘤分化程度不同，PET 表现为不同程度的 ^{18}F-FDG 摄取增高，研究发现肿瘤 $SUV_{max}>4.15$，患者的无进展生存率显著降低，提示 SUV_{max} 值可以预测肿瘤的级别和预后[9]。本例患者右侧鼻咽部 ACC 病变，^{18}F-FDG 摄取明显增高，SUV_{max} 为 18.29，提示预后不佳。PET/CT 诊断 ACC 局部再分期灵敏度为 96%，准确度为 94%[10]，检测头颈部恶性肿瘤治疗后 12 个月判断复发的敏感性高达 100%[11]。

一体化 PET/MR 检查有助于全面的术前影像学分期及预后评估，SUV_{max} 值可以为预后判断提供依据，判断肿瘤复发较 MRI 具有更高的灵敏度[12-14]。

（宋天彬　张　苗　卢　洁）

——参考文献——

[1] GIANNINI P J, SHETTY K V, HORAN S L, et al. Adenoid cystic carcinoma of the buccal vestibule: a case report and review of the literature[J]. Oral Oncol, 2006, 42(10):1029-1032.

[2] LIU T R, YANG A K, GUO X. et al. Adenoid cystic carcinoma of the nasopharynx: 27-year experience[J]. Laryngoscope, 2008, 118(11):1981-1988.

[3] KOKEMUELLER H, ECKARDT A, BRACHVOGEL P, et al. Adenoid cystic carcinoma of the head and neck-a 20 years experience[J]. Int J Oral Maxillofac Surg, 2004, 33(1):25-31.

[4] SEONG S Y, HYUN D W, KIM Y S, et al. Treatment outcomes of sinonasal adenoid cystic carcinoma: 30 cases from a single institution[J]. J Craniomaxillofac Surg, 2014, 42(5):171-175.

[5] DONG J, TIAN L, LI S, et al. Differences in extension patterns between adenoid cystic carcinoma of the nasopharynx and nasopharyngeal carcinoma on MRI[J]. Int J Clin Exp Pathol, 2015, 8(12):15960-15968.

[6] VAN WEERT S, BLOEMENA E, VAN DER WAAL I, et al. Adenoid cystic carcinoma of the head and neck: a single-center analysis of 105 consecutive cases over a 30-year period[J]. Oral Oncol, 2013, 49(8):824-829.

[7] TRIANTAFILLIDOU K, DIMITRAKOPOULOS J, IORDANIDIS F, et al. Management of adenoid cystic carcinoma of minor salivary glands[J]. J Oral Maxillofac Surg, 2006, 64(7):1114-1120.

[8] PARK C M, GOO J M, LEE H J, et al. Tumors in the tracheobronchial tree: CT and FDG PET features[J]. Radiographics, 2009, 29(1):55-71.

[9] KIM D, KIM W, LEE J, et al. Pretreatment maximum standardized uptake value of ^{18}F-fluoro-deoxyglucose positron emission tomography as a predictor of distant metastasis in adenoid cystic carcinoma of the head and neck[J]. Head Neck, 2016, 38(5):755-761.

[10] RUHLMANN V, POEPPEL T D, VEIT J, et al. Diagnostic accuracy of ^{18}F-FDG PET/CT and MR imaging in patients with adenoid cystic carcinoma[J]. BMC Cancer, 2017, 17(1):887.

[11] KIM J W, ROH J L, KIM J S, et al. ^{18}F-FDG PET/CT surveillance at 3-6 and 12 months for detection of recurrence and second primary cancer in patients with head and neck squamous cell carcinoma[J]. Br J Cancer, 2013, 109(12):2973-2979.

[12] SANLI Y, ZUKOTYNSKI K, MITTRA E, et al. Update 2018: ^{18}F-FDG PET/CT and PET/MRI in head and neck Cancer[J]. Clin Nucl Med, 2018, 43(12):e439-e452.

[13] RASMUSSEN J H, VOGELIUS I R, FISCHER B M, et al. Prognostic value of ^{18}F-fludeoxyglucose uptake in 287 patients with head and neck squamous cell carcinoma[J]. Head Neck, 2015, 37(9):1274-1281.

[14] LAMBRECHT M, VAN CALSTER B, VANDECAVEYE V, et al. Integrating pretreatment diffusion weighted MRI into a multivariable prognostic model for head and neck squamous cell carcinoma[J]. Radiother Oncol, 2014, 110(3):429-434.

第三节　梨状窝癌

【简要病史】患者，男，61 岁，声音嘶哑，咽部异物感 1 个月。

【体格检查】专科检查：喉镜检查见左侧梨状窝、左咽侧壁、杓会厌皱襞粗糙肿物。

【相关检查】肿瘤标志物：CEA 升高。

【临床诊断】左侧梨状窝占位。

【影像表现】^{18}F-FDG PET/MR 成像表现（图 5-3-1）：左侧梨状窝处可见软组织肿块影，大小约 3.1 cm × 3.0 cm × 3.1 cm，横轴位 T_1WI 病变呈等信号（图 5-3-1A，黄箭头），T_2WI 病变呈不均匀稍高信号（图 5-3-1B，黄箭头），DWI 病变呈不均匀高信号，中心可见低信号（图 5-3-1C，黄箭头），边缘 ADC 值为 $0.476 × 10^{-3}$ mm^2/s，中心 ADC 值为 $1.191 × 10^{-3}$ mm^2/s。病变侵犯左侧环状软骨，突入喉咽腔；静脉注射 Gd-DTPA（2.5 ml/s，0.1 mmol/kg）后病变外周区域不均匀轻－中度强化，中心呈低强化（图 5-3-1D，黄箭头）；

^{18}F-FDG PET（图 5-3-1E）和 ^{18}F-FDG PET/MR 融合图（图 5-3-1F）病变周边区域呈放射性摄取明显增高，中心可见放射性摄取缺损（黄箭头），SUV_{max} 为 22.59。左侧颈部可见多发肿大淋巴结，部分融合成团（图 5-3-1A 至图 5-3-1H，红箭头），横轴位 T_1WI 呈等信号，T_2WI 呈稍高信号，DWI 呈高信号，PET 横轴位（图 5-3-1E）、冠状位（图 5-3-1G）和 PET/MR 融合图像（图 5-3-1F、图 5-3-1H）显示 ^{18}F-FDG 摄取明显均匀增高，SUV_{max} 为 21.23。全身 PET 图像（图 5-3-1I）显示肝脏（蓝箭头）、左侧锁骨上区（绿箭头）及左侧颈部可见多发 ^{18}F-FDG 摄取增高区（黄箭头），SUV_{max} 为 12.60。

【影像诊断】左侧梨状窝占位，伴左侧颈部、左侧锁骨上区多发淋巴结转移，肝脏多发转移。

【病理诊断】左侧梨状窝低分化鳞癌。

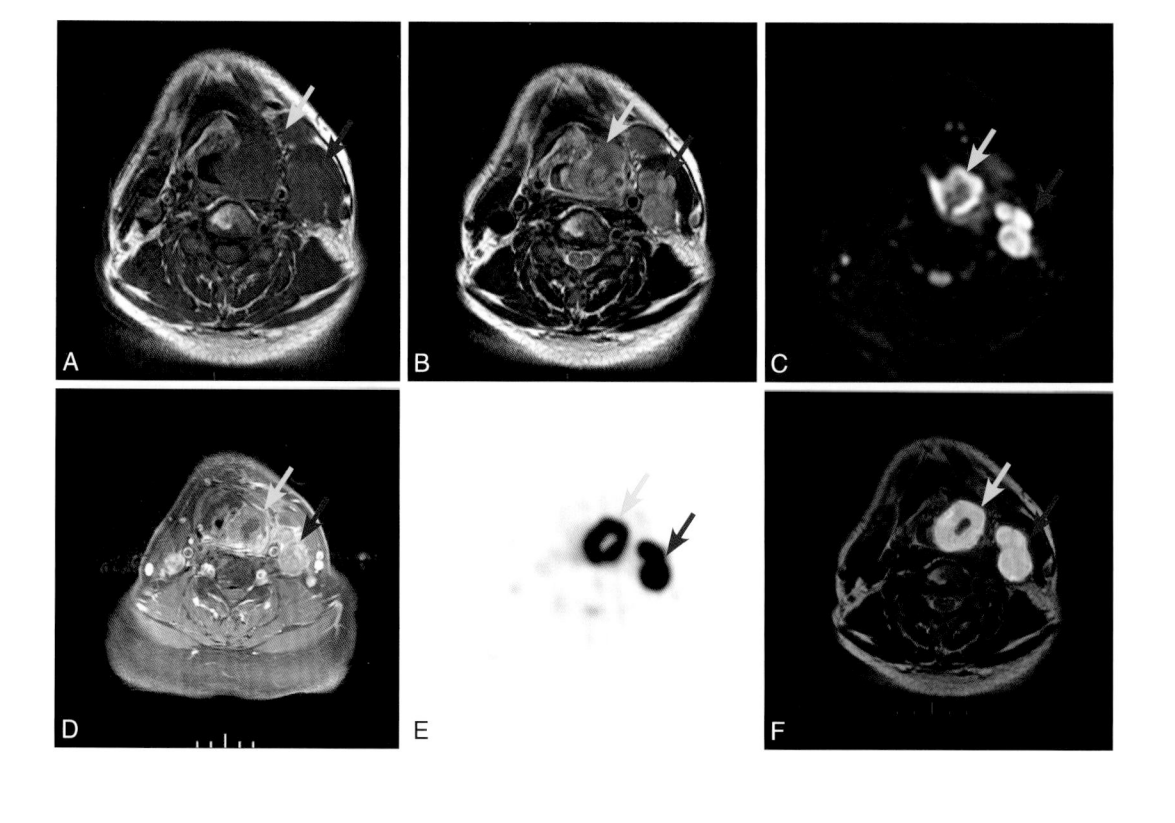

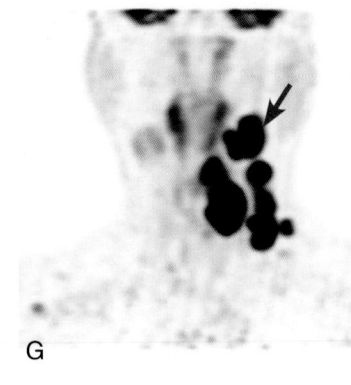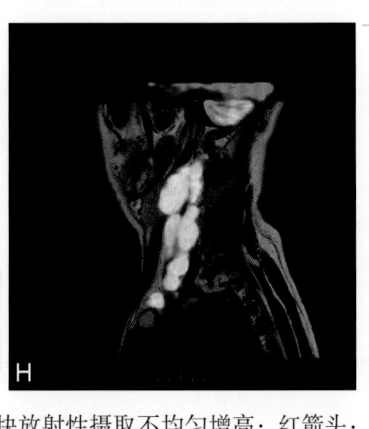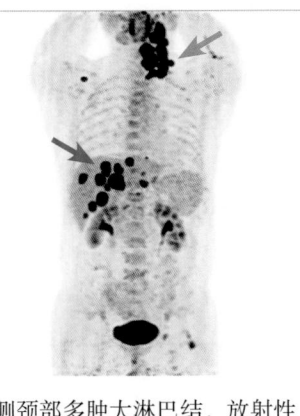

G   H   I

黄箭头：左侧梨状窝处软组织肿块放射性摄取不均匀增高；红箭头：左侧颈部多肿大淋巴结，放射性摄取明显增高；绿箭头：左侧锁骨上区肿大淋巴结，放射性摄取明显增高；蓝箭头：肝脏多发转移，放射性摄取明显增高

图 5-3-1　左侧梨状窝癌，伴左侧颈部、左侧锁骨上区淋巴结转移及肝脏转移 ¹⁸F-FDG PET/MR

【讨论】梨状窝癌占下咽癌的 70%~86%，因其部位隐匿，早期不易被发现，临床以中晚期多见。梨状窝癌易向黏膜下扩展，侵犯范围广泛，破坏黏膜层、黏膜下脂肪层及肌层，并可经环状软骨后区侵犯喉内结构。喉镜常能清楚显示梨状窝肿瘤的部位、黏膜面的情况及喉内侵犯情况，并且可直接取活检获得病理学诊断依据，但喉镜无法判断其肿瘤是否侵犯喉软骨和喉旁间隙，以及侵犯的程度与范围，也不能明确局部及远隔区域转移情况。由于梨状窝区淋巴管丰富，肿瘤易于向周围直接蔓延和发生淋巴结转移，而是否存在颈部淋巴结转移将直接影响患者预后，有转移的患者较无转移的患者预后差[1]。

MRI 可早期发现黏膜下浸润病变，弥补喉镜的不足，多平面、多参数成像并结合增强扫描可早期发现梨状窝癌对环状软骨后段及梨状窝尖的侵犯。本例患者 MRI 显示左侧梨状窝占位，并侵犯邻近左侧环状软骨和杓会厌皱襞；左侧颈部可见多发肿大融合淋巴结，提示发生淋巴结转移。研究报道肿瘤 ADC 值低于 0.993×10^{-3} mm²/s 提示为恶性病变[2]，本例患者肿瘤边缘实性部分 ADC 值为 0.476×10^{-3} mm²/s，提示该梨状窝肿瘤为恶性。头颈部恶性肿瘤患者预后很大程度取决于淋巴结转移，单发淋巴结转移就会导致总生存率降低约 50%[3]。¹⁸F-FDG PET/CT 可以显示肿瘤代谢情况判断病变性质，能够早期诊断下咽癌，并可以检出淋巴结转移、远处转移和局部复发，进行精准的 TNM 分期[4-6]。

一体化 PET/MR 利用 MRI 较高的软组织分辨率清晰显示肿瘤病变本身的形态、信号特征、侵犯范围和深度，同时通过 ¹⁸F-FDG 的摄取程度判断病变性质，二者优势互补。研究表明，PET/MR 显示头颈部肿瘤病变特征及周围神经侵犯方面均优于 PET/CT，具有较高灵敏度（85%）和特异性（92%）[7-9]，同时通过淋巴结的信号特点及代谢综合判断淋巴结是否发生转移，对于诊断头颈部肿瘤的颈淋巴结转移比单纯 CT 及 MRI 更准确。本例患者一体化 PET/MR 成像检查显示了左侧梨状窝病变的形态、邻近环状软骨受侵和代谢情况，并且很好地显示了左侧颈部、右侧锁骨上区多发转移淋巴结及肝脏多发转移灶，为 TNM 分期提供了精确的术前影像学评估。

（宋天彬　张　苗　卢　洁）

—— 参考文献 ——

[1] SCHMAIFUSS I M, MANCUSO A A, TART R P. Postcricoid regionand cervical esophagus: normal appearanceat CT and MR imaging[J]. Radiology, 2000, 214(1):237-246.

[2] SAKAMOTO J, IMAIZUMI A, SASAKI Y, et al. Comparison of accuracy of intravoxel incoherent motion and apparent diffusion coefficient techniques for predicting malignancy of head and neck tumors using half-Fourier single-shot turbo spin-echo diffusion-weighted imaging[J]. Magn Reson Imaging, 2014, 32(7):860-866.

[3] SCHÖDER H, YEUNG H W. Positron emission imaging of head and neck cancer, including thyroid carcinoma[J]. SeminNucl Med, 2004, 34 (3):180-197.

[4] RODRIGUES R S, BOZZA F A, CHRISTIAN P E, et al. Comparison of whole-body PET/CT, dedicated high-resolution head and neckPET/CT, and contrast-enhanced CT in preoperative staging ofclinically M0 squamous cell carcinoma of the head and neck[J]. J Nucl Med, 2009, 50(8):1205-1213.

[5] TANTIWONGKOSI B, YU F, KANARD A, et al. Role of ^{18}F-FDG PET/CT in pre and post treatment evaluation in head and neckcarcinoma[J]. World J Radiol, 2014, 6(5): 177-191.

[6] BROUWER J, SENFT A, DE BREE R, et al. Screening for distant metastases in patients with head and neck cancer: is there a role for [18]FDG-PET?[J]. Oral Oncol, 2006, 42(3):275-280.

[7] CASTALDI P1, LECCISOTTI L, BUSSU F, et al. Role of ^{18}F-FDG PET-CT in head and neck squamouscell carcinoma[J]. Acta Otorhinolaryngol Ital, 2013, 33(1):1-8.

[8] KUHN F P, HÜLLNER M, MADER C E, et al. Contrast-enhanced PET/MR imaging versus contrast-enhanced PET/CT in head and neck cancer: How much MR information is needed?[J]. J Nucl Med, 2014, 55 (4):551-558.

[9] KANDA T, KITAJIMA K, SUENAGA Y, et al. Comparison of contrast enhanced PET/MRI and contrast enhanced PET/CT in patients with head and neck cancer[J]. Eur J Radiol, 2013, 82(11):2005-2010.

第四节　鼻腔鼻窦黑色素瘤

【简要病史】患者，女，79岁，左侧鼻塞1年，间断鼻出血伴头疼4个月。

【体格检查】左侧鼻腔充满黑色坏死样物，易出血，右侧鼻腔受压变窄，鼻中隔受压突向右侧。

【相关检查】鼻窦 CT 显示左侧鼻腔及鼻窦占位。

【临床诊断】左侧鼻腔及鼻窦占位。

【影像表现】^{18}F-FDG PET/MR 成像表现（图5-4-1）：左侧鼻腔内可见软组织肿物，大小约 4.4 cm × 2.9 cm × 4.9 cm，横轴位 T_1WI 病变呈稍低信号伴少许稍高信号（图5-4-1A），T_2WI 病变呈混杂高信号伴条状低信号（图5-4-1B），DWI 病变呈混杂高信号，其内可见条状低信号（图5-4-1C），ADC 值约 0.58 × 10^{-3} mm^2/s，病灶边界尚清，增强后可见明显不均匀强化（图5-4-1D）；横轴位 ^{18}F-FDG PET（图5-4-1E）和 ^{18}F-FDG PET/MR 融合图（图5-4-1F）显示左侧鼻腔内病变放射性摄取不均匀增高，SUV$_{max}$ 为 6.54。增强扫描冠状位（图5-4-1G）显示左侧鼻腔向同侧筛窦及眼眶内生长，^{18}F-FDG PET/MR 融合图（图5-4-1H）左侧筛窦及眼眶、左侧上颌窦内病变放射性摄取未见增高。体部 ^{18}F-FDG PET MIP 图（图5-4-1I）显示未见放射性摄取增高灶。

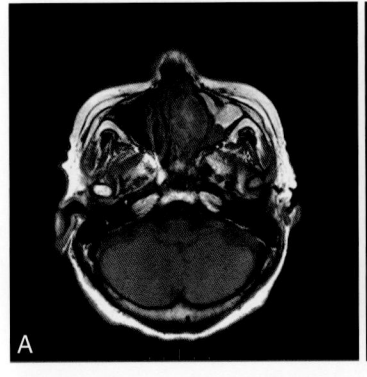 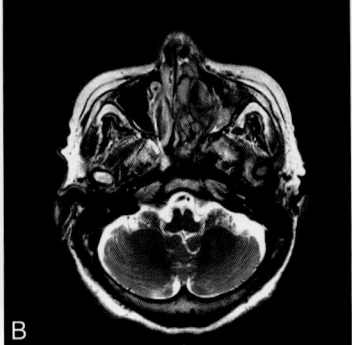 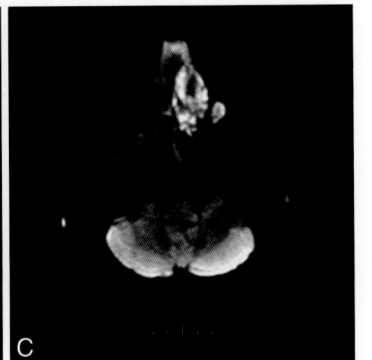

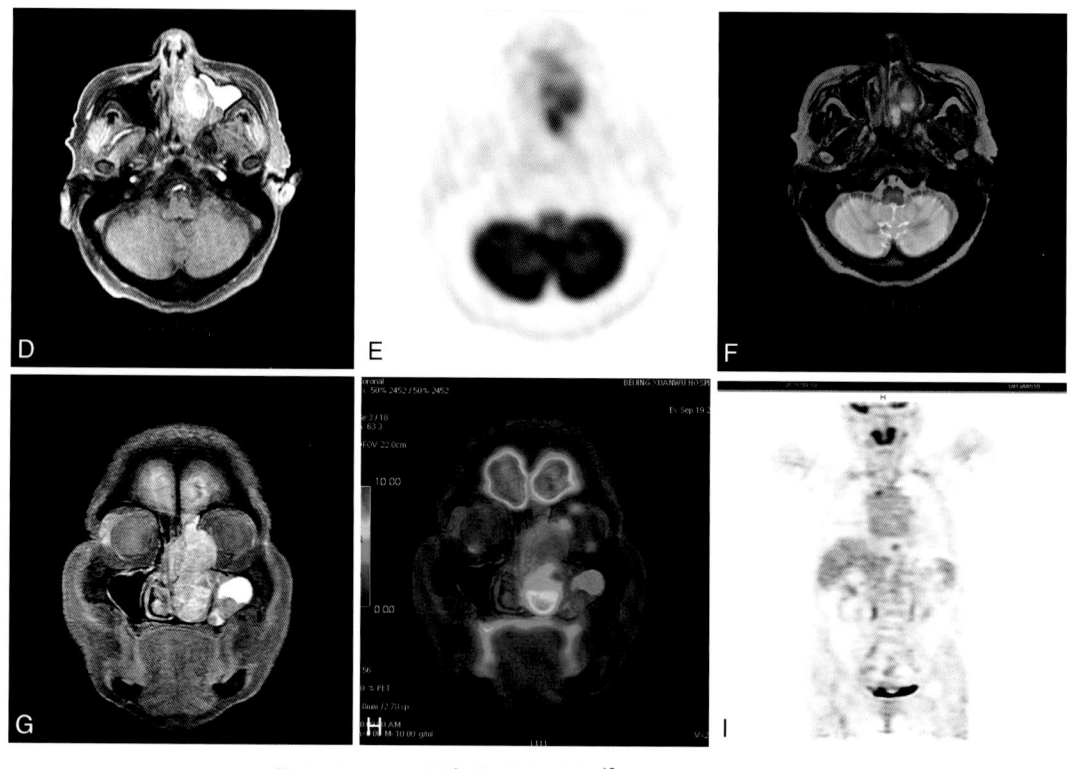

图 5-4-1　左侧鼻腔黑色素瘤 ^{18}F-FDG PET/MR

【影像诊断】左侧鼻腔恶性病变。

【病理诊断】恶性黑色素瘤。

【讨论】恶性黑色素瘤起源于皮肤、黏膜、眼葡萄膜、软脑膜等组织的黑色素细胞，其恶性程度及死亡率均很高，可侵犯鼻窦、眼眶，致面部隆起畸形，并且早期远处转移。恶性黑色素瘤发生率较低，占鼻腔和鼻窦恶性肿瘤的 4%～8%[1, 2]。黑色素瘤女性多见，多发生在 65～70 岁[3]。鼻窦原发恶性黑色素瘤的死亡率高于鼻腔[4]。该病变早期诊断困难，病程进展快，愈后差，5 年总生存率 <40%[5]。临床通常表现为一侧鼻塞，鼻出血及涕中带血。鼻腔黑色素瘤多发生于一侧鼻腔中后段，鼻窦内病变的好发部位为上颌窦，病变形态呈结节团块状，欠规则。目前鼻腔恶性黑色素瘤仍以手术切除为主要治疗手段，由于肿瘤与正常黏膜无明显界限，手术彻底清除难度较大，因此，常见术后肿瘤复发和转移，远处转移可以发生在头颅、眼眶、肝、肺等部位。

MRI 可以显示鼻腔鼻窦黑色素瘤病变的大小、形态、信号、生长情况、有无囊变或钙化、肿块中心位置、邻近骨质变化及侵犯周围组织情况等。MRI 上 <2 cm 的病变表现为特征性 T_1WI 高信号、T_2WI 低信号，这是由于黑色素内有自由基和不成对电子形成金

属螯合物，缩短 T_1 和 T_2 弛豫时间所致；当病变 ≥ 2 cm，T_1WI、T_2WI、DWI 均呈混杂信号，增强扫描呈中等或明显强化[6]。此外，鼻腔恶性黑色素瘤肿瘤间质血管较丰富，容易出血，T_1WI 表现为高信号。组织学检查发现恶性黑色素瘤内含有瘤内血管和纤维性隔膜，T_1WI 表现为病变内的分隔，可能由于肿瘤内黑色素和出血的不均匀分布所致，区分鼻腔鼻窦非黑色素瘤和黑色素瘤的准确度为 92%[7]。本例病变 T_1WI 也可以看到这种分隔表现。DWI 在恶性肿瘤侵袭性的判定和治疗反应的监测有重要的价值，研究发现 ADC 值 $<1.0 \times 10^{-3}$ mm^2/s 为恶性[8,9]。本例病变的 ADC 值约 0.58×10^{-3} mm^2/s，提示为恶性病变。

目前 ^{18}F-FDG PET/CT 是恶性黑色素瘤初始分期和随访的首选方法[10,11]，能够敏感检出恶性黑色素瘤及转移病变，对检出黑素瘤转移灶的灵敏度和特异性分别为 79% 和 86%[12]。Bastiaanet 等[13] 利用 PET 对 80 例Ⅲ B 期恶性黑色素瘤患者病变的 SUV 值和无病生存率相关性进行研究，发现黑色素瘤的 ^{18}F-FDG 摄取与无病生存率呈显著负相关。本例黑色素瘤患者鼻腔内病变 ^{18}F-FDG 摄取明显增高，SUV_{max} 为 6.54。全身 PET 显像并未发现体部其他部位的异常 ^{18}F-FDG 摄取增高灶，提示没有远处转移。

与 PET/CT 相比，PET/MR 对黑色素瘤转移淋巴结检出的敏感性、特异性、阳性预测值和阴性预测值更高，分别为 23.5%、96.9%、66.7% 和 82.3%[14]。一体化 PET/MR 成像的优势在于包含 MR 结构功能信息及 PET 代谢信息，由于颅底结构的复杂性，MRI 成像可以更好地反映肿瘤对于邻近结构的侵犯情况，PET 成像不仅能够反映病变代谢的高低，同时可以检测有无远处转移，一体化 PET/MR 成像是黑色素瘤全身扫描首选的一站式检查方法。

（宋天彬　张　苗　卢　洁）

—— 参考文献 ——

[1] CHAN R C, CHAN J Y, WEI W I. Mucosal melanoma of the head and neck: 32-year experience in a tertiary referral hospital[J]. Laryngoscope, 2012, 122(12):2749-2753.

[2] MIHAJLOVIC M, MIHAJLOVIC S, JOVANOVIC P, et al. Primary mucosal melanomas: a comprehensive review[J]. Int J Clin Exp Pathol, 2012, 5(8):739-753.

[3] CLIFTON N, HARRISON L, BRADLEY P J, et al. Malignant melanoma of nasal cavity and paranasal sinuses: report of 24 patients and literature review[J]. J Laryngol Otol, 2011, 125(5):479-485.

[4] LUND V J, HOWARD D J, HARDING L, et al. Management options and survival in malignant melanoma of the sinonasal mucosa[J]. Laryngoscope, 1999, 109(2 Pt 1):208–211.

[5] MORENO M A, ROBERTS D B, KUPFERMAN M E. Mucosal melanoma of the nose and para-nasal sinuses, a contemporary experience from the M. D. Anderson Cancer Center[J]. Cancer, 2010, 116(9):2215–2223.

[6] 张青, 王振常, 鲜军舫, 等. 鼻道、鼻咽恶性黑色素瘤的 MRI 诊断 [J]. 中华放射学杂志, 2011, 45(10):947–950.

[7] KIM S S, HAN M H, KIM J E, et al. Malignant melanoma of the sinonasal cavity: explanation of magnetic resonance signal intensities with histopathologic characteristics[J]. Am J Otolaryngol, 2000, 21(6):366–378.

[8] LI S P, PADHANI A R. Tumor response assessments with diffusion and perfusion MRI[J]. J Magn Reson Imaging, 2012, 35(4):745–763.

[9] SEPAHDARI A R, AAKALU V K, SETABUTR P, et al. Indeterminate orbital masses: restricted diffusion at MR imaging with echo-planar diffusion-weighted imaging predicts malignancy[J]. Radiology, 2010, 256(2):554–564.

[10] GUYEN B D. Sinonasal malignant melanoma with diffuse carcinomatosis: initial PET/CT staging and follow-up CT/MR imaging[J]. Radiol Case Rep, 2015, 3(1):118.

[11] XU G, LI J, ZUO X, et al. Comparison of whole body positron emission tomography (PET)/PET-computed tomography and conventional anatomic imaging for detecting distant malignancies in patients with head and neck cancer: ameta-analysis[J]. Laryngoscope, 2012, 122(9):1974–1978.

[12] MIJNHOUT G S, HOEKSTRA O S, VAN TULDER M W, et al. Systematic review of the diagnostic accuracy of ^{18}F-fluorodeoxyglucose positron emission tomography in melanoma patients[J]. Cancer, 2001, 91(8):1530–1542.

[13] BASTIAANNET E, HOEKSTRA O S, DE JONG J R, et al. Prognostic value of the standardized uptake value for ^{18}F-fluorodeoxyglucose in patients with stage III B melanoma[J]. Eur J Nucl Med Mol Imaging, 2012, 39 (10):1592–1598.

[14] SCHAARSCHMIDT B M, GRUENEISEN J, STEBNER V, et al. Can integrated ^{18}F-FDG PET/MR replace sentinel lymph node resection in malignant melanoma?[J]. Eur J Nucl Med Mol Imaging, 2018, 45(12):2093–2102.

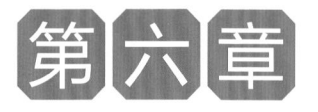

第六章

肺 癌

病 例 一

【简要病史】患者，女，67 岁，发现肺部阴影 2 年，发热 10 天，咳嗽、咳痰 4 天。否认肺结核史，无吸烟史。

【体格检查】胸廓：无畸形，运动对称，无胸骨压痛，无皮下气肿。肺：呼吸运动一致，双肺呼吸音清，未闻及干湿性啰音。无胸膜摩擦音。

【相关检查】癌胚抗原（CEA）79.84 ng/ml（0.01～5.0 ng/ml），肿瘤相关抗原 125（CA125）47.85 U/ml（0.01～35.0 U/ml），肿瘤相关抗原 199（CA199）6.96 U/ml（0.01～37.0 U/ml），肿瘤相关抗原 153（CA153）9.76 U/ml（0.01～25.0 U/ml），神经元特异性烯醇化酶（NSE）17.52 ng/ml（0.0～17.0 ng/ml），血清骨胶素 CYFRA 21-1 4.49 ng/ml（0.1～3.3 ng/ml），肿瘤相关抗原 724（CA724）4.8 U/ml（0.0～6.9 U/ml）。

【临床诊断】左上叶肺癌。

【影像表现】^{18}F-FDG PET/MR 成像表现（图 6-1-1）：横轴位 T_2WI 图像（图 6-1-1A）显示左侧肺上叶前段不规则结节状异常高信号病灶，信号不均匀，其内可见条状低信号，大小约 1.71 cm × 1.78 cm × 1.21 cm，与左前胸壁分界欠清；横轴位 T_1WI 图像（图 6-1-1B）病灶边缘呈等信号，其内呈低信号；横轴位 DWI 图像（图 6-1-1C）病灶呈多结节状扩散受限，ADC 值为 1.69×10^{-3} mm²/s。全身 ^{18}F-FDG PET MIP 图像（图 6-1-1D 至图 6-1-1F）显示左侧肺上叶结节状葡萄糖代谢异常增高灶，SUV_{max} 为 12.51；右侧肺尖胸膜下微小结节状葡萄糖代谢异常增高灶（箭头），SUV_{max} 为 10.26；左侧肺门及纵隔内多发小结节状葡萄糖代谢异常增高灶，分界尚清，SUV_{max} 为 7.48。横轴位 ^{18}F-FDG PET/MR 融合图像显示左侧肺上叶前段病灶葡萄糖代谢异常增高（图 6-1-1G）；右侧肺上叶尖段胸膜下微小结节状葡萄糖代谢异常增高灶（图 6-1-1H，箭头）；左侧肺门及纵隔内淋巴结呈小结节状葡萄糖代谢异常增高（图 6-1-1I、图 6-1-1J）。^{18}F-FDG PET/CT 表现（图 6-1-2）：横轴位 CT 肺窗图像（图 6-1-2A）显示左侧肺上叶前段结节影，大小约 1.83 cm × 1.69 cm × 1.36 cm，可见毛刺、胸膜牵拉及空泡征；横轴位 CT 纵隔窗图像（图 6-1-2B、图 6-1-2C）显示左侧肺门及纵隔内多发增大淋巴结。全身 ^{18}F-FDG PET MIP 图像（图 6-1-2D）显示左侧肺上叶结节状葡萄糖代谢异常增高灶，SUV_{max} 为 7.17；左侧肺门及纵隔内多发小结节状葡萄糖代谢异常增高灶，SUV_{max} 为 5.84。横轴位 ^{18}F-FDG PET/CT 融合图像显示左侧肺上叶前段病灶葡萄糖代谢异常增高（图 6-1-2E）；左侧肺门及纵隔内淋巴结葡萄糖代谢异常增高（图 6-1-2F、图 6-1-2G）。

【影像诊断】^{18}F-FDG PET/MR 诊断：左侧肺上叶肺癌伴右肺内转移。

^{18}F-FDG PET/CT 诊断：左侧肺上叶肺癌。

【病理诊断】（左侧肺穿刺）送检标本镜下肺组织内见癌巢浸润，肿瘤细胞排列呈腺样及乳头样，局灶有微乳头的形成。符合诊断：肺腺癌。免疫组化：Napsin-A（+），TTF-1（+），p63（个别+），p40（−），Ki-67（40%+）。

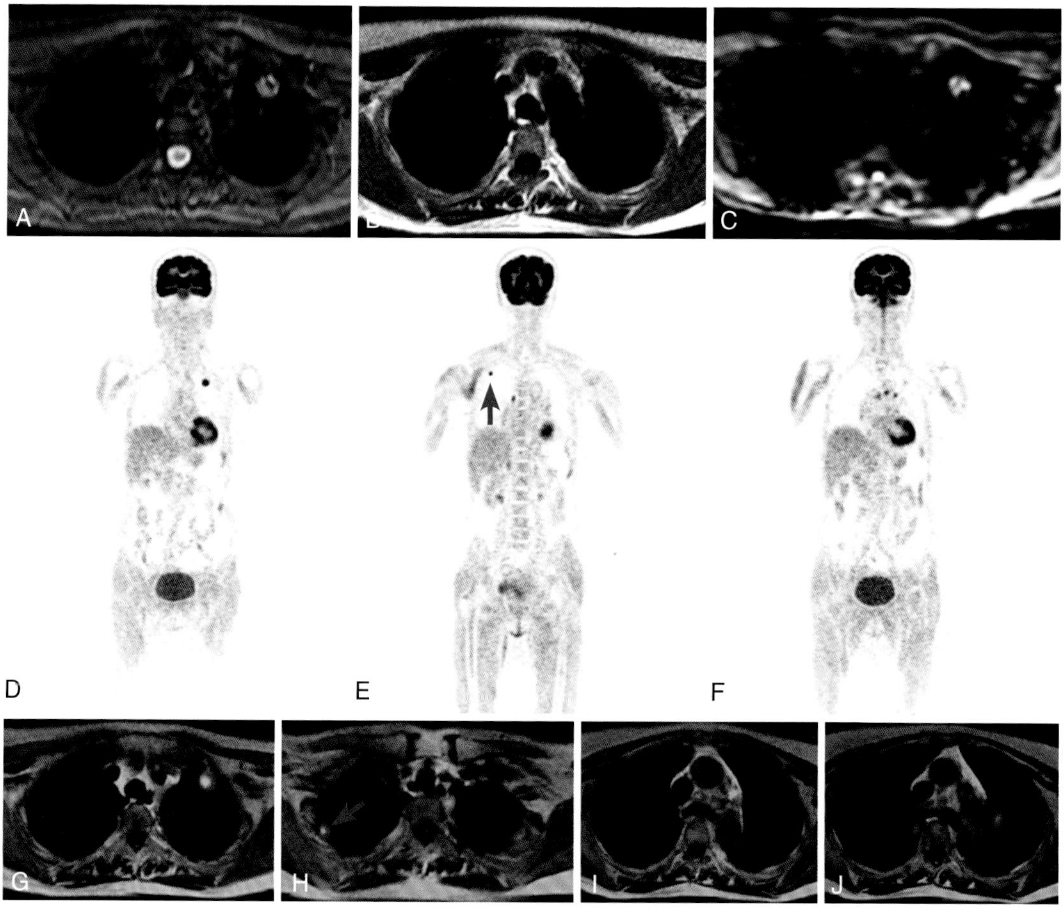

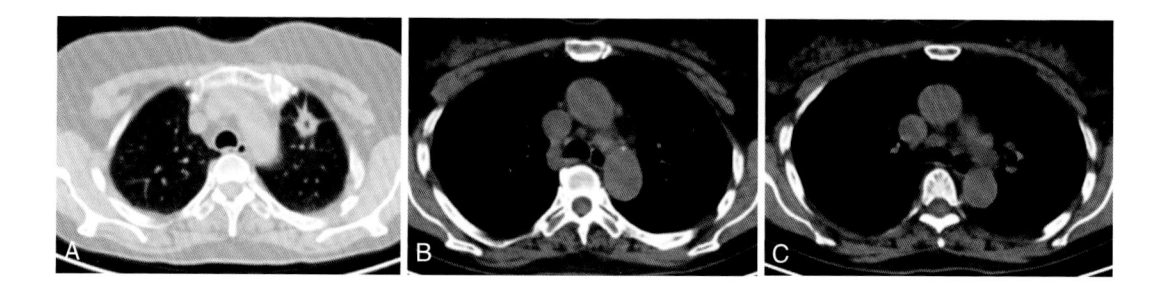

箭头：右侧肺尖胸膜下微小结节状葡萄糖代谢异常增高灶

图 6-1-1　左侧肺上叶腺癌伴右肺内转移 ^{18}F-FDG PET/MR

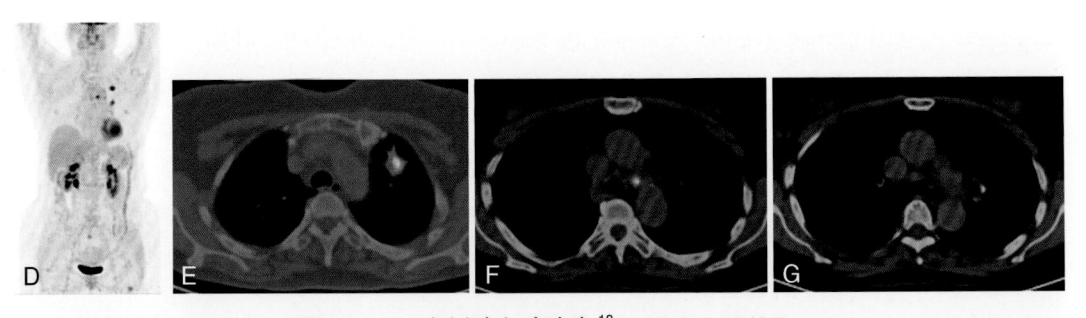

图 6-1-2 左侧肺上叶腺癌 ^{18}F-FDG PET/CT

病 例 二

【简要病史】患者，男，52 岁，言语含糊不清伴右侧肢体麻木进行加重 2 个月。外院 MRI 检查示颅内多发占位性病变，于我院行左侧额叶病损切除术，术后病理示脑内乳头状腺癌转移。

【体格检查】一般表现良好，情绪良好，定向力正常，计算力正常，远近记忆力正常，理解力正常，妄想无，幻觉无，错觉无，自知力正常。神志清醒，颈抗无，双侧 Kernig 征（－），双侧 Brudzingki 征（－）。

【相关检查】癌胚抗原（CEA）1.97 ng/ml（0.01～5.0 ng/ml），肿瘤相关抗原 125（CA 125）8.73 U/ml（0.01～35.0 U/ml），肿瘤相关抗原 199（CA 199）454.30 U/ml（0.01～37.0 U/ml），肿瘤相关抗原 153（CA 153）40.57 U/ml（0.01～25.0 U/ml），神经元特异性烯醇化酶（NSE）16.28 ng/ml（0.0～17.0 ng/ml），血清骨胶素 CYFRA 211 8.81 ng/ml（0.1～3.3 ng/ml），肿瘤相关抗原 724（CA 724）11.41 U/ml（0.0～6.9 U/ml）。

【临床诊断】乳头状腺癌脑转移。

【影像表现】^{18}F-FDG PET/MR 成像表现（图 6-1-3）：头部横轴位 T_2WI 图像（图 6-1-3A）显示右侧额叶不规则等信号病灶，内部可见斑片状低信号，病灶周围高信号水肿，病灶大小约 2.1 cm×1.9 cm，边界欠清；横轴位 DWI 图像（图 6-1-3B）病灶呈等低混杂信号，ASL 图像（图 6-1-3C，箭头）病灶外侧边缘局部高灌注、内侧灌注缺失，T_1WI 图像（图 6-1-3D）病灶呈高信号，增强 T_1WI 图像（图 6-1-3E）病灶边缘呈轻度强化。左侧额顶叶可见术后软化灶（图 6-1-3A 至图 6-1-3E）。头部横轴位 ^{18}F-FDG PET 图像（图 6-1-3F）显示右侧额叶皮层下局灶性葡萄糖代谢缺失灶；左侧额顶叶大片葡萄糖代谢缺失灶。头部横轴位 ^{18}F-FDG PET/MR 融合图像（图 6-1-3G）显示右侧额叶病灶外侧边缘葡萄糖代谢异常增高（箭头），SUV_{max} 为 10.70，病灶内侧主体葡萄糖代谢缺失；左侧额顶叶软化灶葡萄糖代谢缺失。胸部冠状位 T_2WI 图像（图 6-1-3H）显示左下肺门区不规则团块状等信号病灶。全身 ^{18}F-FDG PET MIP 图像（图 6-1-3I）显示左下肺门区不规则团块状葡萄糖代谢异常增高灶，SUV_{max} 为 13.71，双肺多个小结节状葡萄糖代谢异常增高灶，SUV_{max} 为 10.38。全身 ^{18}F-FDG PET/MR 融合图像（图 6-1-3J）显示左下肺门区病灶葡萄糖代谢异常增高。

【影像诊断】左侧肺癌伴脑转移。

【病理诊断】送检（左额顶）灰白、灰褐、部分灰黑碎组织一堆 4.5 cm×2.5 cm×1 cm，切面部分灰白、质软、部分质中，部分切面灰褐灰黑、质中；镜下大片坏死组织内见乳头状腺癌浸润，结合免疫组化，符合乳头状腺癌脑转移，建议临床进一步检查胃肠胰腺、肝胆管等消化系统。免疫组化结果：CK7（+），CK18（+），CK8（+），CK19（+），CK10（+），Vimentin（间质+），villin（+），CEA（+），Ki-67（40%），TTF-1（-），CK20（-），CDX-2（-），Napsin-A（-），GFAP（-），CD15（-）。

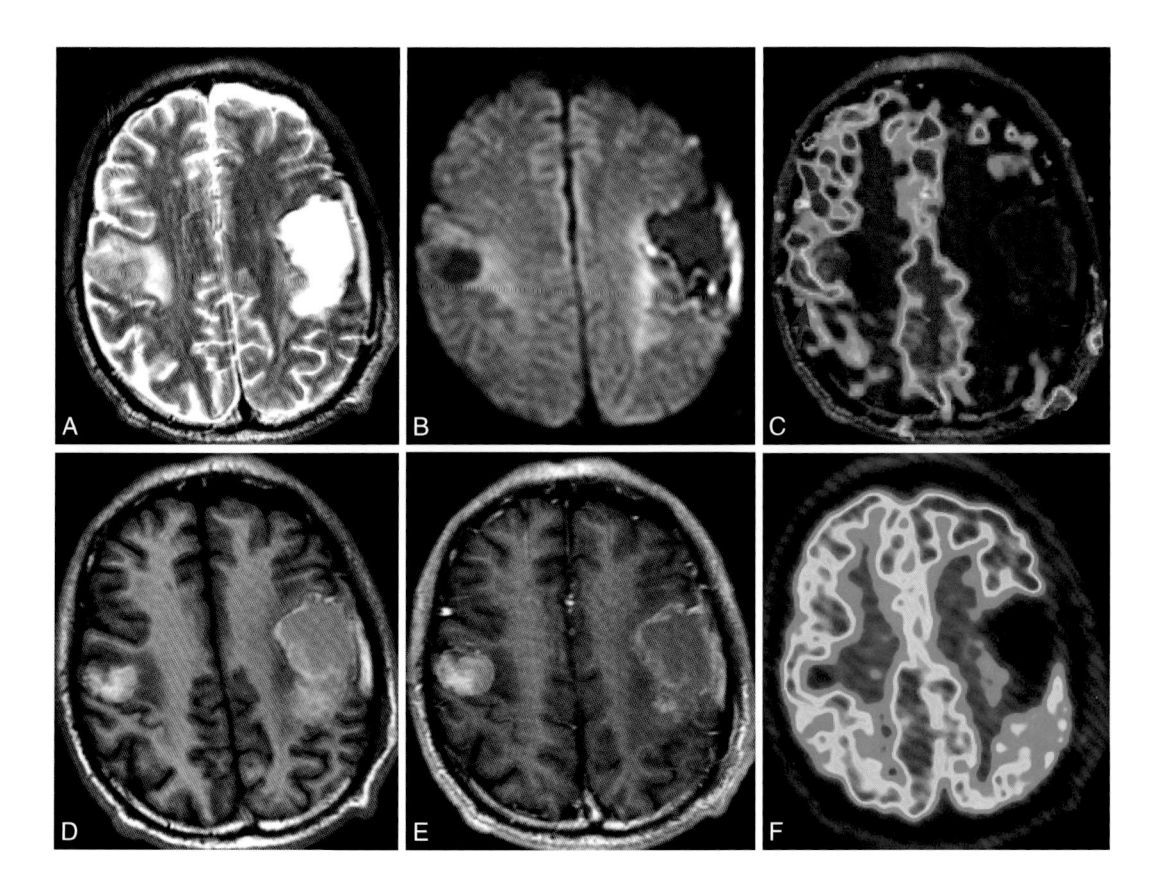

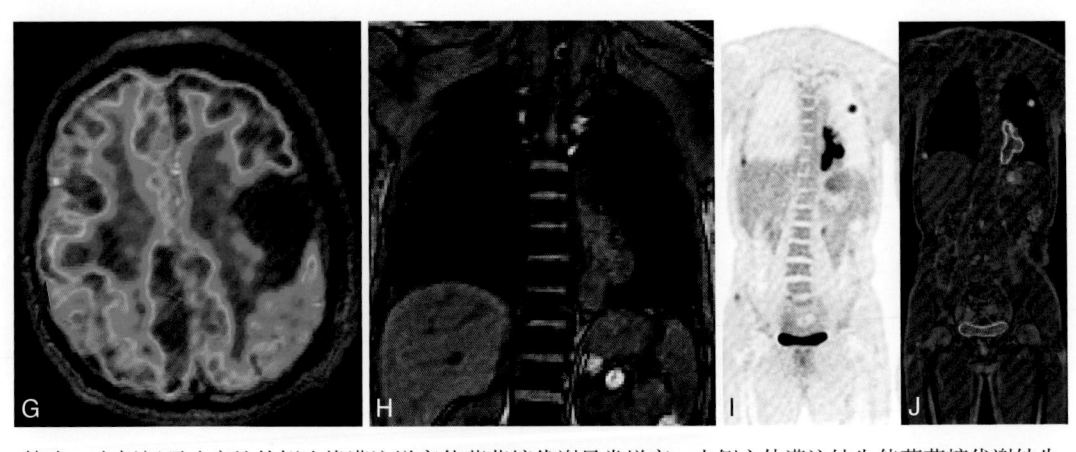

箭头：右侧额顶叶病灶外侧边缘灌注增高伴葡萄糖代谢异常增高、内侧主体灌注缺失伴葡萄糖代谢缺失

图 6-1-3　左侧肺癌伴脑内转移 ^{18}F-FDG PET/MR

【讨论】肺癌是我国发病率和死亡率最高的恶性肿瘤。CT 是肺癌检测的首选方法，能显示肿块的形态、大小、支气管狭窄或截断，观察病灶细微结构，如分叶、毛刺、胸膜牵拉等，但 CT 检查有一定的辐射[1]。MRI 检查无辐射，新技术成像有肺部应用潜能。Paul 等[1] 的研究显示，MRI 梯度回波序列检测 <4 mm 的肺结节，其灵敏度达到 88%；呼吸门控 T_2 快速自旋回波序列和 3D 梯度回波序列对直径 >5 mm 肺结节的敏感性、特异性、阳性预测值和阴性预测值均接近 100%；DWI 对于 6~9 mm 肺结节的敏感度为 86.4%，对于 >10 mm 的结节敏感度达到 97%。MRI 也有助于判断肺癌病灶的病理类型、评价疗效及预后。Koyama 等[2] 对 49 例非小细胞肺癌和 7 例小细胞肺癌的研究发现，小细胞肺癌的 ADC 值（ 0.79 ± 0.30 ）$\times 10^{-3}$ mm^2/s 较非小细胞肺癌的 ADC 值（ 1.33 ± 0.38 ）$\times 10^{-3}$ mm^2/s 显著减低（$P<0.001$）。本节病例一病灶的 ADC 值为 1.69×10^{-3} mm^2/s，与非小细胞肺癌 ADC 值范围相符，穿刺活检病理证实左肺病灶为肺腺癌。Pauls 等[3] 对 86 例肺癌患者（15 例小细胞肺癌；69 例非小细胞肺癌，包括 24 例腺癌、37 例鳞癌、8 例其他类型）进行 MRI 动态增强扫描，获取肺癌病灶的信号-强度曲线，对其最大强化斜率、强化达峰时间等参数半定量分析，发现肺腺癌的最大强化斜率高于鳞癌，分别为 11.2%/s（3.2%~91.0%/s）和 7.2%/s（2.9%~26.0%/s），而强化达峰时间低于鳞癌，分别为 76.0s（30.0~419.0s）和 111.3s（38.0~466.0s）；非小细胞肺癌的最大强化斜率比小细胞肺癌更陡峭，分别为 8.6%/s（2.9%~91.0%/s）和 5.2%/s（2.0%~13.0%/s），强化达峰时间比小细胞肺癌更低，分别为 92.3s（30.0~466.0s）和 113.7s（36.0~353.0s）。Yabuuchi 等[4] 对 28 例ⅢA 及Ⅳ期非小细胞肺癌患者第 1 周期化疗前后的 MRI 研究发现，早期 ADC 值的增高与肿瘤体积减小率呈显著正相关（ $r^2= 0.41$，$P=0.000\ 25$ ）；化疗前后 ADC 值的变化范围为 -13.5%~49.5%（中位值 26%），高于中位值的患者（15 例，ADC 中位值 35.9%）较低于中位值的患者（13 例，ADC

中位值 7.1%）无疾病进展生存期显著延长，分别为 12.1 个月和 6.67 个月，提示 ADC 值可反映非小细胞肺癌对化疗的早期应答，是预测肺癌化疗预后的早期敏感指标。本节病例一的肺癌病灶直径约 1.5 cm，MRI 常规序列和 DWI 均可清晰显示病灶的形态和信号特征，观察肿瘤相邻支气管和胸壁的受累情况及肺门和纵隔内淋巴结，体现了 MRI 对肺癌的诊断价值。

^{18}F-FDG 是一种与天然葡萄糖结构相类似的放射性核素标志物，是目前临床应用最多的肿瘤代谢显像剂，恶性肿瘤由于具有异常旺盛的糖酵解，因此，葡萄糖摄取异常增高。^{18}F-FDG PET 常规显像时间是显像剂注射后 40 分钟，注射后 2 小时的再次显像为延迟显像[5, 6]，延迟显像能进一步提高常规 PET 显像的诊断效能。Kubota 等[5] 对 32 例肺癌原发灶和纵隔转移淋巴结的 ^{18}F-FDG PET 延迟显像特征进行研究，结果显示 97%（31 例）原发灶 SUV 值随着时间的延长而增加，3%（1 例）没有变化；81%（26 例）淋巴结转移灶 SUV 值随着时间延长而增加，19%（6 例）没有变化；延迟显像与常规显像原发灶 SUV 值差异达 20.7%、纵隔转移淋巴结 SUV 值差异达 6.8%，两者间具有显著差异 P<0.001。Matthies 等[6] 对 36 例肺癌患者 ^{18}F-FDG PET 研究结果显示，常规显像诊断肺癌的灵敏度、准确性和阳性预测值分别为 88.3%、86.5% 和 91.2%，延迟显像使肺癌诊断的灵敏度、准确性和阳性预测值分别提高到 95.7%、92.7% 和 92.8%。本节病例一患者在给药后 40 分钟先行 ^{18}F-FDG PET/CT 扫描，再行 ^{18}F-FDG PET/MR 延迟扫描。PET/MR 的延迟 ^{18}F-FDG PET 图像与 PET/CT 的常规 ^{18}F-FDG PET 图像进行对比观察，左侧肺尖病灶的 SUV_{max} 在延迟图像进一步增高，与恶性肿瘤病灶的演变规律相符，为诊断提供了支持依据；延迟 ^{18}F-FDG PET 额外多发现右侧肺尖一个葡萄糖代谢异常增高的微小肺内转移灶，胸部 CT 及 MRI 均未能发现此病灶，患者 M 分期由此从 M0 转为 M1。

大样本统计（9830 例肺癌患者）结果显示，肺癌远处转移率高达 41%～62%，最常见转移部位为脑、骨、肝、肺和肾上腺，其中脑转移率为 39%～47%[7]。PET/CT 是寻找骨、肝、肾上腺等脏器的转移灶的优选检查手段，但对脑转移没有优势。这是由于正常大脑灰质摄取 ^{18}F-FDG 较高，而脑转移瘤多位于灰白质交界区或灰质内，因此受脑灰质背景干扰大；CT 对脑部软组织的分辨率低，难以发现颅底、颅顶、幕下脑干和小脑部位的病灶及 <1 cm 病灶。MRI 是脑转移瘤诊断的主要影像学手段，具有多序列成像、软组织分辨率高等优点，增强扫描有助于实质内微小转移灶及脑膜转移的检出。Deuschl 等[8] 对 83 例非小细胞肺癌患者进行一体化 PET/MR 显像研究，其中 15 例患者共发现 39 个脑转移灶；^{18}F-FDG PET 发现 6 例（40%）患者 15 个（38.5%）脑转移病灶，MRI 发现 15 例（100%）患者 39 个（100%）脑转移病灶；对于 <5 mm 脑内微小转移瘤，MRI 发现 13 个，^{18}F-FDG PET 仅发现 1 个。对可疑颅内转移性病灶的患者行全身 ^{18}F-FDG PET/MR 显像，不但可以明确颅内转移的情况，还可同时寻找肿瘤原发灶和评价骨、肝等远处转移。本节病例二

患者的脑部 MRI 显示右侧额叶出血性病变，ASL 发现病灶外侧边缘呈高灌注，增强扫描可见病灶边缘有轻度强化，提示此病例并非单纯性出血，可能为脑内占位性病变伴出血；[18]F-FDG PET 显示脑内病灶边缘呈葡萄糖高代谢，进一步提示脑内占位为恶性病变（左侧额叶病灶经术后病理证实）；该患者全身 ^{18}F-FDG PET/MR 成像检查除了明确脑内恶性肿瘤病灶，还发现左侧肺内恶性病变，由此考虑诊断为左侧肺癌伴脑转移。

综上所述，一体化 PET/MR 成像集合了 MRI 脑部软组织成像优势和 PET 肿瘤阳性显像的优势，一站式检查缩短临床确诊流程和时间，尤其对检测肺癌脑转移有明显优势。

（候亚琴　张海琴　卢　洁）

—— 参考文献 ——

[1] PAUL N S, LEY S, METSER U. Optimal imaging protocols for lung cancer staging: CT, PET, MR imaging, and the role of imaging[J]. Radiol Clin North Am, 2012, 50(5): 935–949.

[2] KOYAMA H, OHNO Y, NISHIO M, et al. Diffusion–weighted imaging vs STIR turbo SE imaging: capability for quantitative differentiation of small–cell lung cancer from non–small–cell lung cancer[J]. Br J Radiol, 2014, 87(1038):20130307.

[3] PAULS S, BREINING T, MUCHE R, et al. The role of dynamic, contrast–enhanced MRI in differentiating lung tumor subtypes[J]. Clin Imaging, 2011, 35(4):259–265.

[4] YABUUCHI H, HATAKENAKA M, TAKAYAMA K, et al. Non–small cell lung cancer: detection of early response to chemotherapy by using contrast–enhanced dynamic and diffusion–weighted MR imaging[J]. Radiology, 2011, 261(2):598–604.

[5] KUBOTA K, ITOH M, OZAKI K, et al. Advangtage of delayed whole–body FDG–PET imaging for tumour detection[J]. Eur J Nucl Med, 2001, 28(6):696–703.

[6] MATTHIES A, HICKESON M, CUCHIARA A, et al. Dual time point ^{18}F–FDG PET for the evaluation of pulmonary nodules[J]. J Nucl Med, 2002, 43(7):871–875.

[7] RIIHIMÄKI M, HE MMINKI A, FALLAH M, et al. Metastatic sites and survival in lung cancer[J]. Lung Cancer, 2014, 86(1):78–84.

[8] DEUSCHL C, NENSA F, GRUENEISEN J, et al. Diagnostic impact of integrated ^{18}F–FDG PET/MRI in cerebral staging of patients with non–small cell lung cancer[J]. Acta Radiol, 2017, 58(8):991–996.

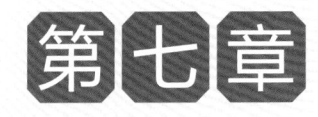

第七章

胸腺病变

病例一　胸腺增生

【简要病史】患者，女，40 岁，双侧上睑上抬受限 4 年，视物模糊 2 年，言语不利 3 个月。

【体格检查】左侧眼睑下垂，双侧眼睑闭合障碍，双眼视物模糊。伸舌居中，无震颤。双上肢、双下肢肌力无异常。Babinski 征（－）、Kernig 征（－）、Brudzinski 征（－）。

【相关检查】甲状腺功能检查：游离三碘甲状腺原氨酸（FT3）4.54 pmol/L（2.3～4.2 pmol/L），游离甲状腺素（FT4）19.28 pmol/L（0.89～1.76 pmol/L），促甲状腺激素（TSH）2.381 pmol/L（0.34～5.6 pmol/L），促甲状腺激素受体抗体（TRAb）0.01 IU/L。人抗乙酰胆碱受体抗体（Anti-AChR）：阴性。肌肉电生理：左侧面神经重频衰减试验阳性，右侧面神经重频衰减试验可疑阳性。

【临床诊断】重症肌无力（ⅡB 型）。

【影像表现】^{18}F-FDG PET/MR 成像表现（图 7-1-1）：横轴位 T_2WI 显示纵隔内团块状异常高信号（图 7-1-1A），位于升主动脉根部的右前方，病灶与周围组织分界清晰，大小约 5.11 cm×2.12 cm×3.01 cm；横轴位 DWI 图像病灶无扩散受限改变（图 7-1-1B）、ADC 值为 2.06×10^{-3} mm^2/s，横轴位 T_1WI 病灶呈稍低信号（图 7-1-1C）。胸部 ^{18}F-FDG PET MIP 图未见异常葡萄糖高代谢灶（图 7-1-1D、图 7-1-1E）。胸部横轴位 ^{18}F-FDG PET/MR 融合图像显示右侧前上纵隔病灶无异常葡萄糖高代谢（图 7-1-1F）。

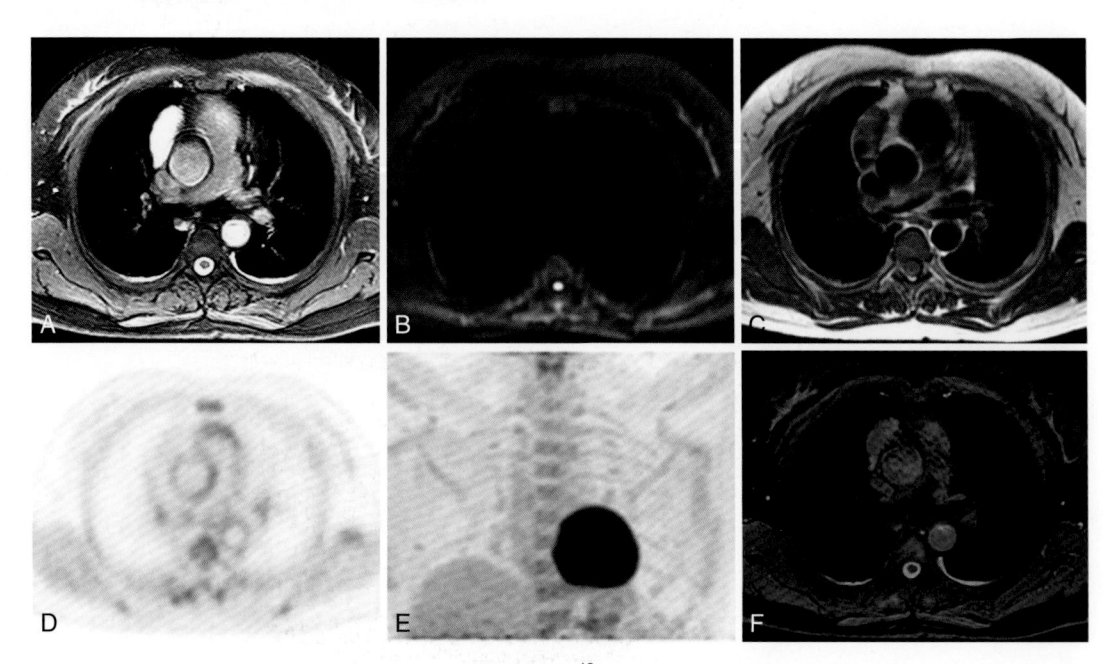

图 7-1-1　胸腺增生 ^{18}F-FDG PET/MR

【影像诊断】胸腺增生。

【病理诊断】（胸腺腺体）灰黄脂肪组织一块，大小为 9 cm×5 cm×1.5 cm，上附被膜光滑，呈分叶状，切面灰黄质软。镜下见脂肪组织内残存胸腺组织，可见胸腺小体结构，伴淋巴组织增生，间质血管扩张淤血，结合临床，符合诊断：胸腺增生。

------ 病例二　胸腺瘤 ------

【简要病史】患者，女，30 岁，双侧眼睑上抬费力 2 月余，加重 1 个月余。

【体格检查】双侧上睑无下垂，眼球运动正常。双侧上臂肌力Ⅳ级，双侧前臂、掌指肌力Ⅴ级，双下肢肌力Ⅳ级 +，肌张力正常。

【相关检查】甲状腺功能检查：游离三碘甲状腺原氨酸（FT3）4.56 pmol/L（2.3～4.2 pmol/L），游离甲状腺素（FT4）15.49 pmol/L（0.89～1.76 pmol/L），促甲状腺激素（TSH）2.236 μIU/ml（0.34～5.6 μIU/ml）。肌肉骨骼受体酪氨酸激酶抗体检查：阳性。人抗乙酰胆碱受体抗体：阳性。肌电图检查：双侧面神经重频衰减试验阳性，左侧正中神经重频衰减试验低频刺激可见轻度递减趋势，高频刺激未见异常。免疫检查：免疫球蛋白 IgG1800 mg/dl（600～1600 mg/dl）。补体 C377.70 mg/dl（80～120 mg/dl）。抗核抗体：阳性。

【临床诊断】重症肌无力，胸腺瘤。

【影像表现】^{18}F-FDG PET/MR 成像表现（图 7-1-2）：横轴位 T_2WI 显示前上纵隔内卵圆形异常信号（图 7-1 2A），病灶边缘呈等信号，内部可见高信号，大小约 4.33 cm×1.95 cm×3.24 cm，边界欠清晰；横轴位 DWI 病灶轻度扩散受限（图 7-1-2B），ADC 值为 $1.03×10^{-3}$ mm^2/s，横轴位 T_1WI 病灶呈等信号（图 7-1-2C）。胸部 ^{18}F-FDG PET MIP（图 7-1-2E）和横轴位 ^{18}F-FDG PET（图 7-1-2D）显示前上纵隔结节状葡萄糖代谢轻度异常增高灶，SUV$_{max}$ 为 4.94。横轴位 ^{18}F-FDG PET/MR 融合图像（图 7-1-2F）显示前上纵隔血管前间隙病灶呈葡萄糖代谢轻度异常增高。

【影像诊断】胸腺瘤，恶性可能。

【病理诊断】灰白黄不整形组织一块，切面可见一灰白实性结节，大小为 2.5 cm×1.5 cm×2.5 cm，结节与周围组织分界不清；镜下见肿瘤呈分叶状生长，肿瘤细胞呈圆形，核大呈泡状，核仁明显，伴多量淋巴细胞浸润，肿瘤组织内可见胸腺小体结构，结合免疫组化结果，符合诊断：B2 型胸腺瘤，肿瘤侵犯周围纤维被膜组织。免疫组化：CDla（+），CD3（+），CD5（+），CD20（部分 +），CD99（+），TdT（+），CK（上皮 +），EMA（上皮 +），Ki-67（60%+）。

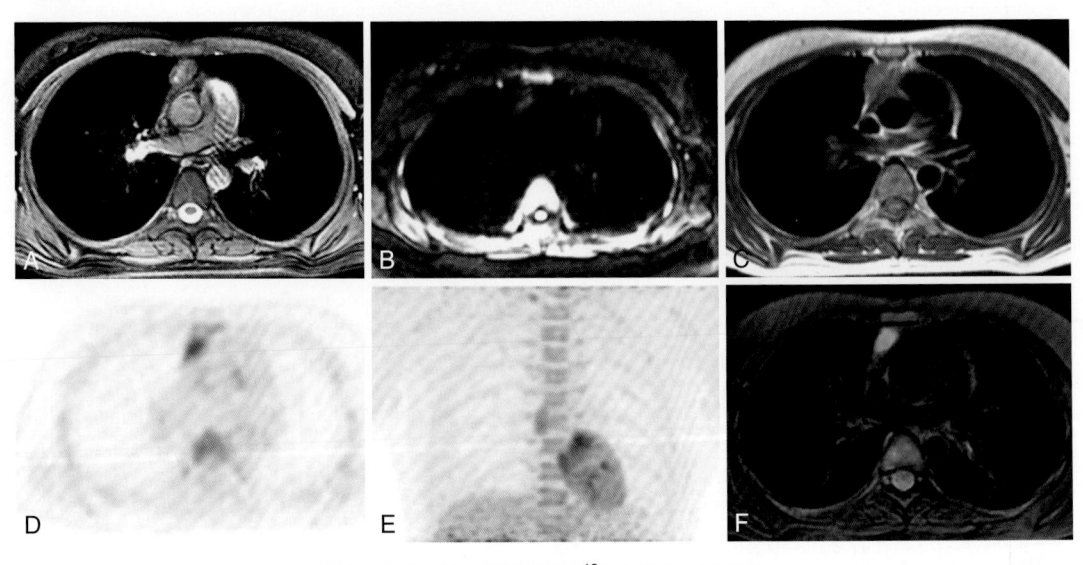

图 7-1-2　B2 型胸腺瘤 ^{18}F-FDG PET/MR

【讨论】重症肌无力患者 80%～90% 存在胸腺异常，其中 65%～70% 为胸腺增生，10%～15% 为胸腺瘤，明确胸腺病变的良恶性对临床重症肌无力治疗决策的选择及预后的评判至关重要 [1, 2]。胸腺增生是胸腺萎缩后的反跳性增生，属于良性病变；胸腺瘤起源于未退化的胸腺组织，是前纵隔最常见的肿瘤。最新 WHO 病理分型根据胸腺瘤上皮细胞的形态和淋巴细胞比率将其分为 5 型：A 型和 AB 型为良性肿瘤，B$_1$ 型为低度恶性，B$_2$ 型为中度恶性，B$_3$ 型为高度恶性、侵袭性强 [3]。胸腺瘤临床分期多应用 Masaoka 标准，分为 I~IV 期，I、II 期属于早期阶段，预后好、复发少，III、IV 期属于进展期，具有一定的恶性程度；WHO 分型中 A、AB、B$_1$ 型以 I、II 期为主，B$_2$、B$_3$ 型以 III、IV 期为主 [4]。

MRI 软组织分辨率高，可以从多角度显示纵隔病灶的内部结构，观察相邻胸壁及大血管的受累情况；动态增强扫描显著提高图像的信噪比，准确显示肿瘤范围及内部结构，观察周围受累情况。Luo 等 [5] 对 114 例重症肌无力的患者研究显示，MRI 诊断胸腺增生和胸腺瘤的敏感性最高，分别达到 68.4% 和 97.6%，而 CT 平扫分别为 14.3% 和 90.3%，增强 CT 分别为 26.7% 和 88.6%。胸腺瘤 MR 表现为前纵隔或前上纵隔的圆形、卵圆形或分叶状肿块，信号均匀，T$_1$WI 显示与相邻骨骼肌肉组织相似或稍高的中等信号，T$_2$WI 呈高信号 [6]。MRI 对恶性胸腺瘤的诊断有价值，Abdel 等 [7] 研究 16 例低分险胸腺瘤（A、AB、B$_1$型）、9 例高风险胸腺瘤（B$_2$、B$_3$ 型）及 5 例胸腺癌，发现肿块内坏死是高度提示胸腺瘤恶性的征象（P=0.014），三组患者出现坏死灶的比例依次为 31.2%、44.4%、100%；ADC 值与胸腺瘤的恶性程度呈显著性相关（P=0.003），三组患者的 ADC 值依次为（1.30±0.08）

$\times 10^{-3}$ mm^2/s[范围（1.15 ~ 1.46）$\times 10^{-3}$ mm^2/s]、（1.16 ± 0.07）$\times 10^{-3}$ mm^2/s[范围（1.02 ~ 1.25）$\times 10^{-3}$ mm^2/s] 和（1.18 ± 0.23）$\times 10^{-3}$ mm^2/s [范围（0.85 ~ 1.44）$\times 10^{-3}$ mm^2/s]。以 ADC 值高于 1.22×10^{-3} mm^2/s 区分低度恶性胸腺瘤与高度恶性胸腺瘤及胸腺癌，敏感性、特异性、准确率、阳性预测值、阴性预测值分别达到 87%、85%、86%、87%、85%。Li 等[4]对 57 例胸腺上皮肿瘤（早期阶段 32 例，进展期 25 例）的 DWI 研究显示进展期胸腺瘤的平均 ADC 值（1.00×10^{-3} mm^2/s）显著低于早期（1.48×10^{-3} mm^2/s），$P<0.001$。本节病例一胸腺增生表现为前纵隔肿物，T$_2$WI 呈均匀高信号，T$_1$WI 呈均匀等信号，DWI 无扩散受限，ADC 值为 2.06×10^{-3} mm^2/s，上述表现提示病变为良性。本节病例二胸腺瘤病灶局部 T$_2$WI 呈低信号，DWI 扩散受限，ADC 值为 1.03×10^{-3} s/m^2，提示该胸腺瘤有恶性变可能。

^{18}F-FDG PET 显像 SUV 与肿瘤增殖活性和侵袭性相关，在胸腺病变的良恶性鉴别和恶性胸腺瘤治疗反应评估方面具有一定价值。Nakajo 等[8] 分析了 34 例胸腺上皮肿瘤病灶的 SUV 值，其中低度恶性（A、AB、B$_1$ 型）11 例，高度恶性（B$_2$、B$_3$ 型、胸腺癌）23 例，结果显示低度恶性胸腺瘤的 SUV$_{max}$ 中位值为 3.9（范围 3.6 ~ 5.0），而高度恶性胸腺瘤的 SUV$_{max}$ 中位值为 6.4（范围 4.2 ~ 9.5），两组数据之间差异具有统计学意义（$P=0.02$）。本节病例一胸腺增生病灶没有葡萄糖高摄取，符合良性胸腺病变表现；病例二胸腺瘤出现了葡萄糖的异常摄取，SUV 值达 4.94，提示为恶性胸腺病变。

一体化 PET/MR 成像集形态与代谢信息于一体，显著提高了胸腺病变的诊断及良恶性的鉴别价值。Lee 等[10] 对 9 例胸腺上皮肿瘤（A 型 1 例、AB 型 4 例、B$_1$ 型 1 例、B$_2$ 型 2 例、B$_3$ 型 1 例）患者进行 ^{18}F-FDG PET/MR 检查，发现 A 型和 AB 型肿瘤边界光滑、呈圆形，B$_1$ 和 B$_2$ 型肿瘤呈分叶状、卵圆形，B$_3$ 型肿瘤呈分叶状、不规则形，肿瘤的边界和形态均与 WHO 分型具有相关性（$P=0.012$ 和 $P=0.033$），提示 MRI 所示肿瘤的边界越光滑，其 WHO 分型越早，而形态越不规则，其 WHO 分型越晚；研究依据肿瘤信号是否均匀得出病灶的异质性指数，3 例低风险胸腺瘤和 6 例高风险胸腺瘤的异质性指数均值分别为 −2.4（范围 −4.73 ~ −1.21）和 −0.6（范围 −0.61 ~ −0.58），两组差异显著（$P=0.024$）。目前尚缺乏 PET/MR 成像对胸腺病变的大样本量研究，相信随着 PET/MR 成像在胸腺病变研究的逐步展开，其在鉴别诊断、临床分期及疗效评估方面的优势将得到逐渐体现。

（候亚琴　张海琴　卢　洁）

—— 参考文献 ——

[1] BERRIH–AKNIN S, FRENKIAN–CUVELIER M, EYMARD B. Diagnostic and clinical classification of autoi mmune myasthenia gravis[J]. J Autoi mmun, 2014, 48(9):143–148.

[2] MERIGGIOLI M N, SANDERS D B. Autoi mmune myasthenia gravis: emerging clinical and biological heterogeneity[J]. Lancet Neurol, 2009, 8(5):475–490.

[3] SCORSETTI M, LEO F, TRAMA A, et al. Thymoma and thymic carcinomas[J]. Crit Rev Oncol Hematol, 2016, 99(1):332–350.

[4] LI B, XIN Y K, XIAO G, et al. Predicting pathological subtypes and stages of thymic epithelial tumors using DWI: value of combining ADC and texture parameters[J]. Eur Radiol, 2019, 29(10):5330–5340.

[5] LUO H, XIE S, MA C, et al. Correlation between thymus radiology and myasthenia gravis in clinical practice[J]. Front Neurol, 2019, 9(8):1173.

[6] CATER, BRETT W, LICHTENBERGER, et al. MR imaging of thymic epithelial neoplasms[J]. Top Magn Reson Imaging, 2018, 27(2):65–71.

[7] ABDEL RAZEK A A, KHAIRY M, NADA N. Diffusion–weighted MR imaging in thymic epithelial tumors: correlation with World Health Organization classification and clinical staging[J]. Radiology, 2014, 273(1):268–275.

[8] NAKAJO M, JINGUJI M, SHINAJI T, et al. Texture analysis of ^{18}F–FDG PET/CT for grading thymic epithelial tumours: usefulness of combining SUV and texture parameters[J]. Br J Radiol, 2018, 91 (1083):20170546.

[9] KAIRA K, MURAKAMI H, MIURA S, et al. ^{18}F–FDG uptake on PET helps predict outcome and response after treatment in unresectable thymic epithelial tumors[J]. Ann Nucl Med, 2011, 25(4): 247–253.

[10] LEE G, I H, KIM SJ, et al. Initial experience of ^{18}F–FDG PET/MRI in thymic epithelial tumors: morphologic, functional, and metabolic biomarkers[J]. Clin Nucl Med, 2016, 41(1):8–14.

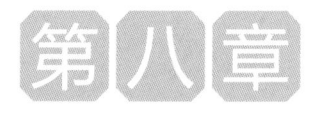

乳腺肿瘤

病例一　乳腺纤维腺瘤

【简要病史】患者，女，38 岁，体检发现右侧乳房肿物 2 年。

【体格检查】患者平卧位，视诊：双侧乳房、乳头对称，未见乳头凹陷，未见"橘皮样变"，未见"酒窝征"，未见皮肤破溃，无乳头溢液。触诊：双侧乳房未触及肿物，双侧腋窝、锁骨上未触及肿大淋巴结。

【相关检查】肿瘤标志物癌胚抗原（CEA）0.46 ng/ml（0.01～5.0 ng/ml），肿瘤相关抗原 125（CA 125）8.73 U/ml（0.01～35.0 U/ml），肿瘤相关抗原 199（CA 199）13.26 U/ml（0.01～37.0 U/ml），肿瘤相关抗原 153（CA 153）9.65 U/ml（0.01～25.0 U/ml），神经元特异性烯醇化酶（NSE）8.72 ng/ml（0.0～17.0 ng/ml），血清骨胶素 CYFRA 211 2.37 ng/ml（0.1～3.3 ng/ml），肿瘤相关抗原 724（CA 724）2.49 U/ml（0.0～6.9 U/ml）。

【临床诊断】乳腺纤维腺瘤（右）。

【影像表现】^{18}F-FDG PET/MR 成像表现（图 8-1-1）：右侧乳腺矢状位 T_2WI 显示乳头后方乳腺组织内异常低信号病灶，呈类圆形，大小约 1.55 cm×1.13 cm×1.24 cm，边缘光滑锐利，边界清晰（图 8-1-1A）；横轴位 DWI 图像病灶无扩散受限改变（图 8-1-1B）、ADC 值为 $1.36×10^{-3}$ mm²/s，T_1WI 图像病灶呈等信号（图 8-1-1C），增强 T_1WI 图像病灶强化程度与周围乳腺组织相同（图 8-1-1D）。右侧乳腺矢状位 ^{18}F-FDG PET 图像（图 8-1-1E）未见异常葡萄糖代谢增高灶。全身 ^{18}F-FDG PET MIP 图像（图 8-1-1F）未见异常葡萄糖代谢增高灶。右侧乳腺矢状位 ^{18}F-FDG PET/MR 融合图像（图 8-1-1G）显示右侧乳腺病灶未见葡萄糖代谢异常增高。

【影像诊断】右侧乳腺纤维腺瘤。

【病理诊断】右侧乳腺送检灰黄不规整组织，大小约 4.0 cm×2.5 cm×1.0 cm，切面可见一枚大小为 1.8 cm×1.7 cm×0.8 cm 的结节，切面灰白质中，镜下为乳腺纤维腺瘤，伴乳腺小叶增生。乳腺组织内间质显著增生伴玻璃样变性，其间见个别被挤压的导管结构，局部灶状淋巴细胞浸润，不除外纤维腺瘤。

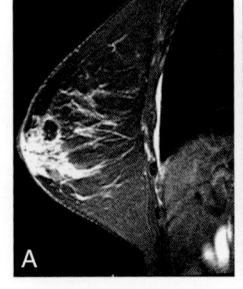 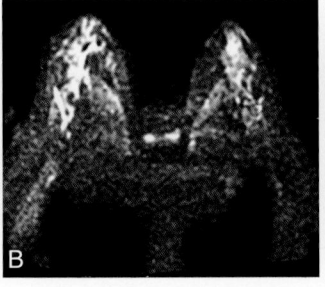 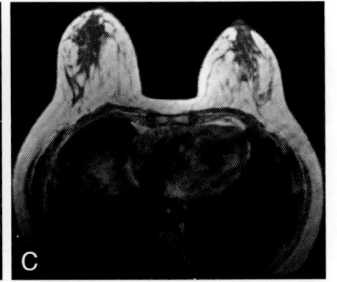

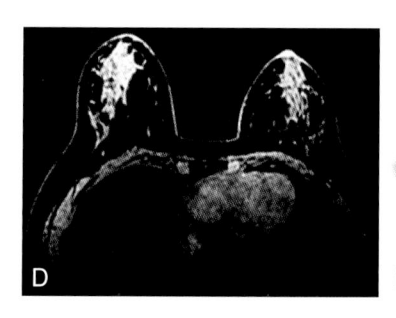
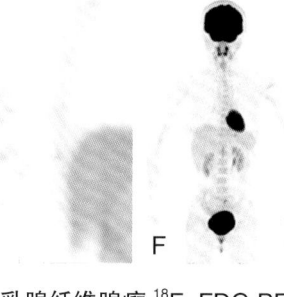
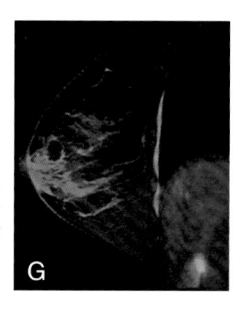

图 8-1-1　右侧乳腺纤维腺瘤 ^{18}F-FDG PET/MR

病例二　乳腺癌

【简要病史】患者，女，62 岁，体检发现左侧乳房肿物 9 年，进行性增大 5 月余。

【体格检查】患者平卧位，视诊：左侧乳房较右侧肿大，内下象限可见突出的肿块。触诊：左侧乳房内下象限可及一类圆形肿物，直径约 4 cm，质硬，活动度差，无压痛。

【相关检查】肿瘤标志物癌胚抗原（CEA）2.54 ng/ml（0.01～5.0 ng/ml），肿瘤相关抗原 125（CA 125）9.88 U/ml（0.01～35.0 U/ml），肿瘤相关抗原 153（CA 153）12.85 U/ml（0.01～25.0 U/ml）。

【临床诊断】乳房肿物（左）。

【影像表现】^{18}F-FDG PET/MR 成像表现（图 8-1-2）：横轴位 T_2WI 显示左侧乳腺内异常高信号病灶（图 8-1-2A），呈不规则团块状，大小约 4.26 cm×4.29 cm×4.23 cm，边界欠清，边缘可见浅分叶，周围多发条索影，病灶邻近的乳腺皮肤稍增厚、内陷；DWI 病灶扩散受限（图 8-1-2B）、ADC 值为 0.78×10^{-3} mm^2/s，T_1WI 病灶呈等稍低混杂信号（图 8-1-2C），增强扫描病灶呈不均匀显著强化（图 8-1-2D）；动态对比增强灌注图像获得病灶的时间－信号强度曲线呈流出型（图 8-1-2E）；^{18}F-FDG PET 显示左侧乳腺内不规则空洞状葡萄糖代谢异常病灶（图 8-1-2F），病灶边缘呈葡萄糖异常高代谢，SUV$_{max}$ 为 11.82，病灶中心葡萄糖代谢缺失。全身 ^{18}F-FDG PET MIP 显示左侧腋下、骨骼、肺等部位未见异常葡萄糖代谢增高灶（图 8-1-2G）。乳腺横轴位 ^{18}F-FDG PET/MR 融合图像（图 8-1-2H）显示左侧乳腺病灶葡萄糖代谢异常增高。

【影像诊断】左侧乳腺癌。

【病理诊断】（左侧乳房穿刺）镜下纤维脂肪组织内见肿瘤细胞呈腺样、片状及索条状排列，伴灶状坏死，其间多量淋巴细胞浸润，考虑为乳腺非特殊型浸润性癌可能性大。免疫组化结果：ER（弱阳，<1%），PR（弱阳，<1%），Her-2（1+），P63（－），CK5/6（－），Ki-67（40%+），E-cadherin（+），Calponin（－），P120（膜+）。

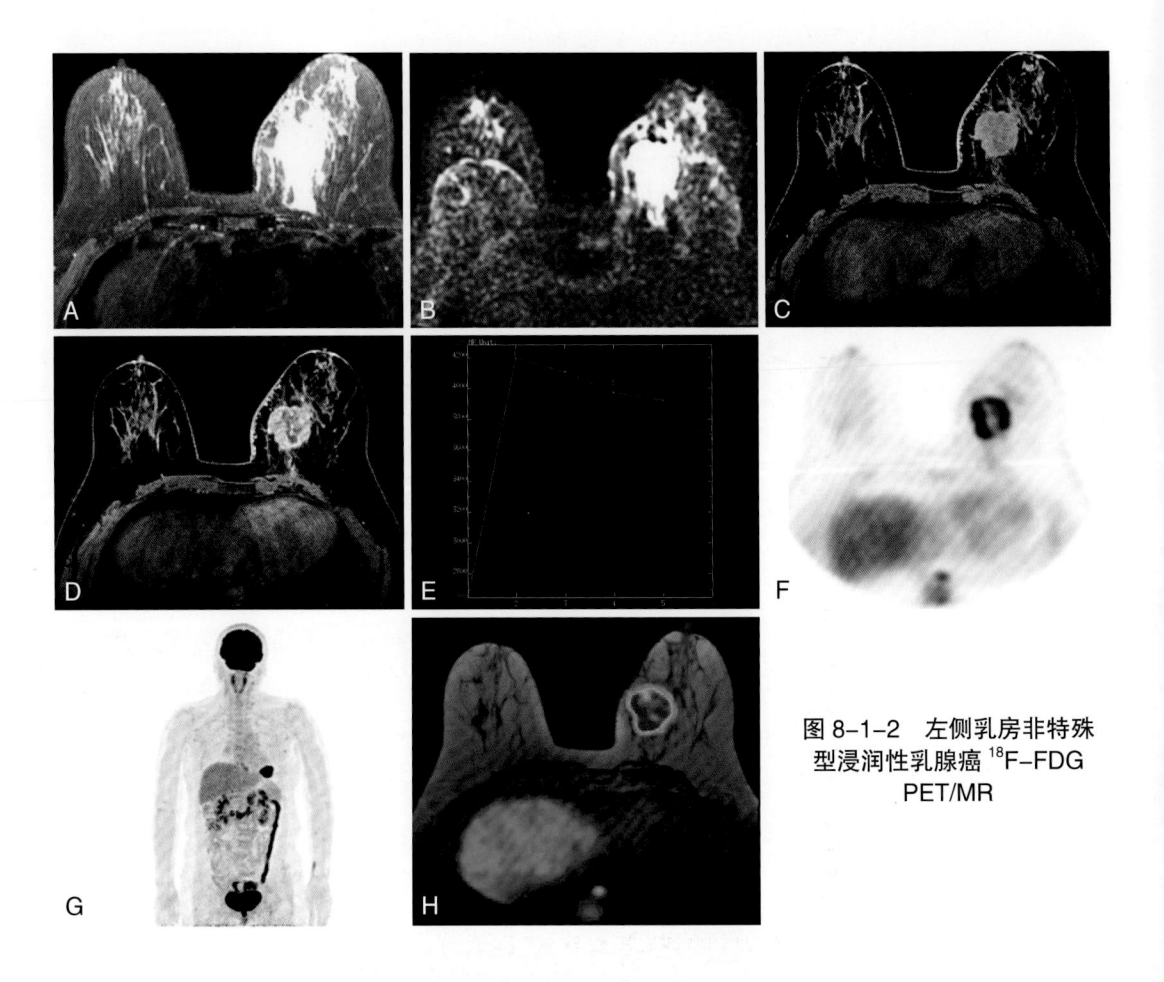

图 8-1-2　左侧乳房非特殊型浸润性乳腺癌 ^{18}F-FDG PET/MR

【讨论】乳腺癌居女性常见恶性肿瘤第二位 [1]。MRI 乳腺检查利用多通道相控阵乳腺专用线圈，获得多参数的高软组织分辨率图像，是诊断乳腺癌最敏感的影像学方法 [2]。Shao 等 [3] 对 90 例乳腺癌患者行超声、钼靶及 MRI 检查，结果显示诊断敏感性 MRI（90.9%）>超声（80.0%）>钼靶（72.7%），诊断特异性 MRI（82.7%）>钼靶（62.9%）>超声（60.0%），诊断阳性预测值 MRI（89.3%）>钼靶（75.5%）>超声（72.9%），诊断阴性预测值 MRI（85.3%）>超声（65.6%）>钼靶（59.9%）。乳腺纤维腺瘤多表现为边缘光滑锐利、边界清晰的占位，病灶内部信号均匀，MRI 检查 T_1WI 多表现为低信号或中等信号，T_2WI 纤维成分多的纤维性纤维腺瘤信号强度低，而水及细胞含量多的黏液性及腺性纤维腺瘤信号强度高；乳腺癌多表现为形态不规则、有分叶的肿块，可见特征性的"毛刺征"，当病变周围有高信号脂肪组织围绕时，轮廓清楚，若病变周围是与之信号强度类似的腺体组织，轮廓不清楚，T_1WI 多表现为低信号，T_2WI 成胶原纤维所占比例越大则信号强度越低，细胞和水含量越高则信号强度越高。ADC 值及动态对比增强成像的感兴趣区时间 – 信号强度曲线对乳腺肿块良恶性鉴别具有一定意义。Zhao 等[4]对 48 例女性乳腺病灶（恶性 25 例，良性 23 例）进行 DWI 研究，评价 ADC 值和 ADC 比值（$ADCr_{muscle}$= 病变侧 ADC/ 胸大肌 ADC，$ADCr_{contralateral}$= 病变侧 ADC/ 正常侧 ADC）对乳腺良、恶性病变的鉴别诊断能力，发现恶性病变 ADC 值较良性病变低，分别为（1.05 ± 0.21）$\times 10^{-3}$ mm^2/s 和（1.45 ± 0.36）$\times 10^{-3}$ mm^2/s；恶性病变 $ADCr_{muscle}$ 较良性病变低，分别为（0.9 ± 0.16）$\times 10^{-3}$ mm^2/s 和（1.35 ± 0.28）$\times 10^{-3}$ mm^2/s；恶性病变 $ADCr_{contralateral}$ 较良性病变低，分别为（0.64 ± 0.14）$\times 10^{-3}$ mm^2/s 和（0.79 ± 0.15）$\times 10^{-3}$ mm^2/s；$ADCr_{muscle}$ 鉴别乳腺良恶性病变优于 ADC（$P<0.001$）和 $ADCr_{contralateral}$（$P=0.001$），$ADCr_{muscle}$ 临界值为 1.13×10^{-3} mm^2/s 诊断乳腺癌的敏感性和特异性分别为 82.6% 和 96.0%。Macchini 等[5]对 95 例乳腺癌患者进行动态对比增强成像，对病灶的时间 – 信号强度曲线进行分析，结果显示乳腺癌的曲线主要为流出型（Ⅲ型）和平台型（Ⅱ型），分别占 48.42%（46/95）和 42.11%（40/95），流入型（Ⅰ型）仅占 9.47%（9/95）。Liu 等[6]对 178 例乳腺病灶（良性 88 例，恶性 90 例）进行 MR 动态对比增强及 DWI 成像，分别对时间 – 信号曲线的最大信号强度斜率｛最大信号强度斜率 =[（强化末期的值 – 第 1、2 期强化末均值）/ 第 1、2 期强化末均值]$\times$ 100｝和 ADC 值进行分析，结果显示恶性病变的最大信号强度斜率（0.026 ± 0.141）低于良性病变（0.252 ± 0.258），以 0.096 为临界值鉴别良恶性的敏感性为 86.7%、特异性为 61.4%、准确性为 74.2%；恶性病变的 ADC 值（0.920 ± 0.147）$\times 10^{-3}$ mm^2/s 低于良性病变（1.281 ± 0.275）$\times 10^{-3}$ mm^2/s，1.051 为临界值，其敏感性、特异性、准确性分别为 86.7%、84.1%、85.4%；两者联合分析后的特异性和准确性均较单一指标高，分别为 95.5%、88.8%。本节病例一病灶 ADC 值为 1.36×10^{-3} mm^2/s，高于上述文献报道的 ADC 临界值，提示良性病变，病理证实为纤维腺瘤；本节病例二病灶 ADC 值为 0.78×10^{-3} mm^2/s，低于上述文献所提及的 ADC 临界值，其时间 – 信号强度曲线为Ⅲ型（流出型），提示为恶性病变，病理证实为非特殊性浸润性乳腺癌。

^{18}F-FDG 是肿瘤葡萄糖代谢显像剂，乳腺癌肿瘤细胞增殖程度越高、分化程度越低，则对 ^{18}F-FDG 摄取越多[7, 8]。^{18}F-FDG PET 显像检测乳腺癌非常敏感，不受乳腺组织致密程度的影响，Kitajima 等[7]对 73 例浸润性乳腺癌患者进行全身 ^{18}F-FDG PET/CT 显像，结果显示乳腺癌病灶 SUV_{max} 均值为 3.92 ± 2.68（范围 $1.20 \sim 13.58$），SUV_{max} 与肿瘤的恶性程度呈显著正相关（$P=0.0025$），本节病例二乳腺癌病灶葡萄糖摄取异常增高，SUV_{max} 为 11.82，而本节病例一乳腺纤维腺瘤的病灶则没有葡萄糖高摄取。乳腺癌淋巴结转移的存在与否决定乳腺癌的分期及治疗方式的选择，^{18}F-FDG PET 检测乳腺癌腋窝淋巴结转移灶的敏感性较高。Wahl 等[8]前瞻性研究 360 例乳腺癌患者，结果显示 ^{18}F-FDG PET 检测腋窝淋巴结转移的敏感性、特异性、阳性预测值和阴性预测值分别为 61%、80%、62% 和

79%；以淋巴结 SUV$_{lean}$（经体重矫正后的 SUV 值）>1.8 作为腋窝转移标准的阳性预测值达90%，腋窝发现 2 个或 2 个以上的葡萄糖代谢异常增高灶的阳性预测值达 83%。^{18}F–FDGPET 显像不仅能灵敏检出乳腺癌原发灶，还可以检出骨、肺等部位的乳腺癌转移灶，指导乳腺癌的临床分期和治疗决策。2016 年美国国家癌症综合网络指南建议使用 ^{18}F–FDGPET/CT 作为Ⅲ期乳腺癌患者，特别是可手术切除的Ⅲ A 期患者的临床分期检查方法[9]。Ulaner 等[9] 对 238 例雌激素受体阳性 / 人表皮生长因子受体阴性和 245 例人表皮生长因子受体阳性的两组患者进行研究，所有患者行体格检查、超声及 MRI 检查后临床分期均在Ⅰ~Ⅲ C 期，而 ^{18}F–FDG PET 显像检出阴性组 32 例患者远处转移灶，阳性组 61 例患者远处转移灶，将 93 例患者的临床分期提升到了Ⅳ期。本节所示病例全身 MIP 图像，能够全面观察全身扫描野内异常葡萄糖高摄取病灶的分布，尤其是观察乳腺癌好发的腋下和内乳淋巴转移区域及远隔的骨、肺和肝脏等脏器，这对于乳腺病灶良恶性的鉴别诊断和明确乳腺癌转移灶的部位、数量很有意义。

一体化 PET/MR 将 MRI 的结构、功能数据与 PET 的代谢信息相结合，提供了综合诊断。Catalano 等[10] 对 63 例乳腺浸润性导管癌患者的研究结果显示，PET/CT、全身 DWI 和PET/MR 的分期准确性分别为 75%、84% 和 98%，PET/MR 明显提高乳腺癌患者的分期准确性。Melsaether 等[11] 对 51 例乳腺癌患者的研究显示，PET/MR 检测肝脏和骨转移灶的灵敏性（分别为 100% 和 95%）高于 PET/CT（分别为 75% 和 87%），两者具有显著差异（$P<0.05$）；PET/MR 检测肺转移灶的敏感性（100%）与 PET/CT 一致（100%）；PET/MR 发现 5 例患者有脑转移（100%），而 PET/CT 没有检出脑转移。

因此，PET/MR 评价乳腺癌比 PET/CT 更具优势，为诊断、临床分期、治疗决策及疗效评价提供了全面的一站式检查，在乳腺癌患者管理方面有重要的临床潜力[12]。

（候亚琴　张海琴　卢　洁）

—— 参考文献 ——

[1] SIEGEL R L, MILLER K D, JEMAL A. Cancer statistics, 2017[J]. CA Cancer J Clin, 2017, 67(1):7–30.

[2] ADRADA B E, CANDELARIA R, RAUCH G M. MRI for the staging and evaluation of response to therapy in breast cancer[J]. Top Magn Reson Imaging, 2017, 26(5):211–218.

[3] SHAO H, LI B, ZHANG X, et al. Comparison of the diagnostic efficiency for breast cancer in chinesewomen using ma mmography, ultrasound, MRI, and different combinations of these imaging modalities[J]. J Xray Sci Technol, 2013, 21(2):283–292.

[4] ZHAO J, GUAN H, LI M, et al. Significance of the ADC ratio in the differential diagnosis of breast lesions[J]. Acta Radiol, 2016, 57(4):422–429.

[5] MACCHINI M, PONZIANI M, IAMURRI A P, et al. Role of DCE–MR in predicting breast cancer subtypes[J]. Radiol Med, 2018, 123(10):753–764.

[6] LIU H L, ZONG M, WEI H, et al. Differentiation between malignant and benign breast masses: combination of semi–quantitative analysis on DCE–MRI and histogram analysis of ADC maps[J]. Clin Radiol, 2018, 73(5):460–466.

[7] KITAJIMA K, MIYOSHI Y, YAMANO T, et al. Prognostic value of FDG–PET and DWI in breast cancer[J]. Ann Nucl Med, 2018, 32(1):44–53.

[8] WAHL R L, SIEGEL B A, COLEMAN R E, et al. Prospective multicenter study of axillary nodal staging by positron emission tomography in breast cancer: a report of the staging breast cancer with PET study group[J]. J Clin Oncol, 2004, 22(2): 277–285.

[9] ULANER G A, CASTILLO R, WILLS J, et al. ^{18}F–FDG–PET/CT for systemic staging of patients with newly diagnosed ER–positive and HER2–positive breast cancer[J]. Eur J Nucl Med Mol Imaging, 2017, 44(9):1420–1427.

[10] CATALANO O A, DAYE D, SIGNORE A, et al. Staging performance of whole–body DWI, PET/CT and PET/MRI in invasive ductal carcinoma of the breast[J]. Int J Oncol, 2017, 51(1):281–288.

[11] MELSAETHER A N, RAAD R A, PUJARA A C, et al. Comparison of whole–body (18)F FDG PET/MR imaging and whole–body ^{18}F FDG PET/CT in terms of lesion detection and radiation dose in patients with breast cancer[J]. Radiology, 2016, 281(1):193–202.

[12] BOTSIKAS D, KALOVIDOURI A, BECKER M, et al. Clinical utility of ^{18}F–FDG–PET/MR for preoperative breast cancer staging[J]. Eur Radiol, 2016, 26(7): 2297–2307.

第九章

消化系统疾病

第一节　胃印戒细胞癌

【简要病史】患者，女，71 岁，腹部疼痛 1 个月余。

【体格检查】患者平卧位，腹部平坦，腹式呼吸正常，未见肠胃蠕动波，未见腹壁静脉曲张，腹软，无肌紧张，上腹部及下腹部明显压痛，无反跳痛，右下腹可扪及包块，直径约 5 cm，质硬伴触痛，腹部叩诊音为鼓音，移动性浊音阴性。

【相关检查】①腹部 CT 胃窦后方与胰颈下方间隙软组织肿块，考虑恶性病变；胃窦大弯侧壁局限性增厚；胃窦后壁、胰颈、结肠肝区受累；腹腔内、小网膜囊及腹膜后多发增大淋巴结，考虑转移；肝 Ⅱ 段小囊肿；双侧肾多发囊肿；胆囊增大，脾大。②肿瘤标志物癌胚抗原（CEA）1000.00 ng/ml（0.01 ~ 5.0 ng/ml），肿瘤相关抗原 125（CA 125）568.90 U/ml（0.01 ~ 35.0 U/ml），肿瘤相关抗原 199（CA 199）1000.00 U/ml（0.01 ~ 37.0 U/ml），肿瘤相关抗原 153（CA 153）300.00 U/ml（0.01 ~ 25.0 U/ml），神经元特异性烯醇化酶（NSE）22.08 ng/ml（0.0 ~ 17.0 ng/ml），血清骨胶素 CYFRA 211 7.49 ng/ml（0.1 ~ 3.3 ng/ml），肿瘤相关抗原 724（CA 724）88.21 U/ml（0.0 ~ 6.9U /ml）。③生化全项丙氨酸氨基转移酶 49 IU/L（5.0 ~ 40.0 IU/L），总胆红素 23.56 μmol/L（3.42 ~ 23.34 μmol/L），直接胆红素 15.80 μmol/L（0.0 ~ 8.24 μmol/L），间接胆红素 16.40 μmol/L（3.42 ~ 15.1 μmol/L），γ - 谷氨酰转肽酶 265 IU/L（7.0 ~ 50.0 IU/L），乳酸脱氢酶 298 IU/L（109.0 ~ 245.0 IU/L），α - 羟丁酸脱氢酶 245 IU/L（72.0 ~ 182.0 IU/L），白 / 球比例 1.15（1.5 ~ 2.5），前白蛋白 120 mg/L（170.0 ~ 420.0 mg/L），葡萄糖 10.24 mmol/L（3.9 ~ 6.1 mmol/L）。④胃液潜血：阳性。

【临床诊断】胃癌，腹腔种植转移癌。

【影像表现】^{18}F-FDG PET/MR 成像表现（图 9-1-1）：胃小弯处可见团块状软组织信号影，直径约 3.0 cm，横轴位 T_2WI 呈等信号（图 9-1-1A），T_1WI 同相位呈稍低信号（图 9-1-1B），T_1WI 反相位呈稍低信号（图 9-1-1C），DWI 呈高信号（图 9-1-1D），ADC 呈低信号（图 9-1-1E），ADC 值为 1.33×10^{-3} mm^2/s；静脉注射 Gd–DTPA，胃小弯处肿块呈明显不均匀强化（图 9-1-1F）；横轴位 ^{18}F-FDG-PET（图 9-1-1G）、^{18}F-FDG PET/MR 融合图（图 9-1-1H）及冠状位 ^{18}F-FDG PET/MR 融合图（图 9-1-1I）显示 ^{18}F-FDG 摄取增高，SUV$_{max}$ 为 3.76。胃周、腹腔内、胰腺周围、腹膜后主动脉旁可见多发肿大淋巴结，较大者

位于胃窦下方，直径约 4.2 cm，^{18}F-FDG 摄取增高，SUV_{max} 为 4.80。肠系膜、小网膜可见多发软组织信号结节影，部分相互融合，^{18}F-FDG 摄取增高，SUV_{max} 为 4.66。肝周、脾周可见液体信号影。其他部位未见明确放射性摄取异常。

【影像诊断】胃癌伴腹腔、腹膜后多发转移。

【病理诊断】（胃窦）浅表黏膜组织呈乳头状增生，肠上皮化生中度，间质水肿、慢性炎轻度，伴急性活动性炎中度。（窦体交界）送检黏膜组织慢性炎，腺体非典型增生重度，见弥漫性印戒样细胞浸润，免疫组化结果：AE1AE3（+），CEA（+），CDX2（+），CD68（吞噬细胞 +），Ki-67（约 70%+）。特殊染色结果：AB/PAS（+）。符合诊断：腺癌伴印戒细胞癌。

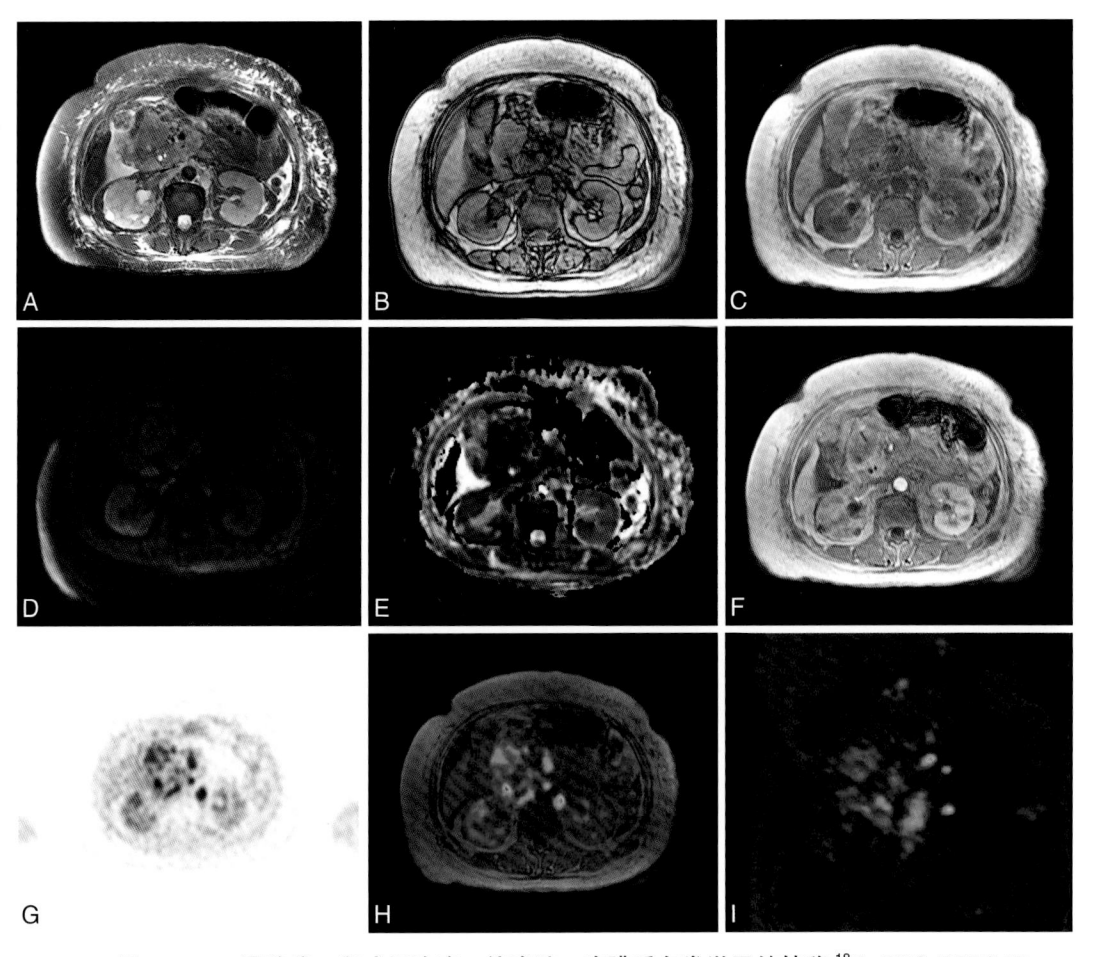

图 9-1-1　胃腺癌、印戒细胞癌，伴腹腔、腹膜后多发淋巴结转移 ^{18}F-FDG PET/MR

【讨论】胃癌占所有恶性肿瘤发病率第四位，死亡率居第二位，严重危害人类健康[1]。胃印戒细胞癌是胃癌的一种特殊类型，其发展快，恶性程度高[2]，多位于胃窦和胃底，手术是最有效的治疗方法，术前对区域淋巴结状况及有无远处转移的评价能够指导临床治疗[3]。

由于起病隐袭，胃印戒细胞癌往往发现时即为进展期胃癌，病灶弥漫性浸润胃壁并引起明显的硬化反应。MRI 能够显示进展期胃印戒细胞癌对胃壁侵犯程度和范围，并显示病灶与周围组织关系，病灶强化峰值多在静脉期，强化程度与正常胃壁有差异，病灶低强化区具有延迟强化特点[4]。Maccioni 等[5]评估 25 例胃癌患者的 MRI 和 CT 对 T 分期和 N 分期的价值，发现术前 T 分期的诊断准确率分别为 73% 与 62%，N 分期的准确率分别为 78% 与 61%。^{18}F–FDG PET/CT 显像在胃癌的诊断及分期等方面具有重要的临床价值，PET/CT 全身扫描与 CT 发现淋巴结转移率分别为 95.24%、61.9%，发现淋巴结远处转移率分别为 88.57%、62.86%[6]。Yoshioka 等[7]对 42 例胃癌患者进行 ^{18}F–FDG PET 扫描，结果显示肿瘤的 ^{18}F–FDG 摄取值与细胞黏液含量呈负相关，印戒细胞癌中由于肿瘤细胞含量相对于黏液含量少，导致 ^{18}F–FDG 摄取值不高，本例胃印戒细胞癌原发病灶的 ^{18}F–FDG 摄取值较低，SUV_{max} 仅为 3.76。另外，PET/CT 有助于监测胃癌化疗效果，Kim 等[8]通过 ^{18}F–FDG PET/CT 对 368 例进展期胃癌患者进行分期及术后复发的检测，根据化疗前、后 ^{18}F–FDG 放射性摄取的差异，结果发现复发组 PET/CT 检测肿瘤组织的敏感性明显高于非复发组（81.0% VS 52.4%），为早期评价临床治疗效果提供客观依据。有研究比较 ^{18}F–FDG PET/MR 与 CT 对胃癌术前分期及其可切除性的评估，结果发现 T 分期准确率分别为 60.0%、56.7%，N 分期准确率分别为 70.0%、56.5%，二者的诊断准确性无显著差异，但 ^{18}F–FDG PET/MR 能够明显提高 M 分期的诊断准确率，M 分期准确率分别为 92.9%、73.8%（$P=0.008$），评估胃癌可切除性的准确性（92.9%）也显著高于 CT（76.2%）[9]。

胃印戒细胞癌早期诊断相对困难，联合应用多种影像学手段有助于提高早期诊断率，目前应用一体化 ^{18}F–FDG PET/MR 成像对胃印戒细胞癌的研究报道很少。一体化 PET/MR 一次成像即可帮助确定胃癌的诊断及 TNM 分期，在临床制定治疗方案、监测疗效及随访等方面，可以明显提高检查的效率和准确率，从而改善患者预后。本例患者的 ^{18}F–FDG PET/MR 成像显示原发肿块位于胃体小弯侧，侵及胃壁全层，伴区域淋巴结、腹膜转移，适用于内科姑息治疗。

（张　越　赵志莲　卢　洁）

——参考文献——

[1] SOERJOMATARAM I, LORTET-TIEULENT J, PARKIN D M, et al. Global burden of cancer in 2008: a systematic analysis of disability-adjusted life-years in 12 world regions[J]. Lancet, 2012, 380 (9856): 1840-1850.

[2] LEE J H, PARK M S, KIM K W, et al. Advanced gastric carcinoma with signet ring cell carcinoma versus non-signet ring cell carcinoma: differentiation with multidetector CT[J]. J Comput Assist Tomogr, 2006, 30(6):880-884.

[3] CHAE S, LEE A, LEE J H. The effectiveness of the new (7th) UICC N classification in the prognosis evaluation of gastric cancer patients: a comparative study between the 5th/6th and 7th UICC N classification[J]. Gastric cancer, 2011, 14(2):166-171.

[4] LEE M H, CHOI D, PARK M J, et al. Gastric cancer: imaging and staging with MDCT based on the 7th AJCC guidelines[J]. Abdom Imaging, 2012, 37(4):531-540.

[5] MACCIONI F, MARCELLI G, AL A N, et al. Preoperative T and N staging of gastric cancer: magnetic resonance imaging (MRI) versus multi detector computed tomography (MDCT)[J]. La Clin Ter, 2010, 161(2): e57-e62.

[6] MARCUS C, SUBRAMANIAM R M. PET/CT and precision medicine: gastric cancer[J]. PET Clin, 2017, 12(4):437-447.

[7] YOSHIOKA T, YAMAGUCHI K, KUBOTA K, et al. Evaluation of ^{18}F-FDG PET in patients with advanced, metastatic, or recurrent gastric cancer[J]. J Nucl Med, 2003, 44(5):690-699.

[8] KIM S J, CHO Y S, MOON S H, et al. Primary tumor ^{18}F-FDG avidity affects the performance of ^{18}F-FDG PET/CT for detecting gastric cancer recurrence[J]. Eur J Nucl Med Mol Imaging, 2016, 43(5):881-888.

[9] LEE D H, KIM S H, JOO I, et al. Comparison between ^{18}F-FDG PET/MRI and MDCT for the assessment of preoperative staging and resectability of gastric cancer[J]. Eur J Radiol, 2016, 85(6)：1085-1091.

第二节　胰腺癌

【简要病史】患者，女，44岁，无明显诱因出现上腹胀伴轻微疼痛 10 余天，进行性加重伴后背部放射痛 5 天。

【体格检查】患者平卧位，腹胀伴腹部压痛，皮肤、巩膜黄染，皮肤瘙痒。

【相关检查】①肿瘤标志物癌胚抗原（CEA）9.63 ng/ml（0～5.0 ng/ml），肿瘤相关抗原 125（CA 125）61.63 kU/L（0～35.0 kU/L），肿瘤相关抗原 199（CA 199）526.20 U/ml（0～37.0 U/ml），神经元特异性烯醇化酶（NSE）18.17 U/ml（0～17.0 U/ml），CYFRA 211 4.80 ng/ml（0～3.3 ng/ml）。②腹部 CT 胰头部占位伴肝内外胆管及胰管扩张，小肠系膜根部淋巴结增大，肝内多发病变，左侧肾小囊肿。

【临床诊断】胰腺肿物伴肝内多发转移。

【影像表现】^{18}F-FDG PET/MR 成像表现（图 9-2-1）：胰头部可见类圆形占位（蓝箭头），大小约 2.8 cm×2.6 cm×2.6 cm，横轴位 T_1WI 脂肪抑制序列病变呈低信号（图 9-2-1A），T_2WI 脂肪抑制序列病变呈高信号（图 9-2-1B），DWI 病变呈高信号（图 9-2-1C），ADC 值为 $1.39×10^{-3}$ mm^2/s；增强扫描静脉期病变呈轻度均匀强化（图 9-2-1D）；MRCP 显示胰管及肝内外胆管明显扩张（图 9-2-1E）；横轴位 ^{18}F-FDG PET（图 9-2-1F）和 ^{18}F-FDG PET/MR 融合图像（图 9-2-1G）显示病变 ^{18}F-FDG 摄取明显增高，SUV$_{max}$ 为 8.21；肝脏内可见多发类圆形结节，^{18}F-FDG 摄取明显增高，SUV$_{max}$ 为 5.10（图 9-2-1H、图 9-2-1I）；肠系膜根部可见肿大淋巴结，^{18}F-FDG 摄取明显增高，SUV$_{max}$ 为 5.31（图 9-2-1G，红箭头）；全身其余部位未见明显异常 ^{18}F-FDG 摄取增高（图 9-2-1J）。

【影像诊断】胰腺癌，伴肝脏内多发转移及腹腔淋巴结转移。

【病理诊断】胰头：纤维组织内少许肿瘤细胞浸润，细胞异型性明显，伴灶状坏死，考虑低分化癌，免疫组化：CK7（个别+），CK20（-），CDX-2（-），CK19（+），AE1/AE3（+）。肝脏结节：纤维组织内少许肿瘤细胞浸润，细胞异型性明显，伴灶状坏死，考虑低分化癌，CK19（+），AE1/AE3（+），CEA（部分+），Ki-67（20%），CK7（+），CK20（-），Hepatocyte（-），AFP（-）。

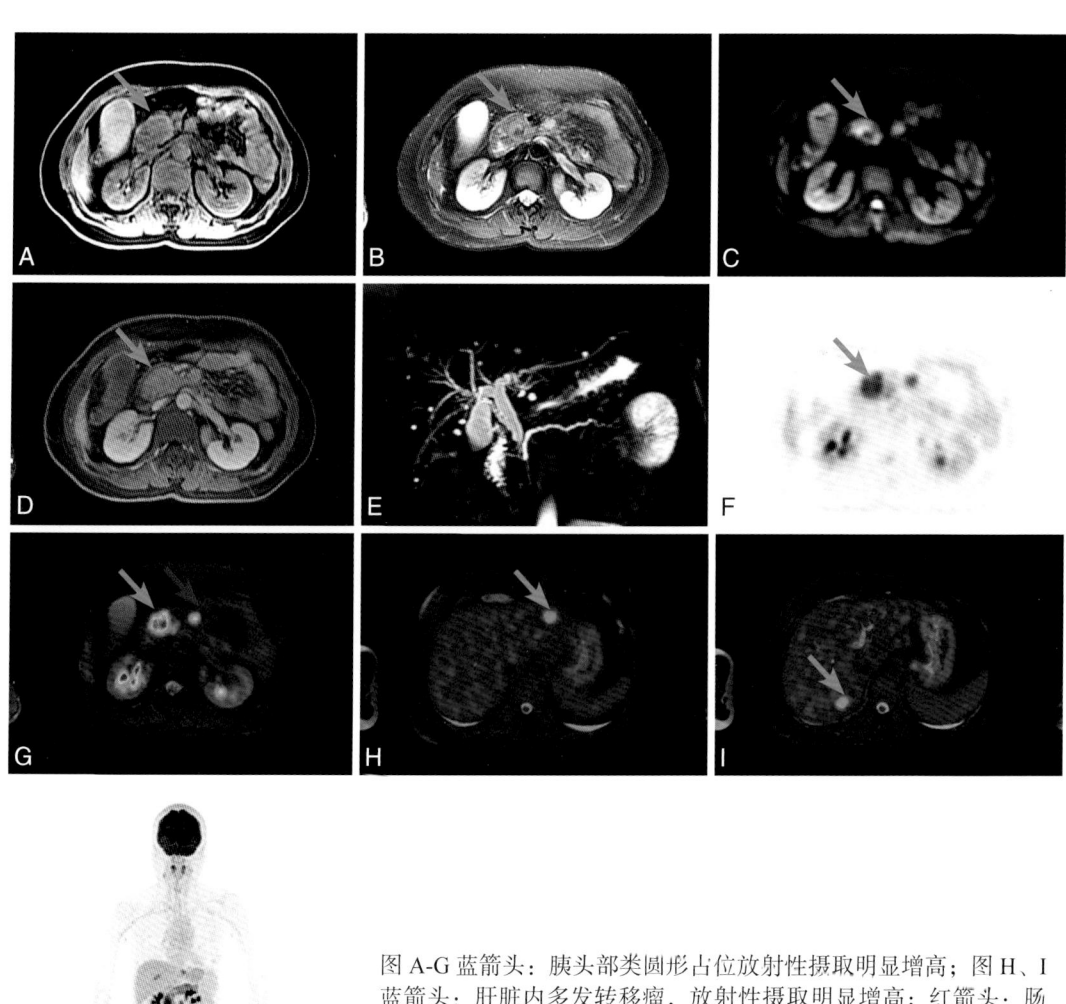

图 A-G 蓝箭头：胰头部类圆形占位放射性摄取明显增高；图 H、I 蓝箭头：肝脏内多发转移瘤，放射性摄取明显增高；红箭头：肠系膜根部肿大淋巴结放射性摄取明显增高

图 9-2-1　胰腺癌伴肝脏及腹腔淋巴结转移 ^{18}F-FDG PET/MR

【讨论】胰腺癌是最常见的胰腺恶性肿瘤，预后差，死亡率高，是第四大最常见的癌症死亡原因，5 年总体生存率约为 8%[1, 2]。胰腺癌根据部位不同，分为胰头癌、胰颈癌、胰体癌及胰尾癌，其中以胰头癌最常见。胰腺癌以导管细胞腺癌多见，其余包括黏液癌、囊腺癌、腺鳞癌和腺泡细胞癌，其中腺泡细胞癌最少见。

小胰腺癌（直径 <2 cm）不引起胰腺轮廓改变，肿块较大时形态不规则，呈分叶状或局部隆起，向周围脂肪间隙浸润生长，MRI 检查 T_1WI 呈稍低信号，T_2WI 呈稍高信号影，DWI 呈明显高信号，若肿块内部出现液化、坏死，表现为 T_2WI 高信号，T_1WI 低信号。胰

腺癌多为乏血供肿瘤，含有较多的结缔组织和纤维成分，增强扫描呈延迟强化。胰头癌间接征象为胆总管及胰管明显扩张，MRCP 表现为软藤征及双管征。胰腺癌容易发生肝脏及淋巴结转移 [3]。ADC 值可用于诊断胰腺癌，并能进行预后评价。研究发现，胰腺癌 ADC 值为（1.38 ± 0.16）$\times 10^{-3}\,mm^2/s$ [4]；ADC 值与肿瘤分化之间存在显著相关性，分化良好的胰腺癌 ADC 值为（1.58 ± 0.11）$\times 10^{-3}\,mm^2/s$，中度分化为（1.36 ± 0.13）$\times 10^{-3}\,mm^2/s$，低分化为（1.26 ± 0.18）$\times 10^{-3}\,mm^2/s$ [5]。另有研究发现，胰腺癌的 ADC 值范围为（$0.72 \sim 1.88$）$\times 10^{-3}\,mm^2/s$，ADC 值低者较 ADC 值高的胰腺癌对门静脉系统和胰腺外神经丛的侵袭性更强，化疗后更容易早期进展 [6]。本例胰腺癌的 ADC 值为 $1.39 \times 10^{-3}\,mm^2/s$，提示肿瘤为中低分化。[18]F-FDG PET/CT 在胰腺癌的诊断、分期、制订治疗计划、评估治疗反应和预后评估中发挥重要作用，对胰腺恶性肿瘤的诊断准确率为 89%，高于 MRI（79%）；对胰腺恶性肿瘤 N 分期的诊断敏感性为 30%，M 分期为 88%，而 MRI 分别为 30%、38% [7~9]。本例患者通过 ^{18}F-FDG PET/MR 成像检查，明确显示了胰腺癌病变及肝脏、腹腔淋巴结转移，获得了较好的术前 TNM 分期信息，对制订治疗计划提供重要帮助。

一体化 PET/MR 成像融合结构和代谢信息，能够全面评估胰腺癌局部 T 分期和可切除性，以及淋巴结和远处转移等信息 [10~12]，在胰腺癌诊断、治疗规划、监测和患者随访方面显示出巨大潜力。

（宋天彬　赵志莲　卢　洁）

—— 参考文献 ——

[1] RYAN D P, HONG T S, BARDEESY N. Pancreatic adenocarcinoma[J]. N Engl J Med, 2014, 371(22): 2140–2141.

[2] SIEGEL R L, MILLER K D, JEMAL A. Cancer statistics, 2017[J]. CA Cancer J Clin, 2017, 67(1):7–30.

[3] LEE S S, BYUN J H, PARK B J, et al. Quantitative analysis of diffusion–weighted magnetic resonance imaging of the pancreas: usefulness in characterizing solid pancreatic masses[J]. J Magn Reson Imaging, 2008, 28(4):928–936.

[4] HAYANO K, MIURA F, AMANO H, et al. Correlation of apparent diffusion coefficient measured by diffusion–weighted MRI and clinicopathologic features in pancreatic cancer patients[J]. J

Hepatobiliary Pancreat Sci, 2013, 20(2):243–248.

[5] KUROSAWA J, TAWADA K, MIKATA R, et al. Prognostic relevance of apparent diffusion co-efficient obtained by diffusion–weighted MRI in pancreatic cancer[J]. J Magn Reson Imaging, 2015, 42(6):1532–1537.

[6] NIWA T, UENO M, OHKAWA S, et al. Advanced pancreatic cancer: the use of the apparent diffusion coefficient to predict response to chemotherapy[J]. Br J Radiol, 2009, 82(973):28–34.

[7] WANG Z, CHEN J Q, LIU J L, et al. FDG PET in diagnosis, staging and prognosis of pancreatic carcinoma: a meta–analysis[J]. World J Gastroenterol, 2013, 19(29):4808–4817.

[8] DE GAETANO A M, RUFINI V, CASTALDI P, et al. Clinical applications of ^{18}F–FDG PET in the management of hepatobiliary and pancreatic tumors[J]. Abdom Imaging, 2012, 37(6):983–1003.

[9] KAUHANEN S P, KOMAR G, SEPPÄNEN M P, et al. A prospective diagnostic accuracy study of ^{18}F–fluorodeoxyglucose positron emission tomography/computed tomography, multidetector row computed tomography, and magnetic resonance imaging in primary diagnosis and staging of pancreatic cancer[J]. Ann Surg, 2009, 250(6):957–963.

[10] HUELLNER M W, APPENZELLER P, KUHN F P, et al. Whole–body nonenhanced PET/MR versus PET/CT in the staging and restaging of cancers: preliminary observations[J]. Radiology, 2014, 273(3):859–869.

[11] TORIGIAN D A, ZAIDI H, KWEET C, et al. PET/MR imaging: technical aspects and potential clinical applications[J]. Radiology, 2013, 267(1):26–44.

[12] CHEN B B, TIEN Y W, CHANG M C, et al. Multiparametric PET/MR imaging biomarkers are associated with overall survival in patients with pancreatic cancer[J]. Eur J Nucl Med Mol Imaging, 2018, 45(7):1205–1217.

第三节　胰头神经内分泌肿瘤

【简要病史】患者，男，55 岁，体检发现血糖低 1 个月余，加重 10 天。

【体格检查】（－）。

【相关检查】①肿瘤标志物（－）；②空腹血糖减低，胰岛素及 C 肽明显升高；③腹部平扫＋增强 CT 胰头钩突部占位性病变，肝脏多发囊肿，左侧肾多发囊肿和结石。

【临床诊断】胰头钩突部占位，神经内分泌瘤？

【影像表现】^{18}F-FDG PET/MR 成像表现（图 9-3-1）：胰头钩突部可见不规则异常信号（箭头），大小约 2.9 cm × 2.3 cm × 3.0 cm，横轴位 T_1WI 脂肪抑制序列病变呈稍低信号（图 9-3-1A），T_2WI 脂肪抑制序列病变呈中心稍高信号，边缘更高信号（图 9-3-1B），DWI 病变呈不均匀高信号（图 9-3-1C），ADC 值约 0.173 × 10^{-3} mm^2/s；增强扫描动脉期病变轻度不均匀强化（图 9-3-1D），门脉期强化程度减低（图 9-3-1E）；横轴位 ^{18}F-FDG PET（图 9-3-1F）和 ^{18}F-FDG PET/MR 融合图（图 9-3-1G）未见放射性摄取异常。

【影像诊断】胰头部神经内分泌肿瘤可能。

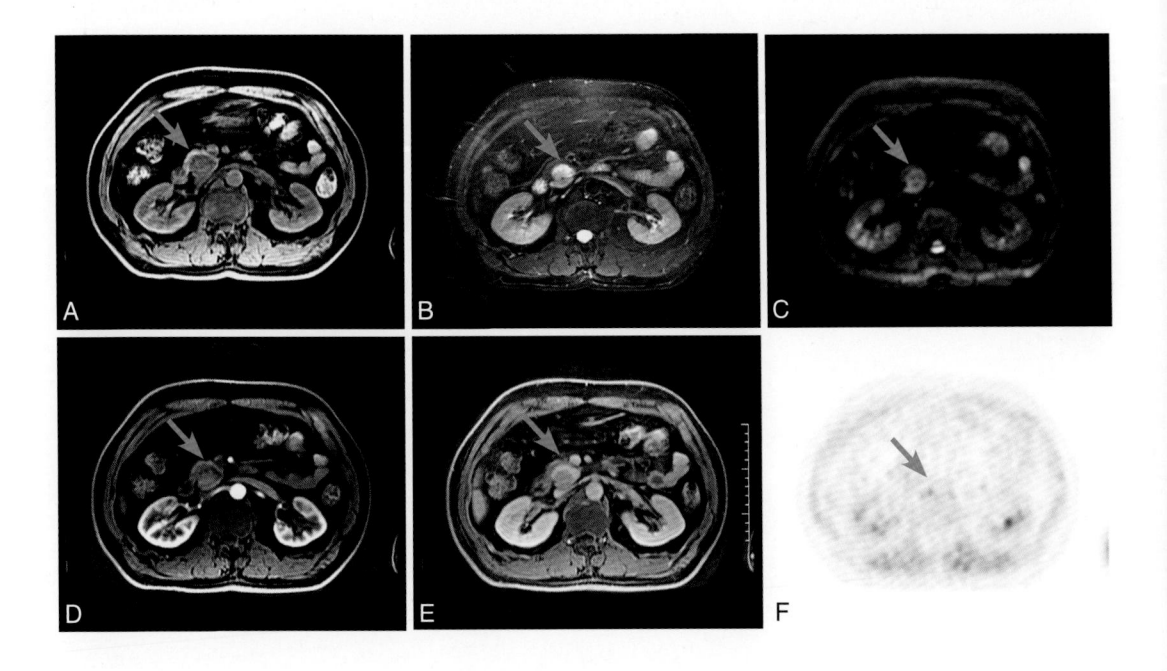

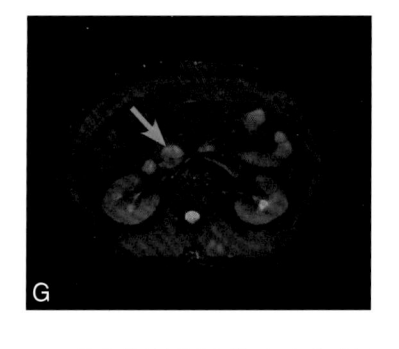

箭头：胰头钩突部病变未见放射性摄取异常

图 9-3-1　胰头部神经内分泌肿瘤 ¹⁸F-FDG PET/MR

【病理诊断】胰腺头部神经内分泌肿瘤（G2），免疫组化结果：CK8（+），CK18（+），CK19（-），Syn（+），CgA（+），CD56（+）、Ki-67（10%+）、CK（+）。

【讨论】胰腺神经内分泌肿瘤（neuroendocrine tumors of the pancreas，NETP）较为少见，仅占胰腺肿瘤的 1%~2%[1]。NETP 可发生于任何年龄，发病高峰年龄为 30~60 岁[2]。根据细胞增生、有丝分裂的数量和 Ki-67 指数将 NETP 分为 3 个级别：低级（G₁ 级，Ki-67<2%）、中级（G₂ 级，Ki-67 3%~20%）和高级（G₃ 级，Ki-67>20%）[3]。NETP 的诊断和治疗仍然存在很多争议：目前手术治疗是达到根治效果的主要手段，目的是减少肿瘤负荷，改善症状，提高生活质量。《中国胃肠胰神经内分泌肿瘤专家共识》指出：①局限性的肿瘤，应手术切除；②直径 >2 cm，或有恶性倾向的肿瘤，应做根治性切除；③局部复发、孤立的远处转移或不可切除的 NETP 经治疗后转为可切除病灶，应考虑手术切除[4]。NETP 肿瘤生长的位置和转移情况是决定能否根治性切除的关键，合理选择影像学检查可以对肿瘤进行正确的分级分期，对治疗方案的选择至关重要[4, 5]。

MRI 检查 NETP T₁WI 呈低信号，T₂WI 呈高信号，当病变含较多胶原和纤维组织时 T₂WI 可呈低信号，脂肪抑制 T₁WI 序列病灶显示更清晰[6, 7]。功能性 NETP 由于发现时肿瘤体积多较小，囊变坏死机会少，故动脉期呈明显均匀强化，诊断相对容易[8]。非功能性 NETP 发现时肿瘤体积多较大，信号混杂，强化形式多样，若纤维组织成分多，则强化较轻或表现为延迟强化；若肿瘤伴囊变坏死，则囊变区无强化，周围肿瘤组织明显强化，诊断相对困难。De 等[9] 报道肿块边缘不清晰,ADC 值显著降低是 G₂/G₃ 级肿瘤的重要预测指标。Canellas 等[10] 发现与 G₁ 级肿瘤相比，G₂/G₃ 级肿瘤一般 >2 cm，T₂WI 呈等或低信号，胰管扩张存在，肿瘤内扩散受限。Jang 等[11] 发现与 G₂/G₃ 级肿瘤相比，G₁ 级多见动脉期的明显增强。本例 NETP 病变 >2 cm，并且 MRI 增强扫描动脉期明显强化，符合 G₂/G₃ 级 NETP 的 MRI 表现。

大多数 NETP 分化良好且生长缓慢，其糖代谢水平通常很低，¹⁸F-FDG PET 难以发现。本例 NETP 虽然分化程度处于 G₂ 级，¹⁸F-FDG PET 亦未见 FDG 摄取。快速生长或具有侵袭行为的 NETP，¹⁸F-FDG PET 可以显示较高的葡萄糖代谢，FDG 摄取值越高，NETP 预后越差[12]。Kim 等[13] 利用 ¹⁸F-FDG PET/CT 评估 NETP 患者的预后，发现随访初期 ¹⁸F-FDG

PET/CT 摄取阴性的 NETP，随访期间可能转变为 ^{18}F-FDG 摄取阳性，此外，G_1 和 G_2 级 NETP 中偶尔也有 ^{18}F-FDG 摄取阳性者。虽然 ^{18}F-FDG 对 NETP 的诊断不是理想的示踪剂，但它能帮助判断 NETP 的良恶性和生长行为，并能评估是否存在转移灶，多用来评价高级别 NETP[14, 15]。目前，^{68}Ga-DOTA 标记的生长抑素类似物是检测分化良好的神经内分泌肿瘤的最佳方法，与其他放射性药物（如 ^{18}F-DOPA）相比，生长抑素受体（Somatostatin receptor，SSTR）PET/CT 显像可以显示 G_1、G_2 级 NETP，灵敏度为 88%～93%[16, 17]。随访胃肠胰腺 NETP，基于 SSTR 的 ^{68}Ga-DOTA PET/CT 发现肿瘤复发的敏感性为 94%、特异性为 89%、真阳性预测值为 85%、真阴性预测值为 96%、准确率为 91%[18]。分化良好的 NETP 应进行 SSTR 显像，分化较差的 NETP 可以进行 SSTR 显像或 ^{18}F-FDG PET 显像。

一体化 PET/MR 成像不仅可以获得 NETP 的 MRI 结构信息，还可以采用双示踪剂方法进行 ^{18}F-FDG PET 和 SSTR 显像，分别评估葡萄糖代谢信息和 SSTR 表达，有助于 NETP 的诊断和准确分级，以指导选择个性化的治疗方案。

（宋天彬　赵志莲　卢　洁）

—— 参考文献 ——

[1] YAO J C, HASSAN M, PHAN A, et al. One hundred years after "carcinoid": epidemiology of and prognostic factors for neuroendocrine tumors in 35,825 cases in the United States[J]. J Clin Oncol, 2008, 26(18): 3063-3072.

[2] OBERG K, ERIKSSON B. Endocrine tumours of the pancreas[J]. Best Pract Res Clin Gastroenterol, 2005, 19(5):753-781.

[3] PĂUN I, BECHEANU G, COSTIN A I, et al. Aspects regarding nomenclature, classification and pathology of neuroendocrine neoplasms of the digestive system – a review[J]. Rom J MorpholEmbryol, 2018, 59(3):673-678.

[4] 徐建明, 梁后杰, 秦叔逵, 等. 中国胃肠胰神经内分泌肿瘤专家共识(2016 年版). 临床肿瘤学杂志, 2016, 21(10): 927-946.

[5] AUERNHA MMER C J, SPITZWEG C, ANGELE M K, et al. Advanced neuroendocrine tumours of the small intestine and pancreas: clinical developments, controversies, and future strategies[J]. Lancet Diabetes Endocrinol, 2018, 6(5):404-415.

[6] RHA S E, JUNG S E, LEE K H, et al. CT and MR imaging findings of endocrine tumor of the

pancreas according to WHO classification Ⅲ [J]. Eur J Radiol, 2007, 62(3):371.

[7] DROMAIN C, DÉANDRÉIS D, SCOAZEC J Y, et al. Imaging of neuroendocrine tumors of the pancreas[J]. Diagn Interv Imaging, 2016, 97(12):1241–1257.

[8] SEMELKA R C, CUSTODIO C M, CEMBALCI N, et al. Neuroendocrine tumors of the pancreas：spectrum of appearances on MRI[J]. J MagnReson Imaging, 2000,11(2):141–148.

[9] DE ROBERTIS R, CINGARLINI S, MARTINI P T, et al. Pancreatic neuroendocrine neoplasms: magnetic resonance imaging features according to grade and stage[J]. World J Gastroenterol, 2017, 23(2): 275–285.

[10] CANELLAS R, LO G, BHOWMIK S, et al. Pancreatic neuroendocrine tumor: correlations between MRI features, tumor biology, and clinical outcome after surgery[J]. J MagnReson Imaging, 2018, 47(2):425–432.

[11] JANG K M, KIM S H, LEE S J, et al. The value of gadoxetic acid–enhanced and diffusion weighted MRI for prediction of grading of pancreatic neuroendocrine[J]. Acta Radiol, 2014, 55(2):140–148.

[12] MOTTAGHY F M, RESKE S N. Functional imaging of neuroendocrine tumours with PET[J]. Pituitary, 2006, 9 (3): 237.

[13] KIM H S, CHOI J Y, CHOI D W, et al. Prognostic value of volume–based metabolic parameters measured by ^{18}F–FDG PET/CT of pancreatic neuroendocrine tumors[J]. Eur J Nucl Med Mol Imaging, 2014, 48(3): 180–186.

[14] NAKAMOTO Y, HIGASHI T, SAKAHAM H, et al. Evaluation of pancreatic Islet cell tumors by nuorine–18 fluomdeoxy glucose positron emission tomography:comparison with other modalities[J]. Clin Nucl Med, 2000, 25(2):115–119.

[15] SHARMA P, NASWA N, KC S S, et al. Comparison of the prognostic values of 68Ga–DOTANOC PET/CT and ^{18}F–FDG PET/CT in patients with well–differentiated neuroendocrine tumor[J]. Eur J Nucl Med Mol Imaging, 2014, 41(12):2194–2202.

[16] BOZKURT M F, VIRGOLINI I, BALOGOVA S, et al. Guideline for PET‐CT imaging of neuroendocrine neoplasms with (68)Ga–DOTA–conjugated somatostatin receptor targeting peptides and (18)F–DOPA[J]. Eur J Nucl Med Mol Imaging, 2017, 44(9): 1588–1601.

[17] ZHERNOSEKOV K P, FILOSOFOV D V, BAUM R P, et al. Processing of generator–produced 68Ga for medical application[J]. J Nucl Med, 2007, 48(10):1741–1748.

[18] HAUG A R, CINDEA–DRIMUS R, AUERNHA MMER C J, et al. Neuroendocrine tumor recurrence: diagnosis with 68Ga–DOTATATE PET/CT[J]. Radiology, 2014, 270(2): 517–525.

第四节 自身免疫性胰腺炎

【简要病史】患者，男，62岁，中上腹部胀痛7天，疼痛可忍，自诉进食后稍加重，伴腰背部放射痛。

【体格检查】患者平卧位，中腹部压痛，无反跳痛。

【相关检查】①腹部超声胰头区可见大小约 4.7 cm × 3.4 cm 偏低回声，形态尚规则，边界清晰，血流信号不明显。② IgG4 7590mg/L。

【临床诊断】胰腺肿物待查。

【影像表现】^{18}F-FDG PET/MR 成像表现（图 9-4-1）：胰腺形态饱满，肿胀，横轴位 T_1WI 病变呈等信号（图 9-4-1A），T_2WI 脂肪抑制序列病变呈等信号（图 9-4-1B），DWI 病变呈弥漫性高信号（图 9-4-1C），ADC 值为 1.15×10^{-3} mm^2/s；横轴位增强 T_1WI 胰腺呈均匀强化（图 9-4-1D）；横轴位 ^{18}F-FDG PET（图 9-4-1E）和 ^{18}F-FDG PET/MR 图像（图 9-4-1F）显示胰腺呈现弥漫性不均匀放射性摄取增高，SUV$_{max}$ 为 9.58。胰管未见扩张，胰腺周围脂肪间隙清晰，胰腺后方可见多发小淋巴结，放射性摄取未见增高。左侧肾前筋膜增厚。糖皮质激素治疗后胰腺体积较前明显缩小（图 9-4-1G），横轴位 ^{18}F-FDG PET（图 9-4-1H）及 ^{18}F-FDG PET/MR 图像（图 9-4-1I）显示放射性摄取较前明显减低，SUV$_{max}$ 为 4.46。

【影像诊断】自身免疫性胰腺炎。

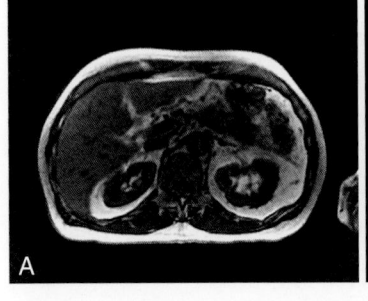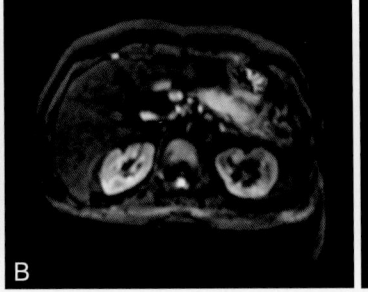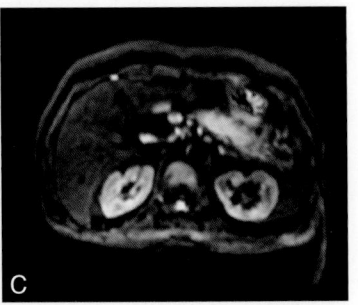

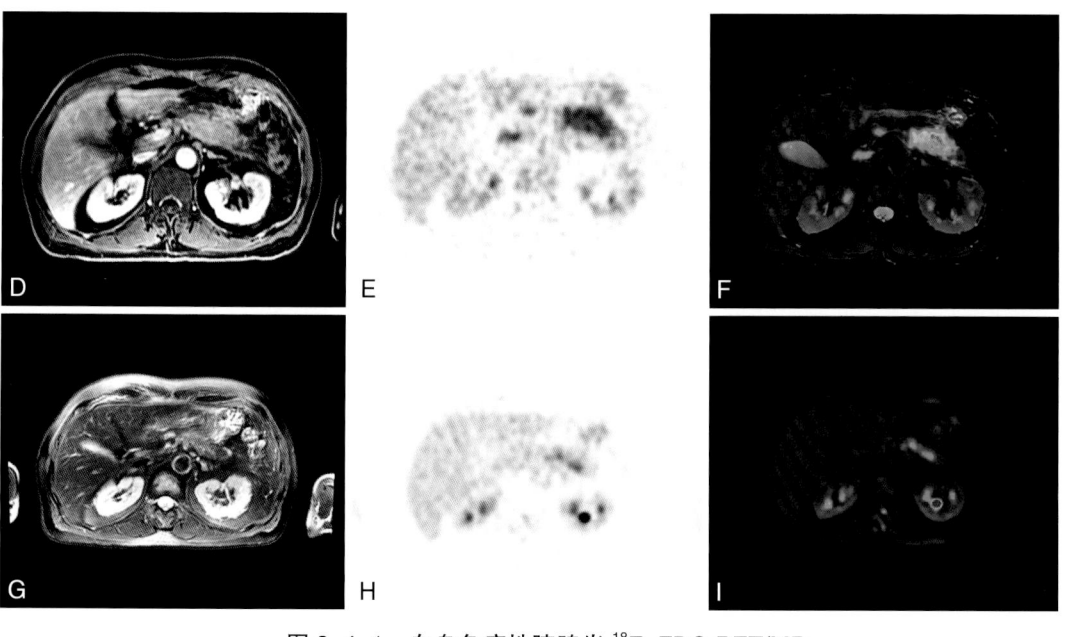

图 9-4-1　自身免疫性胰腺炎 ^{18}F-FDG PET/MR

【讨论】自身免疫性胰腺炎（autoi mmune pancreatitis，AIP）是一种特殊类型的慢性胰腺炎，与自身免疫机制相关 [1]。AIP 好发于老年男性，占慢性胰腺炎的 5%～6%，临床表现缺乏特异性，容易与胰腺癌混淆 [2, 3]。目前已知自身免疫因素是 AIP 发病基础，免疫学异常包括血清 γ 球蛋白、IgG 或 IgG4 水平升高，CA199 异常升高等，80% 以上 AIP 患者至少有 1 个胰腺外部位炎症，如唾液腺、胸淋巴结、胆管等 [4]。AIP 患者一经确诊，应首先考虑激素治疗，与该病有关的大部分症状对激素治疗均十分敏感。AIP 的形态学改变分为弥漫型、局灶型和混合型。弥漫型 AIP 的胰腺实质正常羽毛状结构消失，沿胰腺长轴方向不同程度弥漫性肿胀，外观呈"腊肠样"改变，其病理基础为淋巴细胞、浆细胞浸润和纤维化增生累及胰腺周围脂肪组织，在胰腺周围脂肪组织内形成"胶囊样"包壳；局灶型 AIP 多表现为局限性肿块影，以胰头部多见，呈"假肿瘤样"改变。

目前, MRI 是诊断 AIP 的首选影像学检查方法。MRI 表现包括：胰腺体积弥漫性肿大，外缘光滑，少数也可呈现局限性肿大；病变区胰腺实质 T_2WI 呈稍高信号，T_1WI 呈等信号，DWI 呈明显高信号，ADC 呈低信号，增强扫描动脉期受累胰腺组织强化程度减弱，表现为轻度强化，门脉期及延迟期呈渐进性延迟强化，延迟强化是 AIP 的特征性表现。AIP 另一特征性表现为胰腺周围"鞘膜征"，T_1WI 及 T_2WI 均呈低信号，增强扫描无强化或轻度延迟强化，胰周可见脂肪浸润，无渗出或仅有轻微渗出，但常无淋巴结肿大。ADC 值可以鉴别 AIP 和胰腺癌。Hur 等 [5] 发现鉴别阈值 ADC 值为 1.26×10^{-3} mm^2/s，高于该阈值诊断

AIP 的灵敏度为 83.3%，特异性为 79.2%。Muhi 等[6]通过对 10 例 AIP 患者和 70 例胰腺癌患者 ADC 值进行研究发现，当 ADC 值 < 0.88×10^{-3} mm²/s 时，局灶性 AIP 病变检出的灵敏度和特异性均为 100%。

^{18}F–FDG PET/CT 成像能反映 AIP 胰腺内炎症活动，还可以较好地显示 AIP 患者伴发的胰腺外器官的病变[7, 8]。^{18}F–FDG PET 可以观察唾液腺、胸淋巴结、胆管、肾、腹膜后间隙和前列腺等器官的 FDG 高摄取[9]。AIP 区别于胰腺癌的 FDG 摄取方式包括：弥漫性胰腺摄取，胰腺的多灶性摄取[8]。研究发现，AIP 患者胰腺病变的 SUV_{max} 为 5.24 ± 1.81，胰腺癌病变的 SUV_{max} 为 7.30 ± 3.21，胰腺癌患者的胰腺病变 FDG 摄取明显高于 AIP 组，SUV_{max} 的阈值为 5.94，诊断灵敏度和特异性分别为 70.0% 和 76.9%[10]。Matsubayashi 等[11]对 14 例 AIP 患者进行类固醇治疗，治疗前后 3 个月的 PET 显像研究发现，AIP 胰腺病变 SUV_{max} 治疗前与治疗后显著不同，从治疗前的 5.12 降至治疗后的 2.69。Shigekawa 等[12]对 6 例 AIP 患者和 3 例胰腺癌患者进行 PET 随访，发现 4 例 AIP 患者治疗前后的 SUV_{max} 变化 >10%，而胰腺癌患者 SUV_{max} 变化 <10%。本例 AIP 胰腺病变的 ADC 值为 1.15×10^{-3} mm²/s，SUV_{max} 为 5.41，且不伴胰腺外器官炎症。AIP 经激素治疗后，胰腺及胰腺外相关病灶的放射性摄取程度均较治疗前显著降低。文献报道激素治疗开始后 4 周，进行 ^{18}F–FDG PET/MR 扫描 ^{18}F–FDG 摄取正常[13]。本例 AIP 患者激素治疗效果明显，治疗前后胰腺病变的 SUV_{max} 变化 >10%。

一体化 PET/MR 成像扫描作为目前最为先进的分子影像学检查手段，不仅能够反映 AIP 本身的 MRI 形态学及 PET 代谢改变，而且能够较好地显示全身其余部位的异常代谢情况，有助于评估病情严重程度，帮助监测治疗反应。

（宋天彬　赵志莲　卢　洁）

—— 参考文献 ——

[1] FINKELBERG D L, SAHANI D, DESHPANDE V, et al. Autoi mmune pancreatitis[J]. N Engl J Med, 2006, 355(25):2670–2676.

[2] KAMISAWA T, EGAWA N, NAKAJIMA H, et al. Clinical difficulties in the differentiation of autoi mmune pancreatitis and pancreatic carcinoma[J]. Am J Gastroenterol, 2003, 98(12):2694–2699.

[3] KIM K P, KIM M H, SONG M H, et al. Autoi mmune chronic pancreatitis[J]. Am J Gastroenterol,

2004, 99(8):1605–1616.

[4] KHOSROSHAHI A, STONE J H. IgG4–related systemic disease: the age of discovery[J]. CurrOpinRheumatol, 2011,23(1): 72–73.

[5] HUR B Y, LEE J M, LEE J E, et al. Magnetic resonance imaging findings of the mass–forming type of autoi mmune pancreatitis: comparison with pancreatic adenocarcinoma[J]. J MagnReson Imaging, 2012, 36(1): 188–197.

[6] MUHI A, ICHIKAWA T, MOTOSUGI U, et al. Mass–forming autoi mmune pancreatitis and pancreatic carcinoma: differential diagnosis on the basis of computed tomography and magnetic resonance cholangiopancreatography, and diffusion–weighted imaging fndings[J]. J MagnReson Imaging, 2012, 35(4): 827–836.

[7] Dong A, Dong H, Zhang L, et al. Hypermetabolic lesions of the pancreas on FDG PET/CT[J]. Clin Nucl Med, 2013, 38(9):e354–e366.

[8] LEE T Y, KIM M H, PARK D H, et al. Utility of ^{18}F–FDG PET/CT for differentiation of autoi mmune pancreatitis with atypical pancreatic imaging findings from pancreatic cancer[J]. AJR Am J Roentgenol,2009,193(2):343–348.

[9] KAMISAWA T, TAKUM K, ANJIKI H, et al. FDG–PET/CT fndings of autoi mmune pancreatitis[J]. Hepatogastroenterology, 2010, 57(99–100):447–450.

[10] ZHANG J, JIA G, ZUO C, et al. [18]F– FDG PET/CT helps differentiate autoi mmune pancreatitis from pancreatic cancer[J]. BMC Cancer, 2017, 17(1):695.

[11] MATSUBAYASHI H, FURUKAWA H, MAEDA A, et al. Usefulness of positron emission tomography in the evaluation of distribution and activity of systemic lesions associated with autoi mmune pancreatitis[J]. Pancreatology, 2009, 9(5): 694–699.

[12] SHIGEKAWA M, YAMAO K, SAWAKI A, et al. Is ^{18}F–fluorodeoxyglucose positron emission tomography meaningful for estimating the efficacy of corticosteroid therapy in patients with autoi mmune pancreatitis?[J]. J Hepatobiliary Pancreat Sci, 2010, 17(3): 269–274.

[13] RAUSCHER I, EIBER M, ALGÜL H, et al. Multiparametric ^{18}F–FDG PET/MR follow–up in a patient with autoi mmune pancreatitis[J]. Eur J Hybrid Imaging, 2017, 1(1):11.

第五节　胰腺假性囊肿

【简要病史】患者，男，64岁，上腹痛、腹胀2月余，加重2天。

【体格检查】患者平卧位，上腹部轻压痛，无反跳痛，上腹部偏左侧可扪及直径约10 mm包块，质稍硬，伴压痛。

【相关检查】①腹部超声示上腹部囊实性包块，性质待查；②腹部增强CT示胰腺假性囊肿（pancreatic pseudocysts，PPC）可能；③肿瘤标志物肿瘤相关抗原199（CA 199）1000 U/ml（0～37 U/ml），肿瘤相关抗原125（CA 125）80.70 U/ml（0～35 U/ml），余肿瘤指标（−）。

【临床诊断】胰腺假性囊肿？

【影像表现】^{18}F-FDG PET/MR 成像表现（图 9-5-1）：上腹部胰腺走行区巨大囊实性占位，囊性为主，病灶边界清晰，范围约 20.4 cm×9.5 cm×16.3 cm，横轴位 T_1WI 脂肪抑制序列囊性部分呈低信号，中央分隔及边缘呈等信号及稍高信号（图 9-5-1A），T_2WI 脂肪抑制序列横轴位（图 9-5-1B）和冠状位（图 9-5-1E）囊性部分呈高信号，分隔及边缘呈等信号，横轴位 DWI 病变局部呈混杂高信号（图 9-5-1C），囊性部分 ADC 值为 $2.84×10^{-3}$ mm^2/s，实性部分 ADC 值为 $2.29×10^{-3}$ mm^2/s；增强 T_1WI 显示病灶边缘及分隔轻度强化（图 9-5-1D）；横轴位 ^{18}F-FDG PET（图 9-5-1F）和 ^{18}F-FDG PET/MR 融合图（图 9-5-1G）和冠状位融合图（图 9-5-1H）显示囊性部分及分隔 ^{18}F-FDG 放射性缺损，囊壁部分 ^{18}F-FDG 放射性摄取轻度增高，SUV$_{max}$ 为 3.75。

【影像诊断】PPC 可能。

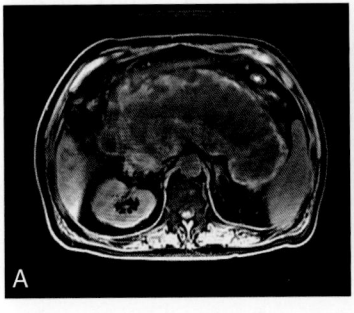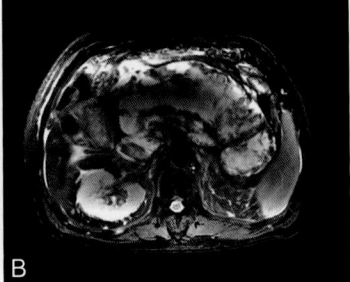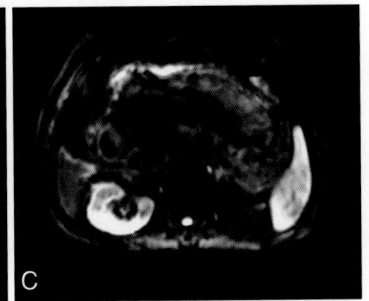

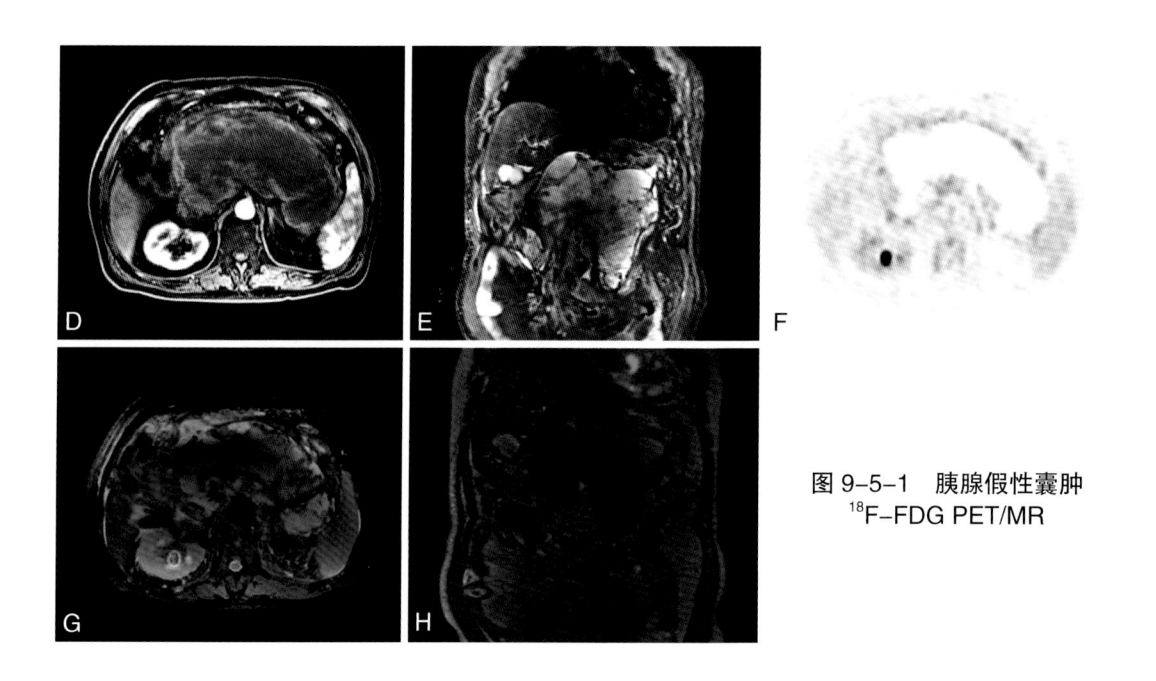

图 9-5-1　胰腺假性囊肿
^{18}F-FDG PET/MR

【病理诊断】PPC。胰腺：镜下大量坏死组织。胰腺周围坏死组织：镜下可见肉芽组织，大量坏死组织伴出血及多量中性粒细胞、淋巴细胞、吞噬细胞渗出。

【讨论】PPC 是胰腺炎的常见并发症，多有慢性胰腺炎或外伤史，其发生率分别为6% ~ 18.5% 和 20% ~ 40%[1]。假性囊肿由胰液吸收能力降低或持续性胰管瘘引起，通常位于胰腺内或胰周间隙内，也可发生在少见部位，如肝脏、脾脏或肾脏[2]。PPC 的临床表现多样，可无症状，也可因合并感染、破裂、出血而出现相应症状。若 PPC 侵蚀邻近的血管导致出血，则患者病死率极高，及时准确诊断 PPC 对于治疗及预后判断非常重要[3, 4]。

MRI 上 PPC 通常表现为圆形、椭圆形或不规则形，边界清晰，T_1WI 呈低信号，T_2WI 呈高信号，当合并出血、感染及坏死物质形成时，其内可见分隔，信号不均匀，出血T_1WI 上呈高信号，增强扫描可见包膜及分隔强化，无壁结节强化。MRI 对于区分胰腺假性囊肿和胰腺黏液性肿瘤较困难，需要通过增强扫描观察壁结节的强化情况，一般PPC 无壁结节的强化。本例 PPC 在 MRI 增强未见壁结节强化，可以与胰腺囊实性肿瘤鉴别。DWI 对于鉴别 PPC 和胰腺肿瘤性病变很有帮助，胰腺导管内乳头状瘤的 ADC 值为4.09×10^{-3} mm^2/s，黏液性囊腺瘤为 3.89×10^{-3} mm^2/s，浆液性囊腺瘤为 3.65×10^{-3} mm^2/s，假性囊肿为 2.83×10^{-3} mm^2/s[5]。本例患者 ADC 值为 2.84×10^{-3} mm^2/s，具有提示价值。

^{18}F-FDG PET/CT 对胰腺囊性及囊实性病变定性诊断很有帮助。Sperti 等[6] 发现 SUV_{max}阈值设定为 2.5，对胰腺囊性病变的良恶性鉴别的灵敏度、特异性和准确度分别为93%、

100% 和 96%；而 SUV$_{max}$ 设定为 3.0，鉴别灵敏度、特异性和准确度分别为 71%、100% 和 86%。^{18}F-FDG PET 检查 PPC 通常表现为包膜葡萄糖代谢轻度增高，而分隔及囊性部分葡萄糖代谢缺损，结合病史有助于明确诊断 [7]。本例 PPC 患者仅表现为囊壁的代谢增高，SUV$_{max}$ 为 3.75，与文献报道良性病变的 SUV$_{max}$ 接近，同时无明显代谢增高壁结节，提示本例为良性病变。

本例患者一体化 PET/MR 成像检查显示了囊性病变的囊液、分隔及囊壁成分，同时提供了病变的代谢情况，PET/MR 成像显示胰腺囊性病变内不伴代谢增高的结节，高度提示胰腺假性囊肿，结合胰腺炎或外伤史，有助于明确诊断。

（宋天彬　赵志莲　卢　洁）

—— 参考文献 ——

[1] GE P S, WEIZMANN M, WATSON R R. Pancreatic Pseudocysts: Advances in Endoscopic Management[J]. Gastroenterol Clin North Am, 2016, 45(1):9–27.

[2] FISHMAN E K, SOYER P, BLISS D F, ET AL. Splenic involvement in pancreatitis: spectrum of CT findings[J]. AJR Am J Roentgenol, 1995,164(3):631–635.

[3] SAHANI D V, KADAVIGERE R, SAOKAR A, et al. Cystic pancreatic lesions: a simple imaging–based classification system for guiding management[J]. Radiographics, 2005, 25(6):1471–1484.

[4] GARCEA G, ONG S L, RAJESH A, et al. Cystic lesions of the pancreas. A diagnostic and management dile mma[J]. Pancreatology, 2008, 8(3):236–251.

[5] BORASCHI P, DONATI F, GIGONI R, et al. Diffusion–weighted MRI in the characterization of cystic pancreatic lesions: usefulness of ADC values[J]. Magn Reson Imaging, 2010, 28(10):1447–1455.

[6] SPERTI C, BISSOLI S, PASQUALI C, et al.18–fluorodeoxyglucose positron emission tomography enhances computed tomography diagnosis of malignant intraductal papillary mucinous neoplasms of the pancreas[J]. Ann Surg, 2007, 246 (6): 932–937.

[7] HUANG B, PURI S. Pancreatic pseudocyst observed on F–^{18}FDG PET imaging[J]. Clin Nucl Med, 2005, 30(4):259–261.

第六节　多囊胰腺

【简要病史】患者，女，23岁，发现腹部包块1周，3年前行剖宫产手术；2年前因右侧小脑血管母细胞瘤行手术治疗；1年前因结膜血管瘤行手术治疗。

【体格检查】患者仰卧位，上腹部包块，质硬，边界清晰，活动度差，无腹胀、腹痛、无腹泻、便秘，无恶心、嗳气、呕吐。

【相关检查】①肿瘤标志物（-）。②B超检查：胰腺区域异常（考虑多囊胰腺可能）。③上腹部CT提示胰腺多发囊肿伴钙化，双侧肾多发囊肿。

【临床诊断】Von Hippel-Lindau综合征。

【影像表现】^{18}F-FDG PET/MR成像表现（图9-6-1）：胰腺体积增大，内可见多发囊状异常信号影，横轴位 T_1WI 脂肪抑制序列呈低信号，其内可见散在点状高信号（图9-6-1A），T_2WI 脂肪抑制序列呈高信号（图9-6-1B），DWI呈等信号（图9-6-1C），ADC值为 3.06×10^{-3} mm^2/s；横轴位 ^{18}F-FDG PET（图9-6-1D）和 ^{18}F-FDG PET/MR 融合图（图9-6-1E）可见胰腺区域放射性摄取未见增高。胰管未见扩张，胰腺周围脂肪间隙清晰。全身PET显示未见异常放射性摄取增高灶（图9-6-1F）。

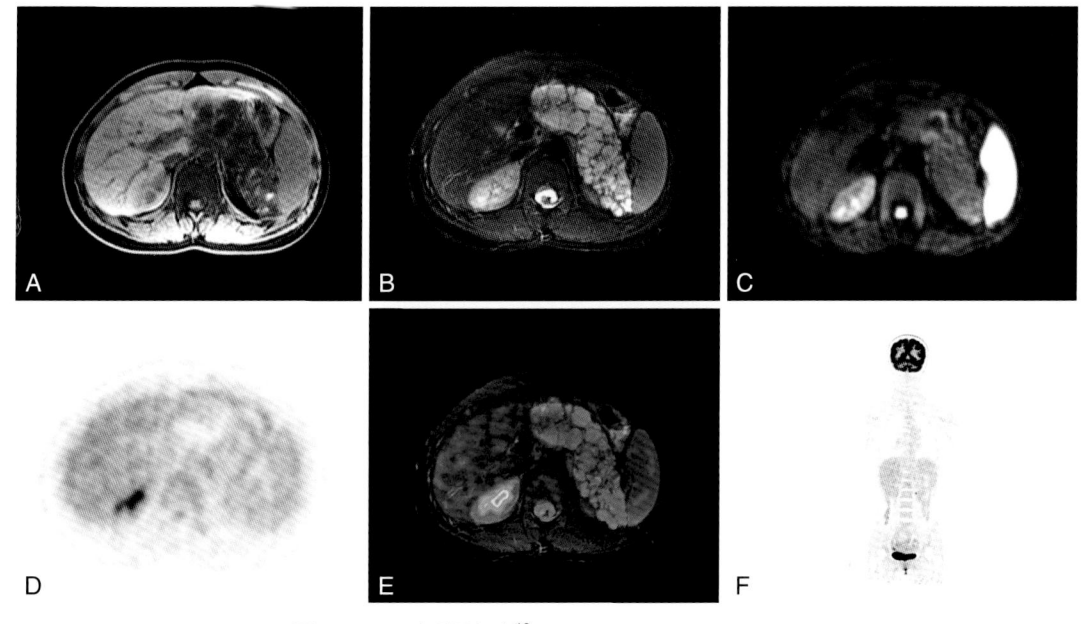

图9-6-1　多囊胰腺 ^{18}F-FDG PET/MR

【影像诊断】多囊胰腺。

【讨论】多囊胰腺是一种非常罕见的先天性发育异常疾病，是 Von Hippel-Lindau（VHL）综合征的一个亚型。VHL 综合征是常染色体显性遗传病，由 3 号染色体 VHL 肿瘤抑制基因的种系突变失活引起[1-3]，常合并其他脏器的病变，包括：中枢神经系统的血管母细胞瘤、视网膜血管母细胞瘤、肾癌、肾囊肿、胰腺神经内分泌肿瘤、多囊胰腺等。VHL 综合征胰腺受累最常表现为胰腺囊性病变，包括单纯性和复杂性囊肿（30%~91%）及浆液性囊腺瘤（10%~12%），多数患者无特殊症状，少数可以有腰背部胀痛，多为临床偶然发现，无须手术干预[4, 5]。VHL 综合征约 15% 患者伴发 PNET，其中约 17% PNET 是恶性[6, 7]。

MRI 可以清晰显示多囊胰腺的囊肿数目、内部分隔的厚度及合并的其他系统病变[8-10]。本例患者胰腺呈多囊状改变，内部分隔厚度均匀，未见壁结节及肿瘤征象。既往本例患者有右侧小脑血管母细胞瘤和结膜血管瘤病史，提示为伴发胰腺囊性病变的 VHL 综合征。^{18}F-FDG PET/CT 对检测 VHL 综合征患者伴发的隐匿性恶性肿瘤非常重要[11]。容积参数如肿瘤代谢体积（metabolic tumor volume，MTV）和总糖酵解量（total lesion glycolysis，TLG）可鉴别 G_1 级和 G_2 级 PNET，TLG 可确定 VHL 综合征相关 PNET 的转移潜能。^{68}Ga DOTAT 是一种与生长抑素受体结合的新型 PET 示踪剂，可以检出 VHL 综合征伴发的肾上腺嗜铬细胞瘤及小脑血管母细胞瘤[12]。

一体化 PET/MR 成像既可以显示胰腺病变的 MRI 形态学信息，又增加了 PET 代谢信息。PET 代谢信息能帮助明确胰腺多发囊性病变合并恶性病变的可能，以及明确是否合并其他系统肿瘤，如肾癌、中枢神经系统的血管母细胞瘤、视网膜血管母细胞瘤等，有助于临床随访和疾病管理[13]。本例患者未发现多囊胰腺中有异常 ^{18}F-FDG 放射性摄取增高灶，提示未合并高级别 PNET，也未发现其他系统肿瘤的证据，有助于指导临床制定定期随访方案。特异性的示踪剂 ^{68}Ga-DOTAT PET/MR 成像检查，能够更好地对 VHL 综合征患者进行疾病随访管理。

（宋天彬　赵志莲　卢　洁）

—— 参考文献 ——

[1] KAELIN W G. Molecular basis of the VHL hereditary cancer syndrome[J]. Nat Rev Cancer, 2002, 2(9):673-682.

[2] LONSER R R, GLENN G M, WALTHER M, et al. Von Hippel−Lindau disease[J]. Lancet, 2003, 361(9374):2059−2067.

[3] LATIF F, TORY K, GNARRA J, et al. Identification of the von Hippel−Lindau disease tumor suppressor gene[J]. Science, 1993, 260(5112):1317−1320.

[4] HA MMEL P R, VILGRAIN V, TERRIS B, et al. Pancreatic involvement in von Hippel−Lindau disease. The groupe francophone d'Etude de la maladiede von Hippel−Lindau[J]. Gastroenterology, 2000, 119(4):1087−1095.

[5] CHARLESWORTH M, VERBEKE C S, FALK G A, et al. Pancreatic lesions in von Hippel−Lindau disease? a systematic review and meta−synthesis of the literature[J]. J Gastrointest Surg, 2012,16(7):1422−1428.

[6] WEISBROD A B, KITANO M, THOMAS F, et al. Assessment of tumor growth in pancreatic neuroendocrine tumors in von Hippel Lindau syndrome[J]. J Am Coll Surg, 2014, 218(2):163−169.

[7] BLANSFIELD J A, CHOYKE L, MORITA S Y, et al. Clinical, genetic and radiographic analysis of 108 patients with von Hippel−Lindau disease (VHL) manifested by pancreatic neuroendocrine neoplasms (PNETs)[J]. Surgery, 2007, 142(6):814−818.

[8] CORCOS O, COUVELARD A, GIRAUD S, et al. Endocrine pancreatic tumors in von Hippel−Lindau disease: clinical, histological, and genetic features[J]. Pancreas, 2008, 37(1):85−93.

[9] SHANBHOGUE K P, HOCH M, FATTERPAKER G, et al. Von Hippel−Lindaudisease: review of genetics and imaging[J]. RadiolClin North Am, 2016, 54(3):409−422.

[10] BADRAN A M, FOTIADOU A, KAYEMBA KAY'S S, et al. Polycystic pancreatic disease associated with pineal cyst in an adolescent: a case report and literature overview[J]. Clin Case Rep, 2017, 5(10):1689−1691.

[11] KULKARNI M, PURANDARE N, ZADE A, et al. FDG PET/CT detects clinically occult pancreatic cancer in a case of von Hippel−Lindau syndrome[J]. Clin Nucl Med, 2013, 38(7):e302−e303.

[12] MUKHERJEE A, KARUNANITHI S, BAL C, et al. 68Ga DOTANOC PET/CT aiding in the diagnosis of von Hippel−Lindau syndrome by detecting cerebellar hemangioblastoma and adrenal pheochromocytoma[J]. Clin Nucl Med, 2014, 39(10):920−921.

[13] PRASAD V, TILING N, DENECKE T, et al. Potential role of (68)Ga−DOTATOC PET/CT in screening for pancreatic neuroendocrine tumour in patients with von Hippel−Lindau disease[J]. Eur J Nucl Med Mol Imaging, 2016, 43(11):2014−2020.

第七节　胆囊癌

【简要病史】患者，男，45 岁，发现胆囊占位 2 天。

【体格检查】患者平卧位，腹部平坦，腹式呼吸正常，未见肠胃蠕动波，未见腹壁静脉曲张，腹软，无肌紧张，无压痛及反跳痛，可触及腹部包块，质韧，腹部叩诊音呈鼓音，移动性浊音阴性，肠鸣音 3 次 / 分，未闻及血管杂音。肝肋下未触及，Murphy 征阴性，肝颈静脉回流征阴性。

【相关检查】①腹部超声肝脏形态失常，肝内多个大小不等实性低回声，以肝左叶为主，形态不规则，周边可见暗区，CDFI 示周边可见血流信号；肝内胆管无扩张，门静脉主干内径不宽。胆囊未显示，胆囊区可见实性中等回声包块，形态不规则，包块与肝分界欠清，包块向腹膜后延伸，与胰腺及腹膜后血管分界可见，包块内部透声区似残余胆囊腔，CDFI 示包块周边及内部均可见动脉血流信号。②腹部 CT 肝内、肝门区下方及外侧、腹主动脉右侧多发囊样占位病变。③肿瘤标志物癌胚抗原（CEA）19.86 ng/ml（0.01～5.0 ng/ml），肿瘤相关抗原 199（CA 199）14.55 U/ml（0.01～37.0 U /ml），肿瘤相关抗原 724（CA 724）0.97 U/ml（0.0～6.9 U /ml）。

【临床诊断】胆囊占位，伴肝脏及腹膜淋巴结多发转移。

【影像表现】^{18}F-FDG PET/MR 成像表现（图 9-7-1）：胆囊区巨大不规则囊实性占位，大小约 8.2 cm × 9.9 cm × 4.7 cm，其内可见分隔，与邻近肝实质分界不清，横轴位 T_2WI 脂肪抑制图像病灶呈高信号（图 9-7-1A），T_1WI 图像病灶呈稍低信号（图 9-7-1B），DWI 图像病灶呈高信号（图 9-7-1C）；静脉注入 Gd-DTPA 后，病灶呈明显不均匀强化（图 9-7-1D）；横轴位 ^{18}F-FDG PET 图像（图 9-7-1E）及 ^{18}F-FDG PET/MR 融合图像（图 9-7-1F）显示 ^{18}F-FDG 摄取不均匀增高，SUV$_{max}$ 为 7.58。肝实质内可见多发结节状、团块状异常信号，大小不等，以肝左叶为主，横轴位 T_2WI 脂肪抑制图像病灶呈高信号（图 9-7-1G，箭头），T_1WI 图像病灶呈稍低信号（图 9-7-1H），DWI 图像病灶呈高信号（图 9-7-1I）；静脉注入 Gd-DTPA 后，肝内多发病灶呈明显不均匀强化（图 9-7-1J）；横轴位 ^{18}F-FDG PET 图像（图 9-7-1K）及 ^{18}F-FDG PET/MR 融合图像（图 9-7-1L）显示 ^{18}F-FDG 摄取明显增高，SUV$_{max}$ 为 12.76。门静脉增宽。肝包膜下、大网膜、肠系膜及腹膜后多发结节状异常信号，以肝包膜下和腹膜后为主，横轴位 T_2WI 脂肪抑制图像病灶呈高信号（图 9-7-1M，箭头），T_1WI 图像病灶呈稍低信号（图 9-7-1N），DWI 图像病灶呈高信号（图 9-7-1O）；静脉注入 Gd-DTPA 后，病灶呈明显不均匀强化（图 9-7-1P）；横轴位 ^{18}F-FDG PET 图像（图 9-7-1Q）及 ^{18}F-FDG PET/MR 融合图像（图 9-7-1R）显示 ^{18}F-FDG 摄取不均匀增高，SUV_{max} 为 6.98。

【影像诊断】胆囊癌，伴肝脏、腹膜、网膜及淋巴结多发转移。

【病理诊断】右侧腹壁种植肿瘤冰冻送检镜下于纤维组织中见肿瘤细胞呈腺样及筛状浸润性生长，细胞异型性明显。免疫组化结果：（6 号）CK8（＋），CK18（＋），CK19（＋），CHK20（－），CDX-2（－），Vin（＋），CEA（部分＋），CD34（血管＋），D2-40（脉管＋），Ki-67（30%＋）。结合免疫组化结果，符合诊断：中—低分化腺癌，胆胰系统来源可能性大，请结合临床。

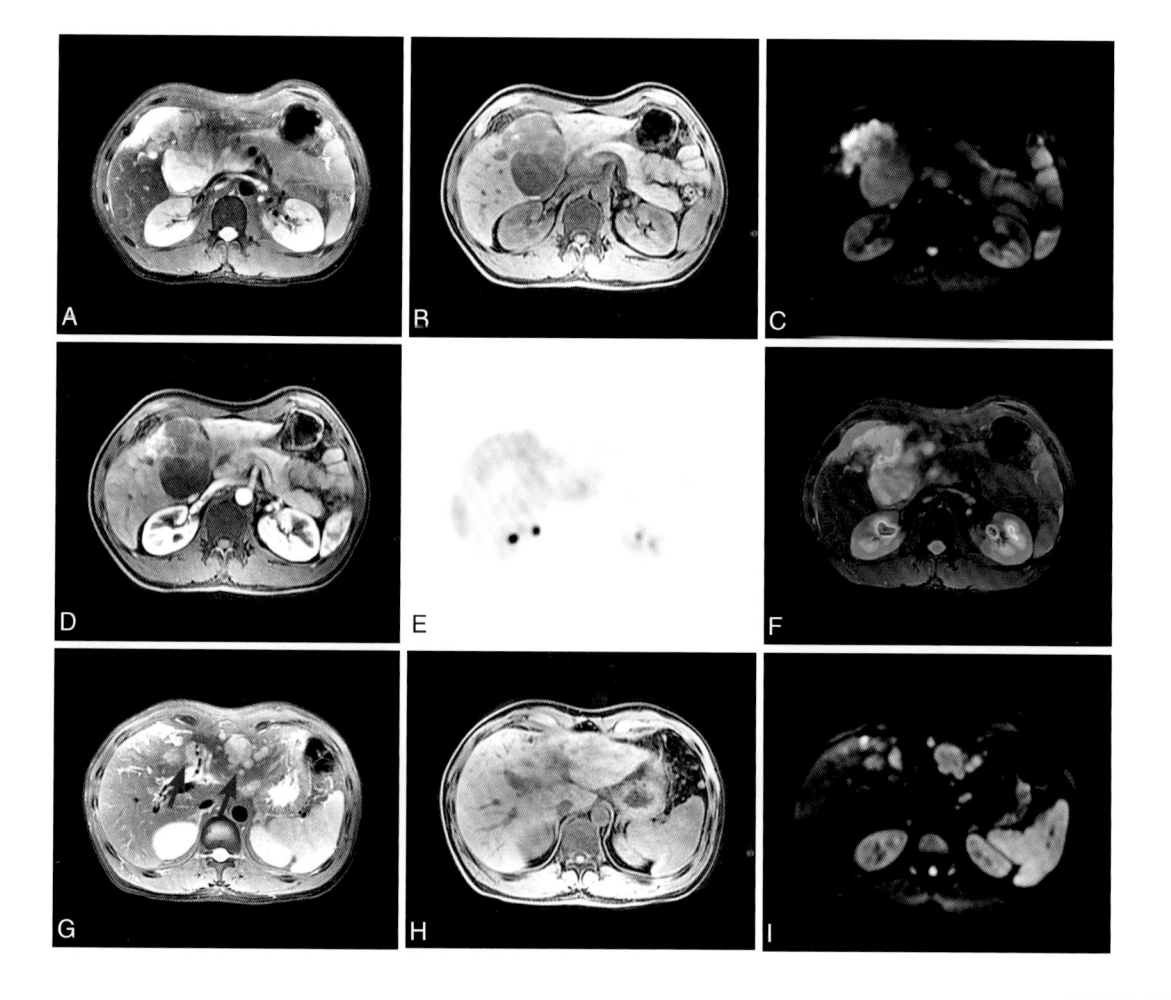

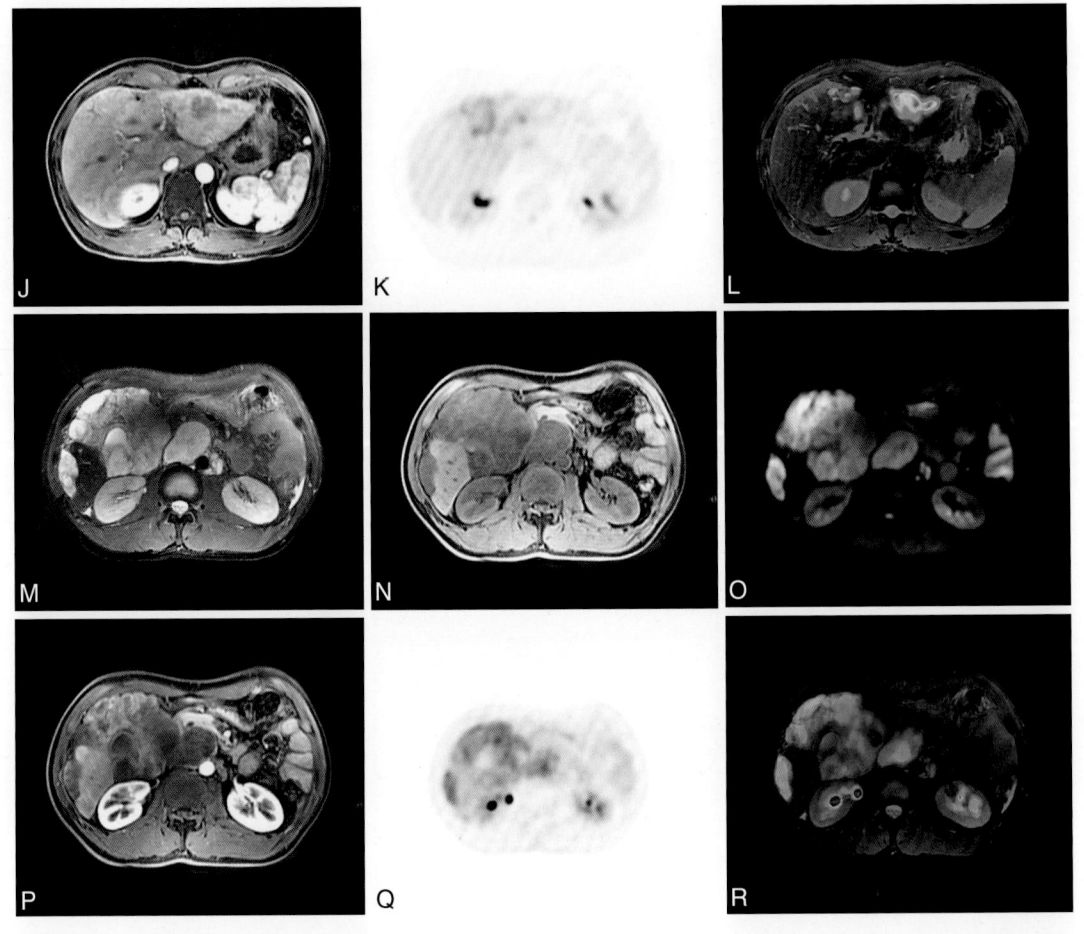

图 G 箭头：肝实质内多发病灶，放射性摄取明显增高；图 M 箭头：肝包膜下多发结节，放射性摄取不均匀增高

图 9-7-1　胆囊癌 ^{18}F-FDG PET/MR

【讨论】胆囊癌是最常见的胆道恶性肿瘤，占消化系统肿瘤的 3%～5%，其恶性程度高，疗效及预后较差，5 年生存率 <10%[1, 2]。外科手术是治疗胆囊癌的有效手段，早期胆囊癌手术切除可显著改善预后，提高生存期。由于早期胆囊癌缺乏特异症状，且胆囊缺乏肌层，胆囊癌可以突破胆囊壁，侵及周围组织，所以，胆囊癌的预后往往很差。

　　MRI 是诊断胆囊癌的优选检查手段，按影像表现分为三型：囊壁增厚型、腔内型及肿块型。本病例为肿块型。DWI 能够帮助判断肿瘤的良恶性，由于恶性肿瘤组织细胞密度较高，细胞内和细胞间的膜结构丰富，其 ADC 值一般低于良性肿瘤，可以将鉴别诊断的临界值设定为 1.04×10^{-3} mm^2/s[3]。腔内型肿块 MRCP 表现为低信号的腔内充盈缺损，结合 MRI 平扫能够显示邻近肝组织、肝内外胆管受侵犯程度及胆道梗阻情况。Cha 等 [4] 回顾分析 36 例胆囊癌和 65 例胆囊良性病变患者的 CT 和 MRI 检查，研究表明，MRI 诊断胆囊癌的敏感性和特异性（98.6%，96.9%）明显高于 CT（79.2%，80.7%）。Kim 等[5] 对 86 例经手术切除和病理证实的胆囊癌术前 MRI 进行分析，发现 ≥ $T1_b$ 和 ≤ $T1_a$ 分期诊断效能的曲线下面积分别为 0.975 和 0.955，提示 MRI 对术前分期有较高的准确性。

由于胆囊癌早期缺乏特异性临床体征与实验室指标，多数患者就诊时已经伴有邻近脏器和组织的侵犯。肿瘤组织的葡萄糖代谢改变早于结构变化，当肿瘤细胞的糖代谢需要增加，[18]F-FDG 在肿瘤组织中的浓聚程度反映肿瘤恶性程度，因此，[18]F-FDG PET/CT 显像可以用于肿瘤的早期诊断[6]。胆囊癌的 ^{18}F-FDG PET/CT 显像表现为局灶性放射性摄取增加，边界相对清楚；侵犯邻近组织或脏器时，放射性浓聚范围明显超出正常胆囊大小，表现为均匀一致的高代谢，肿瘤中心放射性摄取不均匀。本节病例胆囊癌体积巨大，原发病灶的 ^{18}F-FDG 摄取增高，侵犯周围肝实质并有远处淋巴结转移。Lee 等[7] 对 99 例疑似胆囊癌患者分别进行 ^{18}F-FDG PET/CT 和 CT 扫描，发现 SUV_{max} 为 3.65 是检测恶性肿瘤的临界值，PET/CT 和 CT 对诊断原发恶性肿瘤的敏感性和特异性分别是 90.2%、70.6% 和 84.2%、70.6%。本节病例胆囊癌 ^{18}F-FDG PET/MR 术前 SUV_{max} 为 7.58，高度提示为胆囊的恶性占位。[18]F-FDG PET 不但能够显示病灶的大小、形态及其代谢情况，还能发现 CT、MRI 不能发现的周围组织浸润或远处转移灶，改变疾病的临床分期及治疗方案[8,9]。研究报道在诊断胆囊癌原发病灶、淋巴结转移和远处转移的准确率，[18]F-FDG PET/CT（分别为 90.2%、94.1%、94.7%）明显高于 CT（分别为 84.2%、77.5%、63.2%），PET/CT 对再分期诊断准确率可高达 100%，改变 22.4% 患者的治疗方案[7,10]。[18]F-FDG PET/CT 还能够早期发现胆囊癌复发，尤其是患者分期提高的情况下，可避免不必要的手术治疗，PET/CT 分期不同，相应的生存期也有差异，分期越早，生存期越长，预后越好[11]。

胆囊癌早期诊断和治疗，能够明显改善患者预后。一体化 ^{18}F-FDG PET/MR 成像融合 PET 和 MRI 二者优势，明确显示胆囊癌病灶周围的肝组织受累，帮助确定淋巴结是否累及和累及范围，有利于精确分期及选择治疗方案[12]。

（张　越　赵志莲　卢　洁）

—— 参考文献 ——

[1] RYU S, CHANG Y, YUN K E, et al. Gallstones and the risk of gallbladder cancer mortality: a

cohort study[J]. Am J Gastroenterol, 2016, 111(10):1476–1487.

[2] MURAKAMI Y, UEMURA K, SUDO T, et al. Prognostic factors of patients with advanced gall-bladder carcinoma following aggressive surgical resection[J]. J Gastrointest Surg, 2011, 15(6): 1007–1016.

[3] LEE N K, KIM S, MOON J I, et al. Diffusion–weighted magnetic resonance imaging of gall-bladder adenocarcinoma: analysis with emphasis on histologic grade[J]. Clin Imaging, 2016, 40(3):345–351.

[4] CHA S Y, KIM Y K, MIN J H, et al. Usefulness of noncontrast MRI in differentiation between gallbladder carcinoma and benign conditions manifesting as focal mild wall thickening[J]. Clin Imaging, 2019, 54(4):63–70.

[5] KIM S J, LEE J M, LEE E S, et al. Preoperative staging of gallbladder carcinoma using biliary MR imaging[J]. J MagnReson Imaging, 2015, 41(2):314–321.

[6] RAMOS–FONT C, GÓMEZ–RIO M, RODRÍGUEZ–FERNÁ N A, et al. Ability of FDG–PET/CT in the detection of gallbladder cancer[J]. J Surg Oncol, 2014, 109(3): 218–224.

[7] LEE S W, KIM H J, PARK J H, et al. Clinical usefulness of ^{18}F–FDG PET/CT for patients with gallbladder cancer and cholangiocarcinoma[J]. J Gastroenterol, 2010, 45(5): 560–566.

[8] ANNUNZIATA S, PIZZUTO D A, CALDARELLA C, et al. Diagnostic accuracy of fluorine–18–fluorodeoxyglucose positron emission tomography in gallbladder cancer: A meta–analysis[J]. World J Gastrocenterol, 2015, 21(40):11481–11488.

[9] KIM J Y, KIM M H, LEE T Y, et al. Clinical role of ^{18}F–FDG PET/CT in suspected and poten-tially operable cholangiocarcinoma: a prospective study compared with conventional imaging[J]. Am J Gastroenterol, 2008, 103(5): 1145–1151.

[10] RAMOS–FONT C, GÓMEZ–RIO M, RODRÍGUEZ–FERNÁNDEZ A, et al. Ability of FDG PET/CT in the detection of gallbladder cancer[J]. J Surg Oncol, 2014, 109(3):218–224.

[11] KUMAR R, SHARMA P, KUMARI A, et al. Role of ^{18}F–FDG PET/CT in detecting recurrent gallbladder carcinoma[J]. Clin Nucl Med, 2012, 37(5):431–435.

[12] PASPULATI R M, GUPTA A. PET/MR imaging in cancers of the gastrointestinal tract[J]. PET Clin, 2016, 11(4):403–423.

第八节　胆管细胞癌

病例一　肝左叶胆管细胞癌

【简要病史】患者，男，45 岁，体检发现肝脏占位性病变 1 个月。

【体格检查】患者平卧位，腹部平坦，腹式呼吸正常，未见肠胃蠕动波，未见腹壁静脉曲张，无肌紧张，无压痛及反跳痛，无腹部包块。肝肋下未触及，Murphy 征阴性，肝颈静脉回流征阴性。

【相关检查】①腹部 CT 检查肝镰状韧带两侧可见片状低密度影，边界欠清，增强后可见轻度不均匀强化，考虑肝占位。②肿瘤标志物癌胚抗原（CEA）10.07 ng/ml（0.01 ~ 5.0 ng/ml），肿瘤相关抗原 199（CA 199）8.32 U/ml（0.01 ~ 37.0 U /ml），肿瘤相关抗原 125（CA 125）17.69 U/ml（0.01 ~ 35.0 U /ml），肿瘤相关抗原 153（CA 1153）8.72 U/ml（0.01 ~ 25.0 U /ml）。③生化全项丙氨酸氨基转移酶 66 IU/L（5.0 ~ 40.0 IU/L），白 / 球比例 1.48（1.5 ~ 2.5），前白蛋白 105 mg/L（170.0 ~ 420.0 mg/L）。

【临床诊断】肝左叶占位。

【影像表现】^{18}F-FDG PET/MR 成像表现（图 9-8-1）：肝脏镰状韧带两侧可见异常信号影，横轴位 T_2WI 脂肪抑制图像病灶呈高信号（图 9-8-1A），T_1WI 脂肪抑制图像病灶呈低信号（图 9-8-1B），DWI 图像病灶呈高信号（图 9-8-1C），ADC 图像病灶呈低信号（图 9-8-1D），ADC 值为 3.40×10^{-3} mm^2/s，边界尚清，大小约 2.8 cm × 1.7 cm × 2.0 cm；静脉注射 Gd-DTPA 后，镰状韧带两侧异常信号呈边缘明显强化（图 9-8-1E）；横轴位 ^{18}F-FDG PET 图像（图 9-8-1F）及 ^{18}F-FDG PET/MR 融合图像（图 9-8-1G）显示 ^{18}F-FDG 摄取增高，SUV$_{max}$ 值为 8.72。肝内外胆管无扩张。全身 ^{18}F-FDG PET MIP 图像显示余其他部位未见明确放射性摄取异常（图 9-8-1H）。

【影像诊断】肝左叶占位性病变，肝癌可能。

【病理诊断】镜下肝组织内见肿瘤细胞呈条索样排列，局部呈筛状排列，伴灶状坏死，侵犯神经纤维，局部累及被膜，伴间质散在淋巴细胞、中性粒细胞浸润，纤维组织增生。

免疫组化：CK（+），CK7（+），CK8（+），CK18（+），CK19（+），CK20（-），CD31（-），CD34（血管+），CDX-2（-），CEA（+），AFP（-），Hepatocyte（-），CD10（-），FY-R-Ag（-），Ki-67（5%+，局部10%+）。S100（神经纤维+），CK（+）。结合免疫组化结果，符合诊断：中低分化胆管细胞腺癌，手术切缘未见肿瘤细胞浸润，周围肝小叶完整，汇管区淋巴细胞灶状浸润，部分肝细胞水样变性及胆汁淤积。

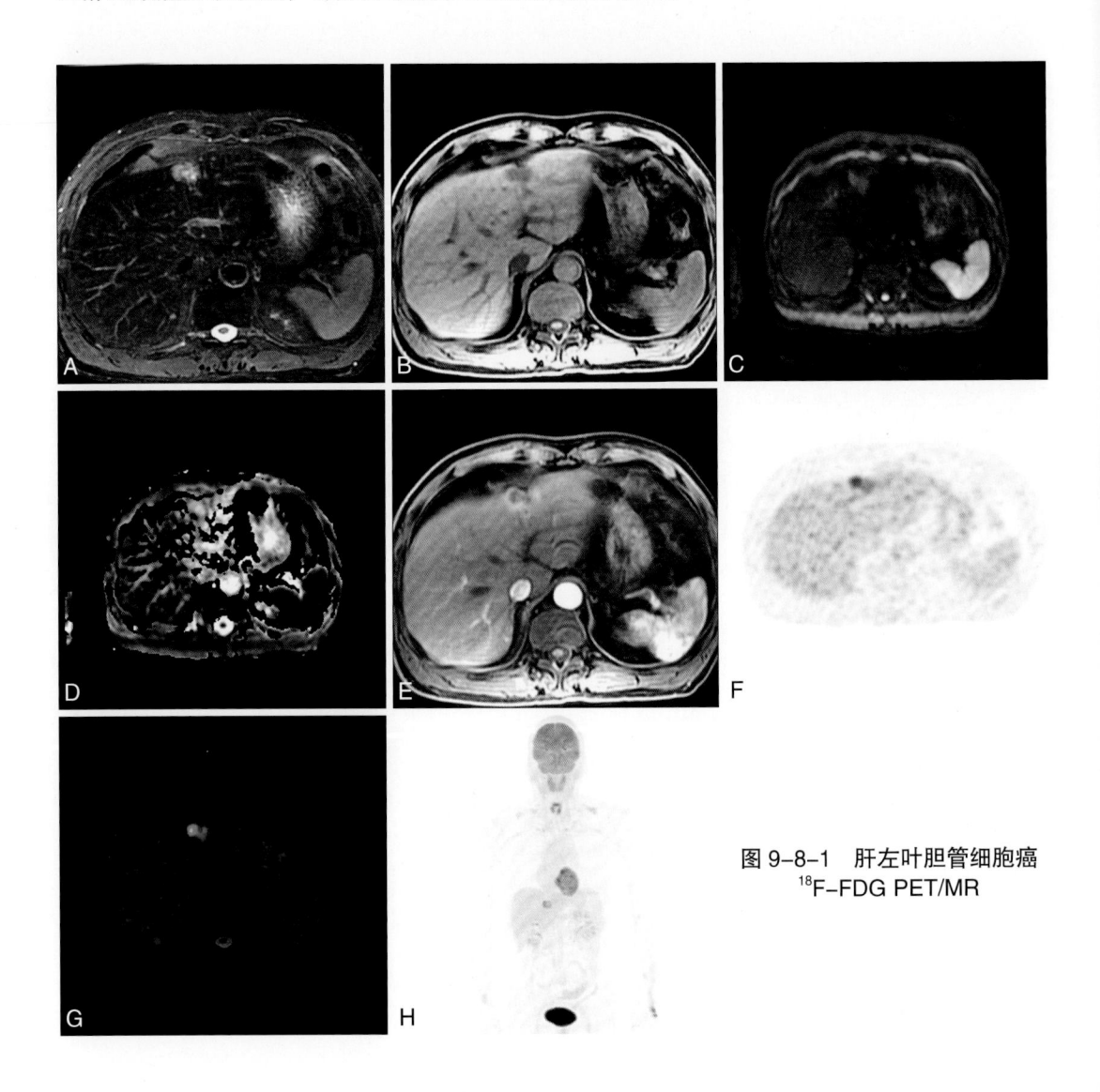

图 9-8-1　肝左叶胆管细胞癌
^{18}F-FDG PET/MR

病例二 胆总管下段癌

【简要病史】患者，男，67岁，上腹部不适伴小便发黄15天。

【体格检查】患者平卧位，腹部平坦，腹式呼吸正常，未见肠胃蠕动波，未见腹壁静脉曲张，腹软无肌紧张，无压痛及反跳痛，无腹部包块，肝肋下未触及，Murphy征阴性，肝颈静脉回流征阴性。

【相关检查】①腹部CT胆总管下段呈截断性改变，腔内见小结节状软组织密度影，增强后均匀强化，其上胆总管及肝内胆管扩张，胆囊增大，壁不厚，囊内密度均匀增高。②肿瘤标志物肿瘤相关抗原199（CA 199）134.50 U/ml（0.01～37.0 U/ml），CYFRA 211 3.67 ng/ml（0.1～3.3 ng/ml），癌胚抗原（CEA）2.06 ng/ml（0.01～5.0 ng/ml），肿瘤相关抗原153（CA 153）13.25 U/ml（0.01～25.0 U/ml），肿瘤相关抗原724（CA 724）0.97 U/ml（0.0～6.9 U/ml）。③生化全项丙氨酸氨基转移酶48 IU/L（5.0～40.0 IU/L），总胆红素100.95 $\mu mol/L$（3.42～23.34 $\mu mol/L$），直接胆红素82.66 $\mu mol/L$（0.0～8.24 $\mu mol/L$），间接胆红素18.29 $\mu mol/L$（3.42～15.1 $\mu mol/L$），γ-谷氨酰转肽酶113 IU/L（7.0～50.0 IU/L），总蛋白44.78 mg/L（60.0～80.0 g/L），白蛋白28.64 mg/L（35.0～55.0 g/L），前白蛋白52 mg/L（170.0～420.0 mg/L），葡萄糖9.56 mmol/L（3.9～6.1 mmol/L）。

【临床诊断】胆总管下段占位，梗阻性黄疸。

【影像表现】^{18}F-FDG PET/MR成像表现（图9-8-2）：胆总管下段截断，腔内见不规则结节状异常信号，横轴位T_2WI图像病灶呈稍高信号（图9-8-2A），T_1WI同相位图像病灶呈等信号（图9-8-2B），T_1WI反相位图像病灶呈等信号（图9-8-2C），DWI图像病灶呈高信号（图9-8-2D），ADC图像病灶呈低信号（图9-8-2E），ADC值为2.06×10^{-3} mm^2/s；静脉注入Gd-DTPA后，病灶呈轻至中度均匀强化（图9-8-2F）；横轴位^{18}F-FDG PET图像（图9-8-2G）及^{18}F-FDG PET/MR融合图像（图9-8-2H）显示^{18}F-FDG摄取未见明显增高，SUV$_{max}$为2.21。MRCP示胆总管下段呈截断征（图9-8-2I），其上方胆总管及肝内胆管普遍扩张，扩张胆管在横轴位T_2WI图像显示高信号（图9-8-2J），T_1WI同相位图像显示低信号（图9-8-2K），T_1WI反相位图像显示低信号（图9-8-2L）。

【影像诊断】胆总管下段癌。

【病理诊断】胆总管局部黏缩，垂直于胆总管切面灰黄质硬，与周围胰腺组织界欠清。免疫组化：CK（+），CK7（部分+），CK18（+），CK19（+），CK20（部分+），CK8（+），HK67（50%+），S100（神经+），CEA（+），P53（+）。符合诊断：中分化管状腺癌，胆管来源，肿瘤累及胆总管全层，局部侵犯胰实质及神经纤维束。

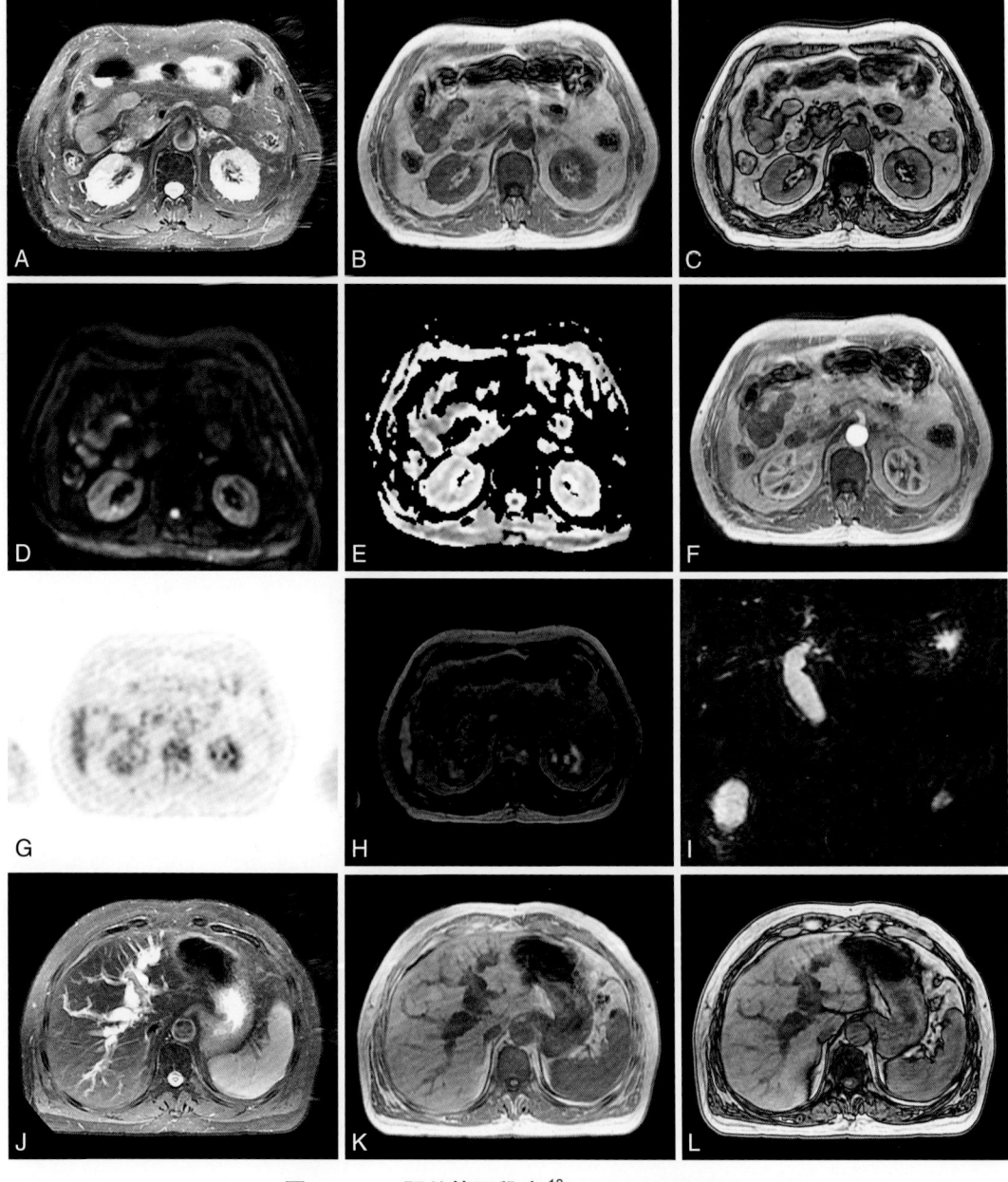

图 9-8-2　胆总管下段癌 ^{18}F-FDG PET/MR

【讨论】胆管细胞癌来源于胆管上皮，约占消化道恶性肿瘤的 3%[1]，60% 发生在肝门区，30% 发生在远端胆总管，10% 发生于肝内二级以下胆管，表现为肝内肿块[2, 3]。胆管细胞癌有多种分型，目前临床应用较多的是根据肿瘤生长部位，分为周围型、肝门部及胆总管中下段胆管细胞癌。因其临床表现及实验室检查无特异性，早期发现困难，易误诊和漏诊，发现时多为晚期，有局部淋巴结转移或腹腔广泛转移。外科手术是治疗胆管细胞癌的有效手段，因此，影像学检查对其早期诊断和治疗具有重要价值。

MRI 在胆管癌的诊断、术前分期和监测临床预后有独特优势 [4]。DWI 能够帮助判断肿瘤的良恶性，动态增强 MRI 显示肿块的强化方式及其与血管关系，MRCP 是评价胆道系统的无创方法，显示胰胆管的解剖形态，诊断胆道梗阻有明显优势 [5]。周围型胆管细胞癌肿块多表现为肝内团块状占位，边界不清，无包膜，呈分叶或不规则形浸润性生长，周围多伴卫星灶，属于乏血供肿瘤，增强扫描表现为动脉期轻度强化，静脉期及延迟期呈渐进性延迟强化 [6]。本节病例周围型胆管细胞癌病灶呈渐进性强化，符合胆管细胞癌的强化特点，但本节病例占位在动脉期可见边缘明显强化，表现比较特殊，定性诊断相对困难。另外，影像上可见胆管扩张，位于病灶周围或内部，扩张胆管包绕肿块形成"胆管包绕征" [4]。肝门部胆管细胞癌多为中低分化腺癌，表现为肝门区肿块或肝内胆管壁不规则增厚，边界不清，T_1WI 呈稍低或等信号，T_2WI 呈稍高信号，增强扫描为渐进性延迟强化，胆管梗阻端呈鼠尾状或中断，肝内胆管明显扩张形成"软藤征"。胆总管中下段胆管细胞癌以浸润狭窄型及外生性肿块型常见，T_1WI 呈低信号，T_2WI 呈高信号，动态增强扫描呈渐进性强化，边缘模糊，梗阻远段胆管骤然狭窄变细，管壁不规则增厚，呈偏心性、向心性狭窄或充盈缺损，梗阻近段胆管扩张呈"软藤样"改变。本节病例胆总管下段癌患者，梗阻以上部位胆总管及肝内胆管明显扩张呈"软藤样"改变，对诊断有提示意义。

^{18}F-FDG PET/CT 已成为胆管细胞癌早期诊断、临床分期、预后及复发转移监测方面的有效检查手段 [7]。^{18}F-FDG 诊断胆管细胞癌的敏感性与肿瘤的分化程度成反比，肿瘤分化越低，癌细胞内葡萄糖 -6- 磷酸酶的活性降低，^{18}F-FDG 摄取越多，^{18}F-FDG PET 表现为高代谢。肿瘤增生越迅速，侵袭性越强，越易发生转移，则提示肿瘤恶性程度越高。Kim 等 [7] 发现，肿块型肝内胆管细胞癌多表现为环形 FDG 摄取增高，这可能与肿瘤生物活性有关。Alkhawaldeh 等 [8] 对 65 例疑似胆管癌患者进行 ^{18}F-FDG PET/CT 检查，诊断敏感性、特异性和准确性分别是 94%、83% 及 91%。淋巴结转移是胆管细胞癌预后的独立因素，扩大手术切除及淋巴结清扫可以改善预后，因此，术前准确评估淋巴结非常重要。Seo 等 [9] 发现 ^{18}F-FDG、CT、MRI 诊断肝内胆管细胞癌淋巴结转移的准确性分别为 86%、68%、57%，敏感性分别为 43%、43%、43%，特异性分别为 100%、76%、64%，与 CT、MRI 比较 PET/CT 诊断肝内胆管细胞癌淋巴结转移的特异度较高。另有研究报道，PET 能发现 CT、MRI 均未显示的远处转移病灶，约 30% 胆管癌患者改变治疗方案 [10]。研究表明包括胃肠道肿瘤、子宫内膜癌、淋巴瘤等恶性肿瘤，原发灶 FDG 摄取增高可以作为独立预后因素 [11~14]。^{18}F-FDG PET/CT 能够评估胆管癌的治疗效果，肝内胆管细胞癌 $SUV_{max}>8.5$ 的生存率显著降低，因此，SUV 可以作为预测术后复发的独立因素 [9]。Jadvar 等 [15] 发现

PET/CT 诊断胆管细胞癌术后复发的特异性（94% VS 100%）和敏感性（82% VS 43%）明显高于 CT。因此，^{18}F-FDG PET/CT 在胆管细胞癌的原发灶诊断、分期、监测疗效、评估预后及判断术后复发方面有重要价值[16]。

然而，^{18}F-FDG PET/CT 诊断胆管细胞癌也存在假阳性及假阴性。高分化胆管细胞癌细胞内葡萄糖 -6- 磷酸酶活性相对较高，细胞对 ^{18}F-FDG 的"代谢性滞留"较低，PET 表现为与正常肝实质放射性分布相同或低于肝脏放射性分布，容易出现假阴性，假阴性率可以高达 40%~50%，延迟显像可以提高检出率。Kim 等 [7] 报道胆管的良性狭窄、胆管腺瘤、炎性肉芽肿、肝脓肿、内镜检查所致医源性创伤等都会导致 PET/CT 诊断产生假阳性及假阴性。MRI 的软组织对比度优于 CT，^{18}F-FDG PET/MR 成像在胆管细胞癌的诊断方面发挥重要作用。有研究对 41 例疑似肝脏病变患者进行 ^{18}F-FDG PET/MR 检查，PET/MR 成像发现了所有恶性病变，准确度为 100%，而 MRI 则为 91%[17]。^{18}F-FDG PET 结合 MRI 多参数多序列，从解剖结构到代谢方面对胆管细胞癌进行早期诊断及 TNM 分期，提高中晚期淋巴结转移和远处转移的诊断准确性，并能够进行疗效评估 [18]。

（张　越　赵志莲　卢　洁）

—— 参考文献 ——

[1] RAZUMILAVA N, GORES G J. Cholangiocarcinoma[J]. Lancet, 2014, 383(9935):2168–2179.

[2] DOHERTY B, NAMBUDIRI V E, PALMER W C. Update on the diagnosis and treatment of cholangiocarcinoma[J]. Curr Gastroenterol Rep, 2017, 19(1):2.

[3] NAKANO M, ARIIZUMI S I, YAMAMOTO M. Intrahepatic cholangiocarcinoma[J]. Semin Diagn Pathol, 2017, 34(2):160–166.

[4] JHAVERI K S, HOSSEINI–NIK H. MRI of cholangiocarcinoma[J]. J MagnReson Imaging, 2015, 42(5):1165–1179.

[5] FÁBREGA–FOSTER K, GHASABEH M A, PAWLIK T M, et al. Multimodality imaging of intrahepatic cholangiocarcinoma[J]. Hepatobiliary Surg Nutr, 2017, 6(2):67–78.

[6] PEPORTE A R, SO MMER W H, NIKOLAOU K, et al. Imaging features of intrahepatic cholangiocarcinoma in Gd–EOB–DTPA–enhanced MRI[J]. Eur J Radiol, 2013, 82(3):101–106.

[7] KIM J Y, YUN M, LEE J W, et al. Usefulness of ^{18}F-FDG PET in intrahepatic cholangiocarci-

noma[J]. Eur J Nucl MedMolImaging, 2003, 11(30):1467-1472.

[8] ALKHAWALDEH K, FALTTEN S, BIERSACK H J, et al. The valueof ^{18}F-FDG PET in patients with primary sclerosing cholangitis and cholangiocarcinoma using visual and semiquantitative analysis[J]. Clin Nucl Med, 2011, 36(10):879-883.

[9] SEO S, HATANO E, HIGASHI T, et al. Fluorine-18fluorodeoxyglucose positron emission tomography predicts lymph node metastasis, P-glycoprotein expression, andrecurrence after resection in mass-forming intrahepatic cholangiocarcinoma[J]. Surgery, 2008, 143(6):769-777.

[10] PARK T G, YU Y D, PARK B J, et al. Implication of lymph node metastasis detected on ^{18}F-FDG PET/CT for surgical planning in patients with peripheral intrahepatic cholangiocarcinoma[J]. Clin Nucl Med, 2014, 39(1):1-7.

[11] TATEISHI U. PET/CT in malignant lymphoma: basic information, clinical application, and proposal[J]. Int JHematol, 2013, 98(4):398-405.

[12] KIM S J, LEE S W. Performance of ^{18}F FDG PET/CT for predicting malignant potential of gastrointestinal stromal tumors: a systematic review and meta-analysis[J]. J Gastroenterol Hepatol. 2018, 33(3):576-582.

[13] KITAJIMA K, KITA M, SUZUKI K, et al. Prognostic significance of SUVmax（maximum standardized uptake value）measured by ^{18}F-FDG PET/CT in endometrial cancer[J]. Eur J Nucl Med Mol Imaging, 2012, 39(5):840-845.

[14] AHMADZADEHFAR H, RODRIGUES M, ZAKAVI R, et al. Prognostic significance of the standardized uptake value of pre-therapeutic^{18}F- FDG PET in patients with malignant lymphoma[J]. Med Oncol, 2011, 28(4):1570-1576.

[15] JADVAR H, HENDERSON R W, CONTI P S. ^{18}F-fluorodeoxyglucose positron emission tomography and positron emission tomography: computed tomographyin recurrent and metastatic cholangiocarcinoma[J]. J Comput Assist Tomogr, 2007, 31(2):223-238.

[16] HU J H, TANG J H, LIN C H, et al. Preoperative staging of cholangiocarcinoma and biliary carcinoma using ^{18}F-fluorodeoxyglucose positron emission tomography: a meta-analysis[J]. J Investig Med, 2018, 66(1):52-61.

[17] KIRCHNER J, SAWICKI L M, DEUSCHL C, et al.^{18}F-FDG PET/MR imaging in patients with suspected liver lesions: value of liver-specific contrast agent gadobenate dimeglumine[J]. Plos One, 2017, 12(7):e0180349.

[18] PASPULATI R M, GUPTA A. PET/MR imaging in cancers of the gastrointestinal tract[J]. PET Clin, 2016, 11(4):403-423.

第九节　直肠癌

【简要病史】患者，男，78 岁，便中带血伴大便习惯改变 15 天。

【体格检查】直肠指诊外痔，无肛周肿块及瘘道，肛门括约肌紧张度正常，直肠后壁可扪及肿块，距肛缘约 6 cm，质硬，活动度欠佳，表面结节感，无触痛，退指指套有血染。

【相关检查】①肿瘤标志物癌胚抗原（CEA）5.56 ng/ml（0.01～5.0 ng/ml），肿瘤相关抗原 199（CA 199）39.16 U/ml（0.01～37.0 U/ml），总前列腺特异抗原（T-PSA）9.44 ng/ml（0.01～4.0 ng/ml），游离前列腺特异抗原（F-PSA）2.23 ng/ml（0.01～0.5 ng/ml），肿瘤相关抗原 125（CA 125）5.60 U/ml（0.01～35.0 U /ml），肿瘤相关抗原 153（CA 153）14.78 U/ml（0.01～25.0 U/ml）。②腹、胸部 CT 直肠占位性病变，直肠癌可能性大；肝内多发低密度灶，性质待定；双下肺小结节影，转移瘤可能性大。③潜血试验阳性。

【临床诊断】直肠癌，伴肝、肺转移。

【影像表现】^{18}F-FDG PET/MR 成像表现（图 9-9-1）：直肠 - 乙状结肠交界区至直肠下段肠壁不规则增厚，横轴位 T_2WI 图像病灶呈高信号（图 9-9-1A），T_1WI 图像病灶呈稍低信号（图 9-9-1B），DWI 图像病灶呈高信号（图 9-9-1C），ADC 值为 1.33×10^{-3} mm^2/s（图 9-9-1D）；横轴位 ^{18}F-FDG PET 图像（图 9-9-1E）及 ^{18}F-FDG PET/MR 融合图像（图 9-9-1F）显示 ^{18}F-FDG 放射性摄取明显增高，SUV$_{max}$ 为 15.37，盆腔内未见明确肿大淋巴结。右侧肺下叶多发结节，横轴位 T_2WI 图像病灶呈稍高信号（图 9-9-1G），T_1WI 图像病灶呈等信号（图 9-9-1H），DWI 图像病灶呈高信号（图 9-9-1I），ADC 值为 1.87×10^{-3} mm^2/s，病灶边界尚清；静脉注入 Gd-DTPA 后，右下肺结节不均匀强化（图 9-9-1J），横轴位 ^{18}F-FDG PET 图像（图 9-9-1K）及 ^{18}F-FDG PET/MR 融合图像（图 9-9-1L）显示 ^{18}F-FDG 摄取增高，SUV$_{max}$ 为 8.43。肝 II 段异常信号，横轴位 T_2WI 图像病灶呈等信号（图 9-9-1M），T_1WI 图像病灶呈低信号（图 9-9-1N），DWI 图像病灶呈高信号（图 9-9-1O），ADC 值为 2.76×10^{-3} mm^2/s，边界尚清；静脉注入 Gd-DTPA 后，病灶边缘强化（图 9-9-1P），横轴位 ^{18}F-FDG PET 图像（图 9-9-1Q）及 ^{18}F-FDG PET/MR 融合图像（图 9-9-1R）显示 ^{18}F-FDG 摄取明显增高，SUV$_{max}$ 为 10.28。全身 ^{18}F-FDG PET MIP 图像（图 9-9-1S）显示肝、肺相应部位 ^{18}F-FDG 摄取增高，其他部位未见明确放射性摄取异常。

【影像诊断】直肠癌，伴肝、肺多发转移。

【病理诊断】直肠送检标本镜下肠黏膜内见中分化管状腺癌浸润，伴灶状坏死。

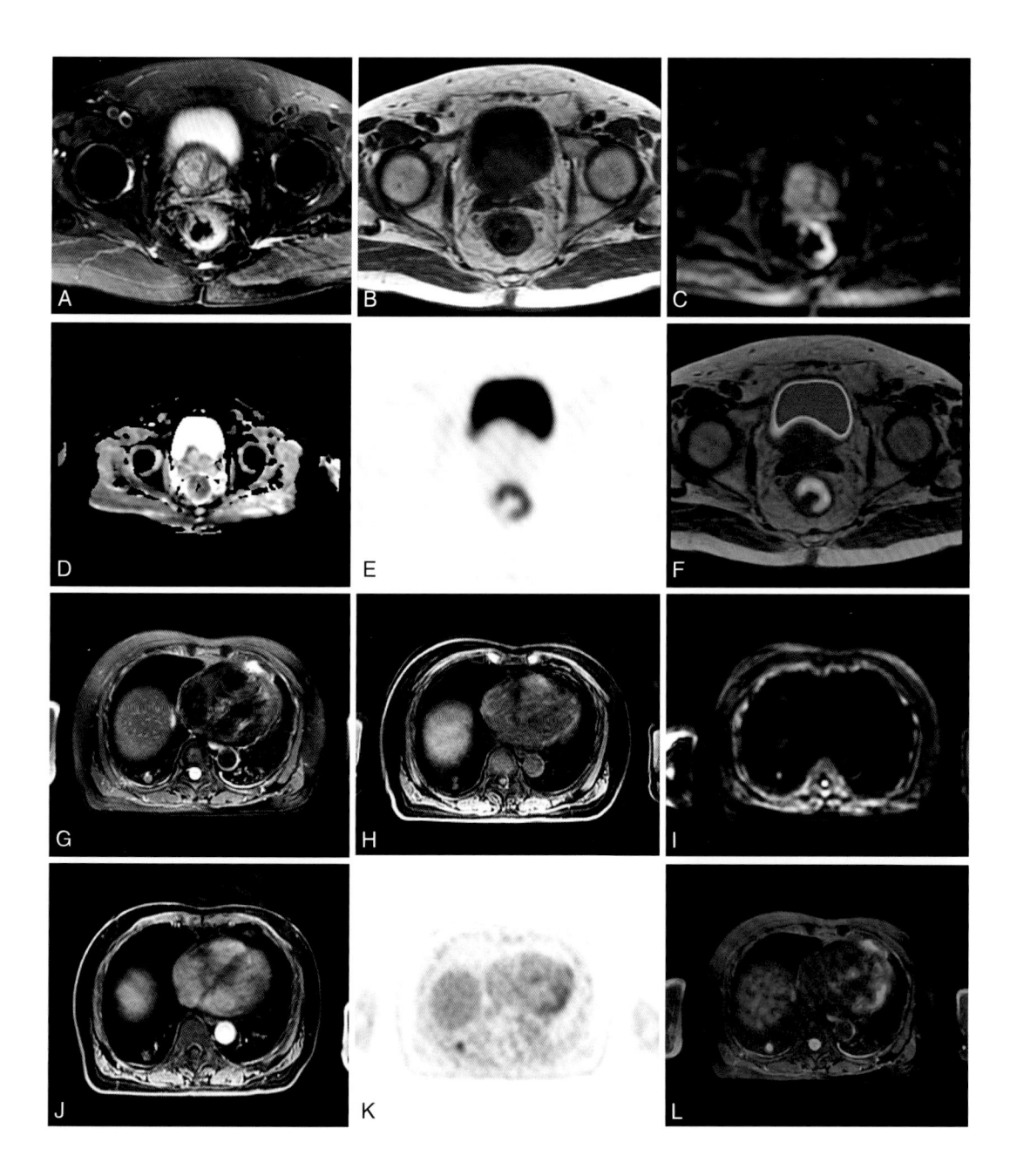

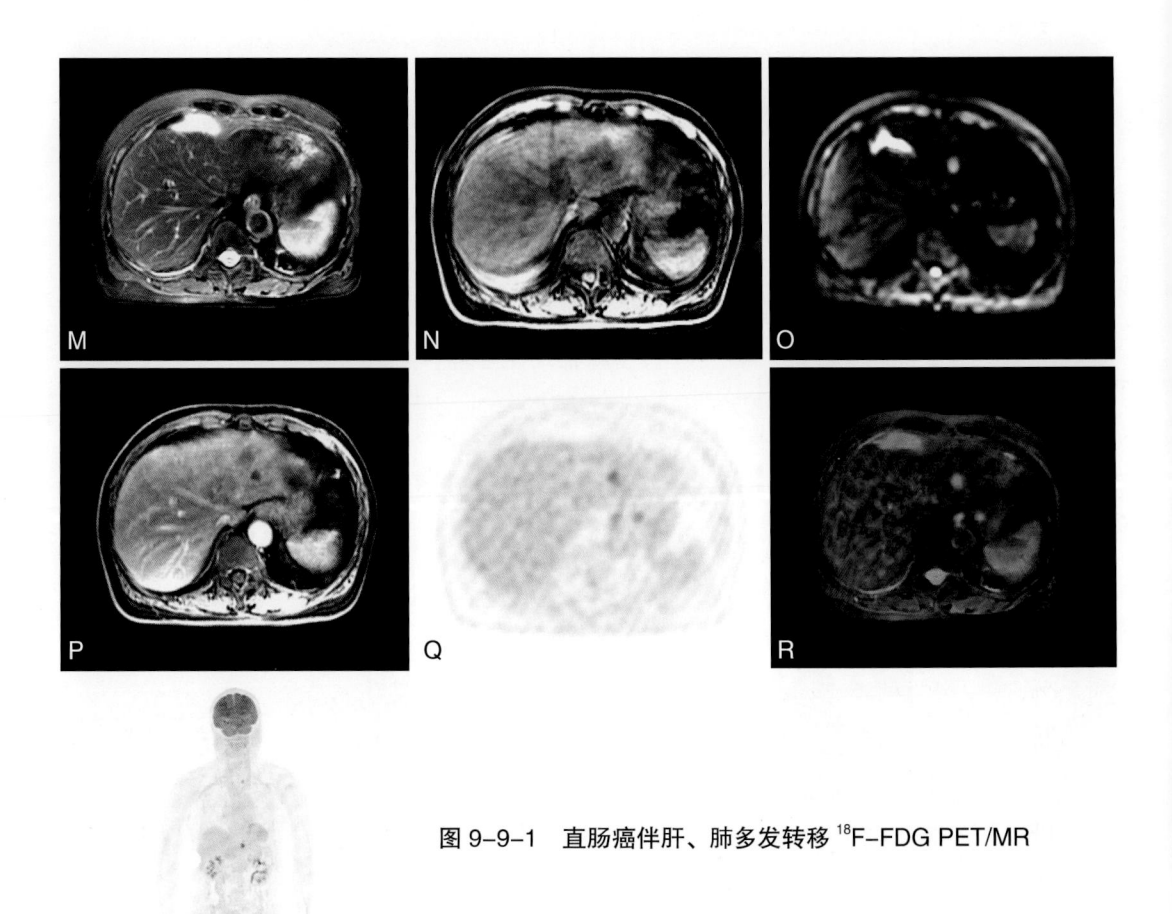

图 9-9-1　直肠癌伴肝、肺多发转移 ^{18}F-FDG PET/MR

【讨论】直肠癌是最常见的恶性肿瘤之一，近年来其发病率和死亡率均呈上升趋势，目前发病率已居恶性肿瘤第四位 [1]。直肠癌术前分期决定手术方式的选择和治疗方案的制定，术前影像诊断在直肠癌临床分期尤为重要 [2]。

MRI 是直肠癌术前分期评估的首选检查方法，通常使用直肠腔内线圈、高分辨 T_2WI、DWI 及动态对比增强 MRI。高分辨 T_2WI 具有高矩阵、小 FOV、薄层厚（3~4mm）的特点，不仅清晰显示直肠壁黏膜及黏膜下层、固有肌层、直肠系膜的结构，而且能够评估直肠系膜筋膜、肛门括约肌复合体的受侵情况，对于直肠癌的 T 分期准确率达 86%~95%[3]。直肠内线圈可以提高空间分辨率，能鉴别直肠壁各层结构，T 分期准确率达到 71%~91%[4]。另外，MRI 可显示病灶周围的淋巴结情况，通过观察形态及信号特征判断直肠癌的 N 分期。直肠癌行新辅助治疗后肿瘤完全缓解的评估，MRI 扫描阴性预测值为 90.65%，能够准确检出肿瘤组织的残余 [5]。DWI 及 ADC 能够判断直肠癌的组织学特性、协助 TNM 分期，预测病灶的术前放化疗疗效，指导手术方式的选择。DWI 需要选择合适的 b 值，Boone 等 [6] 推荐 1000s/ mm^2，可克服灌注、T2 穿透效应的影响。体素内不相干运动成像采用多 b 值成像，区分水分子扩散和微循环灌注情况，从而消除灌注的影响，较传统 DWI 能够更精准地评估病灶 [7]。增强 MRI 评价肿瘤组织的供血情况，预测新辅助放化疗的效果，容积转运常数（K^{trans}）能够定量评估肿瘤内的新生血管，K^{trans} 值与血管的血流量、毛细血管的表面积和渗透性有关，组织成分不同，则 K^{trans} 值不同，肿瘤组织内的新生血管丰富、渗透性高，K^{trans} 值亦较高。Tong 等 [8] 报道直肠癌新辅助化疗前，K^{trans} 可作为评价完全或不完全肿瘤应答的重要指标，敏感性高达 100%。

^{18}F-FDG PET/CT 对于直肠癌的肝转移和肝外转移有重要价值，肝转移的敏感度为 90%，肝外转移漏诊率 11%，使 33.1% 患者的分期上调，24.8% 患者的分期下调，对于选择治疗方案具有重要影响；^{18}F-FDG PET/CT 对直肠癌淋巴结转移的敏感性和特异性分别为 42.9% 和 87.9%[9]。PET/CT 最重要的应用是评估疗效，尤其是对新辅助放化疗的疗效评价。晚期直肠癌新辅助放化疗的早期疗效评价，PET/CT 预测的敏感性和特异性分别达到 79% 和 78%，提示具有良好的早期预测能力 [9, 10]。PET/CT 分辨率低，较少用于直肠癌原发灶的诊断和鉴别诊断，对直径 <10 mm 病变的诊断困难，评价直肠癌肠壁浸润程度的准确性差。

PET/MR 比 PET/CT 在直肠癌诊断方面具有更高的准确性，Paspulati 等 [11] 比较两者的诊断准确性，12 例患者中 2 例初始分期，10 例再分期；对于 N 分期和 M 分期及再分期，两者的阳性率分别为 71% 和 86%，而真阴性率二者均为 100%。^{18}F-FDG PET/MR 成像能够对直肠癌进行早期诊断及 TNM 分期，同时帮助制订放疗计划靶区，评估肿瘤复发，对直肠癌新辅助放化疗的早期疗效评价具有重要价值 [12]。

（张 越 张 苗 卢 洁）

参考文献

[1] IAFATE F, LAGI A, PAOLANTONIO P, et al. Preoperative staging of rectal cancer with MR imaging correlation with surgical and histopathologic findings[J]. Radiographics, 2006, 26(3):701-714.

[2] RAMAN S P, CHEN Y, FISHMAN E K. Evolution of imaging in rectal cancer: multimodality

imaging with MDCT, MRI, and PET[J]. J Gastrointest Oncol, 2015, 6(2):172–184.

[3] SANI F, FORESTI M, PARMIGGIANI A, et al.3–T MRI with phased–array surface coil in the local staging of rectal cancer[J]. Radiol Med, 2011, 116(3): 375–388.

[4] MALDJIAN C, SMITH R, KILGER A, et al. Endorectal surface coil MR imaging as a staging technique for rectal carcinoma: a comparison study to rectal endosonography[J]. AbdomImaging, 2000, 25(1): 75–80.

[5] ZHANG X Y, LI XT, SHI Y J, et al. High–resolution MR T2WIcombined with DWI on evaluation of pathological completeresponse after neoadjuvant therapy in rectal cancer[J]. Chin J Interv Imaging, 2017, 14(3): 164–168.

[6] BOONE D, TAYLOR S A, HALLIGAN S. Diffusion weighted MRI: overview and implications for rectal cancer management[J]. Colorectal Dis, 2013, 15(6):655–661.

[7] MENG Y K, ZHANG C D, ZHANG H M, et al. Optimization ofhigh B values for intravoxel incoherent motion imaging ofrectal cancer: a pilot study[J]. J ClinRadio, 2017, 36(6): 822–826.

[8] TONG T, SUN Y, GOLLUB M J, et al. Dynamic contrast–enhanced MRI: use in predicting pathological complete response to neoadjuvant chemoradiation in locally advanced rectal cancer[J]. J Magn Reson Imaging, 2015, 42(3):673–680.

[9] MAFFIONE A M, CHONDROGIANNIS S, CAPIRCI C, et al. Early prediction of response by ^{18}F–FDG PET/CT during preoperative therapy in locally advanced rectal cancer: asystematic review[J]. Eur J Surg Oncol, 2014, 40(10):1186–1194.

[10] LOVINFOSSE P, POLUS M, VAN DAELE D, et al. FDG PET/CT radiomics for predicting the outcome of locally advanced rectal cancer[J]. Eur J Nucl Med Mol Imaging, 2018, 45(3):365–375.

[11] PASPULATI R M, PANOVI S, HEMNALLN KA, et al. Comparison of hybrid FDG PET/MRI compared with PET/CT in colorectal cancer staging and restaging: a pilot study[J]. Abdom Imaging, 2015, 40(6): 1415–1425.

[12] LEE D H, LEE J M. Whole–body PET/MRI for colorectal cancer staging: is it the way forward?[J]. J Magn Reson Imaging, 2017, 45(1):21–35.

第十章

女性生殖系统疾病

第一节　子宫内膜样腺癌

【简要病史】患者，女，47岁，阴道不规则出血7周。

【体格检查】阴道黏膜正常，无充血，分泌物不多，色透明，质稀薄，黏液性，无异味。宫颈正常大小，质地中等，表面光滑，无触血，无举痛、摇摆痛。子宫前位，正常大小，质地中等，表面光滑活动可，无压痛。双侧附件未触及明显异常。

【相关检查】肿瘤标志物癌胚抗原（CEA）0.83 ng/ml（0.01～5.0 ng/ml），肿瘤相关抗原125（CA 125）33.54 U/ml（0.01～35.0 U/ml），肿瘤相关抗原199（CA 199）16.56 U/ml（0.01～37.0 U/ml）。

【临床诊断】阴道出血待查。

【影像表现】^{18}F-FDG PET/MRI 成像表现（图10-1-1）：子宫腔内可见不规则软组织肿块，累及部分肌层，矢状位 T_2WI（图10-1-1A）病灶呈稍高信号，横轴位 T_1WI（图10-1-1B）病灶呈等、高信号，DWI（图10-1-1C）病灶呈高信号，ADC值为 0.68×10^{-3} mm^2/s（图10-1-1D）；增强扫描（图10-1-1E）可见病灶不均匀强化，宫旁及双侧附件区未见明显异常信号，盆腔及双侧腹股沟未见肿大淋巴结；横轴位 ^{18}F-FDG PET（图10-1-1F）和 ^{18}F-FDG PET/MR 融合图像（图10-1-1G 至图10-1-1I）示宫腔内病灶及邻近子宫肌层 ^{18}F-FDG 摄取增高，SUV_{max} 为7.45。

【影像诊断】子宫内膜癌可能。

【病理诊断】子宫及双侧附件切除标本，子宫大小 11.3 cm×7 cm×4.3 cm，宫颈外口黏膜光滑，周径 4.5 cm，颈管长 2.5 cm，宫颈后壁局部可见一隆起，大小约 2.8 cm×1.9 cm×1.3 cm，切面灰白质中，肉眼侵及浅肌层，未累及双侧宫角，子宫下段近肿物处可见一囊腔形成，大小约 1.5 cm×0.7 cm×0.6 cm，内容褐色黏稠液体，余子宫内膜粗糙，肌壁厚 2～2.5 cm，肌壁可见结节 2 枚，直径 0.6～0.8 cm，切面灰白质韧，呈编织状；左侧输卵管长 9.5 cm，直径 0.4～0.6 cm，伞端可见，浆膜侧可见多发灰白隆起，直径 0.1～0.2 cm，左侧卵巢大小 4.3 cm×1.5 cm×1.8 cm，切面灰白灰黄，局部囊腔形成，直径 1 cm，内容胶冻状物；右侧输卵管长 9.5 cm，直径 0.3～0.6 cm，伞端可见，系膜处可见多发灰白隆起，直径 0.1～0.2 cm，右侧卵巢大小为 2.5 cm×1.7 cm×0.7 cm，切面灰白灰黄。镜下为高分化子宫内膜样腺癌，伴有显著的鳞状分化，灶状坏死，肿瘤侵及子宫壁深肌层（＞肌壁 1/2），临近宫颈管，未累及双侧宫角及宫旁组织；子宫平滑肌瘤伴子宫内膜异位症；宫颈黏膜慢性炎症伴鳞状上皮化生，潴留囊肿形成；双侧输卵管扩张，间质血管扩张、淤血，左侧输卵管系膜囊肿；双侧卵巢可见黄体囊肿及卵泡囊肿。送检淋巴结未见癌转移（0/54）：（左侧盆腔淋巴结）0/16，（右侧盆腔淋巴结）0/20，（腹主动脉旁淋巴结）0/14，骶前淋巴结 0/4。免疫组化结果：ER（＋），PR（＋），CK（＋），CEA（灶＋），Vimentin（－），P53（－），P16（＋），Ki-67（局部 5%＋），CD10（＋），符合诊断：高分化子宫内膜样腺癌。

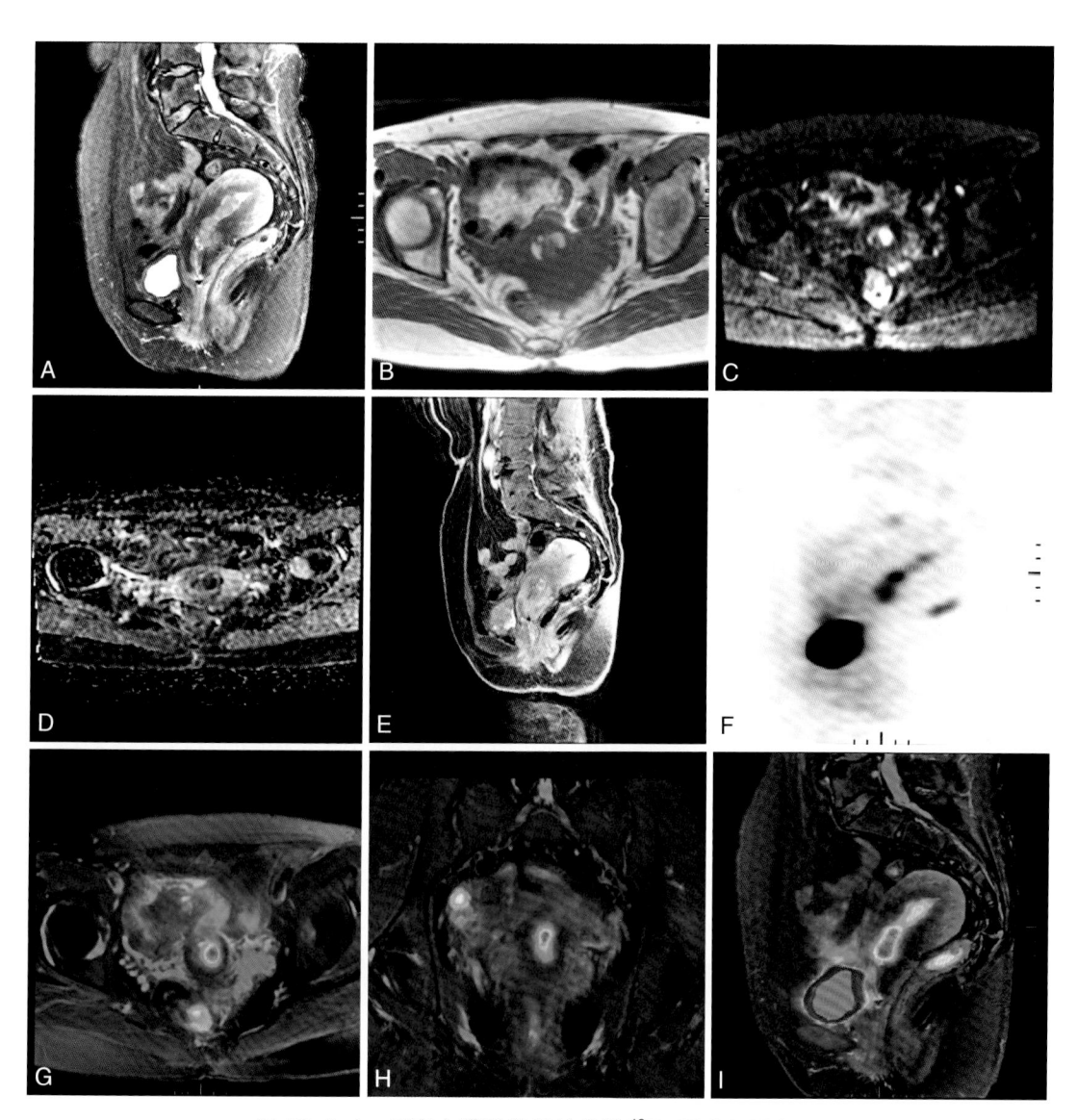

图 10-1-1　子宫内膜样腺癌的盆腔 ^{18}F-FDG PET/MR

【讨论】子宫内膜癌是最常见的女性生殖系统恶性肿瘤，起源于子宫内膜的上皮细胞，好发于绝经后 50～60 岁老年患者[1]。发病年龄、肿瘤分期、组织病理学类型、淋巴结转移情况均与子宫内膜癌的预后相关。分段诊刮和宫腔镜检查为术前诊断的金标准，但由于无法评估肌层浸润的深度及周围侵犯情况，不能判断临床分期。

MRI 的 T_2WI 可清晰显示子宫壁各层结构，子宫内膜癌 T_2WI 早期表现为内膜结节状增厚，呈高信号，低于正常内膜信号；当肿瘤侵犯肌层时表现为内膜联合带中断，晚期可见子宫不规则增大，盆腔及腹膜后淋巴结肿大及骨盆转移。Takeuchi 等[2] 对 25 例子宫内膜癌的 MRI 研究表明，T_2WI、动态增强 MRI、DWI 评价肌层浸润深度的准确性分别为 68%、92% 及 96%，因此，美国放射学会推荐 MRI 为子宫内膜癌术前首选检查[3]。Du 等[4] 对 83 例子宫内膜癌患者的多模态 MRI 与病理结果进行对比研究，评估 FIGO 分期（2009 版）的准确性，I~IV 期的准确性分别为 91.6%、91.6%、92.8%、97.6%，提示多模态 MRI 是进行临床分期的重要方法。

虽然 MRI 是子宫内膜癌的首选检查方法，但对于远处转移评价不及 ^{18}F-FDG PET/CT。正常子宫体在 ^{18}F-FDG PET/CT 呈低代谢，子宫内膜癌 ^{18}F-FDG PET/CT 典型表现为增厚的子宫内膜或肿块呈高代谢。由于正常绝经前妇女的子宫内膜 ^{18}F-FDG 摄取随月经周期呈生理性波动，排卵期和月经期子宫内膜呈高代谢，诊断前应仔细询问患者月经周期及相关病史，避免出现假阳性。分化不良的子宫内膜癌具有较高的淋巴结转移率，^{18}F-FDG PET/CT 可在术前评定淋巴结清扫术的范围及获益性。Gee 等[5] 前瞻性多中心临床试验研究 PET/CT 评估子宫内膜癌远处转移的价值，结果显示 PET/CT 评估远处转移的敏感性、特异性、阳性预测值、阴性预测值分别为 64.6%、98.6%、86.1%、95.4%。但 ^{18}F-FDG PET/CT 分辨率低，不能准确显示子宫内膜的小灶性癌变及子宫肌层浸润深度，一体化 PET/MR 成像融合了 MRI 与 PET/CT 的优势，进一步提高了肿瘤肌层浸润深度的评定准确性，与肿瘤代谢信息结合对宫颈受累程度及宫外侵犯、转移情况更加敏感。Shih 等[6] 对 36 例子宫内膜癌的 PET/MR 研究，结果显示 SUV_{max} 与 ADC 值分别为（14.7±7.1）×10^{-3} mm²/s、（0.48±0.13）×10^{-3} mm²/s，两者呈显著负相关；SUV_{max} 与 ADC 值的比越高，提示子宫肌层及子宫颈部浸润越深，淋巴血管间隙受侵及淋巴结转移，临床分期越晚，患者预后越差。本例高分化子宫内膜样腺癌患者，侵及子宫壁深肌层（> 肌壁 1/2），邻近宫颈管，未累及双侧宫角及宫旁组织，PET/MR 融合图像可见宫腔原发灶及邻近子宫肌层 ^{18}F-FDG 摄取增高，宫旁及宫颈未见代谢增高，与术后病理结果吻合。

（刘逸冰　张　苗　卢　洁）

参考文献

[1] MORICE P, LEARY A, CREUTZBERG C, et al. Endometrial cancer[J]. Lancet, 2016, 387(10023):1094–1108.

[2] TAKEUCHI M, MATSUZAKI K, HARADA M. Evaluating myometrial invasion in endometrial cancer: comparison of reduced field–of–view diffusion–weighted imaging and dynamic contrast–enhanced MR imaging[J]. Magn Reson Med Sci, 2018,17(1):28–34.

[3] MEISSNITZER M, FORSTNER R. MRI of endometrium cancer – how we do it[J]. Cancer Imaging, 2016, 16(1):11.

[4] DU L, YU Y, WANG Y, et al. The diagnostic value of multimodality MRI in endometrial carcinoma staging[J]. Acta Radiol, 2017, 58(5):609–616.

[5] GEE M S, ATRI M, BANDOS A I, et al. Identification of distant metastatic disease in uterine cervical and endometrial cancers with FDG PET/CT: analysis from the ACRIN 6671/GOG 0233 multicenter trial[J]. Radiology, 2018, 287(1):176–184.

[6] SHIH I L, YEN R F, CHEN C A, et al. Standardized uptake value and apparent diffusion coefficient of endometrial cancer evaluated with integrated whole–body PET/MR: correlation with pathological prognostic factors[J]. J Magn Reson Imaging, 2015, 42(6):1723–1732.

第二节 宫颈癌

【简要病史】患者，女，70 岁，绝经 23 年，阴道出血 1 周。

【体格检查】阴道黏膜正常，无充血，分泌物不多。阴道后穹隆触诊消失。宫颈丧失正常形态，呈桶状，质地硬，表面重度糜烂，有触血。子宫前位，萎缩，质地中等，表面光滑活动可，无压痛。

【相关检查】肿瘤标志物鳞状上皮细胞癌抗原（SCC）38.50 ng/ml（0.8～1.5 ng/ml），肿瘤相关抗原 125（CA 125）7.26 U/ml（0.01～35.0 U/ml），肿瘤抗原 199（CA 199）17.33 U/ml（0.01～37.0 U/ml），癌胚抗原（CEA）4.30 ng/ml（0.01～5.0 ng/ml）。

【临床诊断】子宫颈恶性肿瘤。

【影像表现】^{18}F-FDG PET/MR 成像表现（图 10-2-1）：子宫颈体积增大，后壁可见团块状异常信号，大小约 4.6 cm×4.2 cm×3.3 cm，与宫体分界不清，矢状位 T$_2$WI（图 10-2-1A）病灶呈稍高信号，横轴位 T$_1$WI（图 10-2-1B）病灶呈等信号，DWI（图 10-2-1C）病灶呈高信号，ADC 值为 0.72×10^{-3} mm^2/s（图 10-2-1D）；阴道后穹隆显示欠清，宫旁及双侧附件区未见明显异常信号，盆腔及双侧腹股沟未见肿大淋巴结；增强扫描（图 10-2-1E）子宫颈病灶呈不均匀强化，边缘显著强化。横轴位 ^{18}F-FDG PET（图 10-2-1F）及 ^{18}F-FDG PET/MR 融合图（图 10-2-1G 至图 10-2-1I）显示子宫颈病灶 ^{18}F-FDG 放射性摄取明显增高，SUV$_{max}$ 为 10.09。

【影像诊断】子宫颈癌可能（ⅡA 期）。

【病理诊断】肿瘤浸透子宫颈肌层，紧邻宫颈外膜，可见局部神经侵犯，未见明确脉管内瘤栓；肿瘤弥漫性累及子宫内膜，局部侵犯子宫壁肌层（>1/2 肌层）；未侵及双侧宫旁；肿瘤紧邻阴道壁，阴道壁断端部分鳞状上皮呈高级别鳞状上皮内病变（CIN Ⅱ-Ⅲ级）；子宫内膜呈萎缩状态。双侧输卵管组织及双侧卵巢组织未见癌，送检淋巴结镜下未见癌转移（0/35）：（左侧盆腔淋巴结）0/11，（右侧盆腔淋巴结）0/18，（腹主动脉旁淋巴结）0/6。免疫组化结果：CK（+），P63（部分+），P16（弥漫+），Ki-67（80%+），P53（部分+）；S100（神经+）。符合诊断：子宫颈恶性肿瘤（鳞状细胞癌ⅡA1 期）。

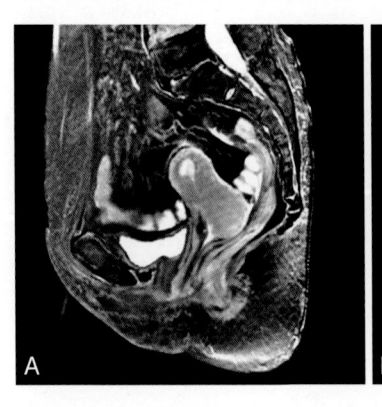
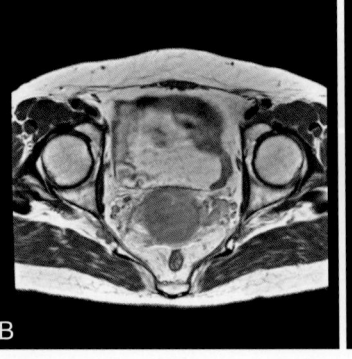
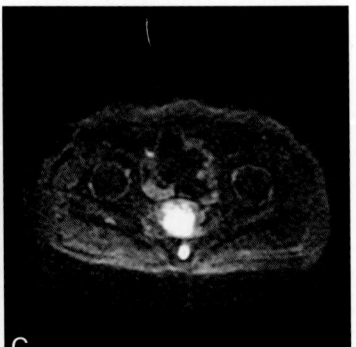

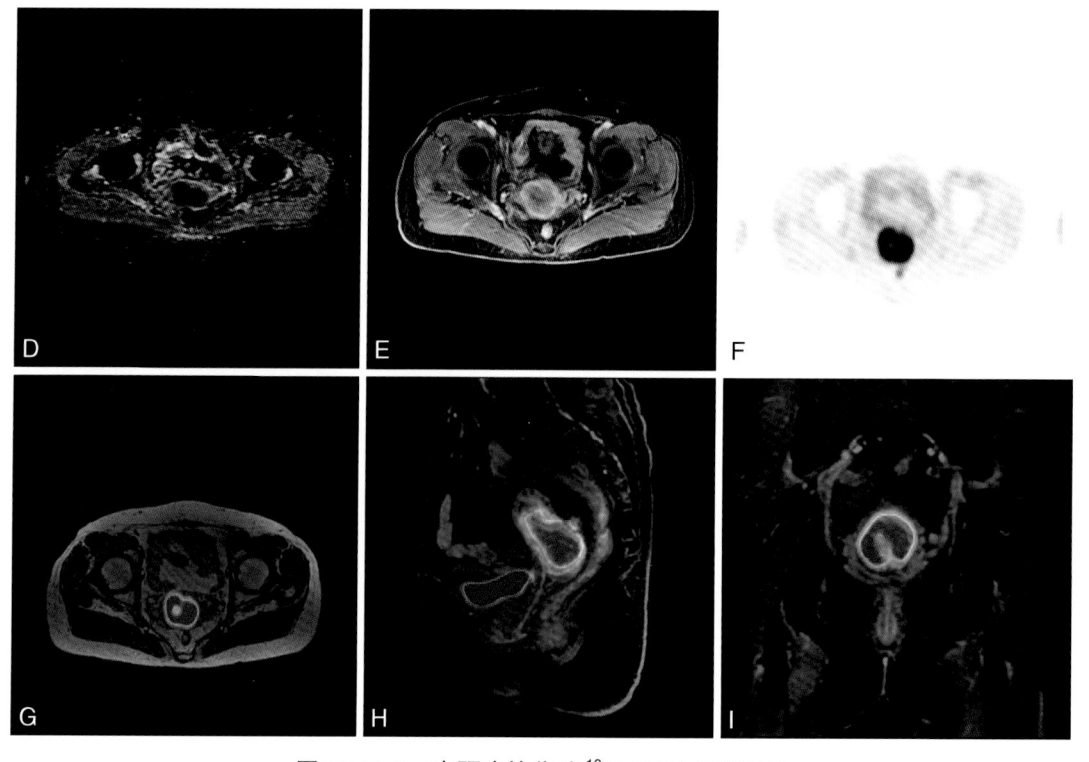

图 10-2-1　宫颈癌的盆腔 ^{18}F-FDG PET/MR

【讨论】宫颈癌是女性生殖系统最常见的恶性肿瘤之一，病死率较高，严重影响女性生命健康及生活质量。肿瘤最初局限于子宫颈的纤维间质内，可直接侵犯阴道及子宫体，或浸润破坏间质层后侵犯宫旁组织，也可经淋巴或血行途径远处转移。早期诊断及肿瘤准确分期决定患者个体化治疗策略及预后。临床宫颈癌诊断及分期主要通过子宫颈细胞学检查和专科检查，但专科检查主观性较强，对肿瘤侵犯情况具有一定的局限性。

MRI 可清晰显示盆腔解剖结构，准确判断子宫颈病变对子宫壁肌层、阴道、直肠及膀胱的浸润，是宫颈癌诊断及临床分期的可靠手段。MRI 检查宫颈癌在 T_2WI 表现为中等信号的不规则肿块，宫颈管扩大，宫颈正常分层结构消失，矢状位 T_2WI 对宫颈癌诊断的敏感性、特异性分别为 91% 和 97%[1]。大部分宫颈癌病灶在 DWI 表现为局限性高信号，ADC 值显著低于正常宫颈。DWI 能辨别正常宫颈及肿瘤组织，提高宫颈癌诊断的灵敏度和准确性，Li 等[2]54 例宫颈癌患者研究显示，MRI 常规序列结合 DWI 诊断宫颈癌的准确性由 70.4% 提高至 90.7%。宫颈癌的动态增强特点为早期强化并持续增高，为速升缓降型，诊断宫颈癌的敏感度 >90%，DWI 联合 MRI 动态增强扫描可发现 <1 cm 的宫颈癌病灶[3]。^{18}F-FDG PET/CT 的摄取程度显示肿瘤病灶和宫旁浸润情况，可发现 <7 mm 的宫颈

癌病灶[3]，提示诊断灵敏度高于 MRI。PET/CT 诊断宫颈癌淋巴结转移、远处转移的灵敏度及特异性高于 MRI，尤其对 MRI 显示淋巴结转移阴性诊断价值更高，41 例宫颈癌的研究显示 PET/CT 诊断淋巴结转移的敏感度及特异性分别为 82%、95%，而 MRI 仅为 56%、91%[4]。

　　一体化 PET/MR 成像评价宫颈癌患者局部组织肿瘤浸润及转移方面较 PET/CT 有更高的准确性，Grueneisen 等[5]前瞻性纳入 27 例宫颈癌患者，全身 ^{18}F-FDG PET/MR 的结果与病理学对照显示，PET/MR 成像准确诊断 27 例患者的原发病灶，诊断肿瘤局部浸润的准确性为 85%，淋巴结转移的敏感度、特异性、准确性分别为 91%、94% 和 93%，并且 SUV、ADC 值与肿瘤病理分级、病灶大小有显著相关性。本例患者 PET/MR 融合图像显示子宫颈后壁全肌层、子宫内膜、部分子宫体肌层、阴道断端 ^{18}F-FDG 摄取明显增高，宫旁组织未见代谢异常，术前影像学评估的临床分期与病理结果ⅡA 期相符。

（刘逸冰　张　苗　卢　洁）

——参考文献——

[1] DEVINE C, GARDNER C, SAGEBIEL T, et al. Magnetic resonance imaging in the diagnosis, Staging, and surveillance of cervical carcinoma[J]. Semin Ultrasound CT MR, 2015, 36(4):361-368.

[2] LI X, WANG L, LI Y, et al. The value of diffusion-weighted imaging in combination with conventional magnetic resonance imaging for improving tumor detection for early cervical carcinoma treated with fertility-sparing Surgery[J]. Int J Gynecol Cancer, 2017, 27(8):1761-1768.

[3] BOURGIOTI C, CHATOUPIS K, MOULOPOULOS L A. Current imaging strategies for the evaluation of uterine cervical cancer[J]. World J Radiol, 2016, 8(4):342-354.

[4] CHOI H J, JU W, MYUNG S K, et al. Diagnostic performance of computer tomography, magnetic resonance imaging, and positron emission tomography or positron emission tomography/computer tomography for detection of metastatic lymph nodes in patients with cervical cancer: meta-analysis[J]. Cancer Sci, 2010, 101(6):1471-1479.

[5] GRUENEISEN J, SCHAARSCHMIDT B M, HEUBNER M, et al. Integrated PET/MRI for whole-body staging of patients with primary cervical cancer: preliminary results[J]. Eur J Nucl Med Mol Imaging, 2015, 42(12):1814-1824.